实用临床中药学

马海燕 ◎著

JC 吉林科学技术出版社

图书在版编目（CIP）数据

实用临床中药学 / 马海燕著. -- 长春 :吉林科学技术出版社, 2019.5
ISBN 978-7-5578-5549-9

Ⅰ. ①实… Ⅱ. ①马… Ⅲ. ①中药学 Ⅳ. ①R28

中国版本图书馆CIP数据核字(2019)第113812号

实用临床中药学
SHIYONG LINCHUANG ZHONGYAOXUE

出 版 人 李 梁
责任编辑 李 征 李红梅
书籍装帧 山东道克图文快印有限公司
封面设计 山东道克图文快印有限公司
开 本 787mm×1092mm 1/16
字 数 347千字
印 张 14.75
印 数 3000册
版 次 2019年5月第1版
印 次 2019年5月第1次印刷

出 版 吉林科学技术出版社
发 行 吉林科学技术出版社
地 址 长春市福祉大路5788号出版集团A座
邮 编 130000
发行部电话/传真 0431-81629529 81629530 81629531
81629532 81629533 81629534
储运部电话 0431-86059116
编辑部电话 0431-81629508
网 址 http://www.jlstp.net
印 刷 山东道克图文快印有限公司

书 号 ISBN 978-7-5578-5549-9
定 价 98.00元

前　言

中医药作为我国独具特色的卫生资源，是中国特色医药卫生事业不可或缺的重要组成部分，随着人民生活水平的提高和健康意识的不断增强，广大人民群众对中医药的需求日益增长，中医药在全民医疗保障中所占比重逐年提高，但随之而来的问题也越来越多。

本书共八章，内容包括中药调剂的基本知识与操作技能、中药煎药及临方炮制、中药处方点评、中药不良反应、中药注射剂的安全性、中药药源性疾病、中药临床药动学、药物相互作用等内容，书稿全面，资料翔实，涉及中药临床药学的各个方面，希望本书的出版能为推动我国中药临床药学工作的广泛深入开展起到积极的作用。本书可供各级从事医院药事管理、医院中药临床药学工作的人员参考。

由于编者的学识和专业水平所限，书中遗漏、错误在所难免，恳请广大同仁和读者提出宝贵意见，以便再版时修订提高。

编　者

目　录

第一章　中药调剂的基本知识与操作技能

中药调剂所涉及的知识内容极为丰富，它与中医学基础、中药学、中药鉴定学、中药炮制学、方剂学、中药制剂学、药事管理学等学科知识有着广泛而密切的联系，中药调剂工作与中药临床药学工作更是密切相关。中药调剂人员除了熟悉或掌握调剂学科的专业知识外，还应掌握常用中药饮片、中成药的组成、剂型、功能主治、用法用量、注意事项等方面的知识，以便指导患者合理用药，为患者提供药学咨询服务。

第一节　概述

一、中药调剂与中药临床药学的关系

中药调剂是指根据临床中医的处方将中药饮片或者相关制剂调剂成方剂供应用的一个实际操作过程，是一项涉及知识面很广（包括中医基础学、中药学、中药鉴定学、中药炮制学、方剂学和中药调剂学等医药相关学科）并且负有法律责任的专业操作技能。调剂质量的高低直接影响着临床疗效和患者的安全用药，同时，中药调剂工作者还肩负着指导患者合理用药，为患者提供药学咨询服务的任务。因此，中药调剂工作是中药临床药学工作中的重要组成部分，要使患者收到药到病除的效果，既要求医师做到诊病精确、辨证施药，又要求药物调剂人员按处方意图准确调配，准确及时地为患者提供合理用药指导及药学咨询服务。现就中药调剂中影响临床疗效的因素做如下介绍。

（一）中药处方审核与中药临床药学的关系

中药处方审核是指中药调剂人员在调配药方之前，对药方进行审阅核准的行为。是中药调剂工作的首要环节，是提高配方质量、保证患者用药安全有效的关键。只有审查合格的中药处方方可以在审方人员签字后，再进行下一步的中药调剂，对于一些在审方中存在疑问或者存在明显不合格的中药处方，审方人员应该立即和开具处方医师进行联系，详细了解原因，并进行协商处理，避免由于临床医师的疏忽大意造成处方错误，因为处方的错误会严重影响处方治疗效果的发挥。审方除了要对患者的基本信息：姓名、性别、年龄和处方日期、患者病情临床表现、临床医师签字等项目进行核查外，也要重点关注药名的书写是否正确、清楚，治疗剂量是否合乎标准，是否存在超出正常量或者未达到治疗剂量的情况，对于儿童和年老体弱患者的处方要更加注意不良反应发生的概率，避免由于用药不当给患者带来健康隐患。以及处方中是否存在“十八反”和“十九畏”以及“妊娠禁忌”等一些配伍禁忌的存在，避免由于临床医师的疏忽大意而影响正常的治疗。因此，中药处方审核是确保安全合理用药的首要一步。

(二)中药处方调配与中药临床药学的关系

中药处方调配是指把药屉内的中药饮片按处方要求调配齐全、集合一处的操作方法，是调剂工作程序的关键环节。接方后要再次进行细致审核，无误后方可调配。调配前先对戥秤，检查定盘星是否平衡。调配后应自行核对一遍，同时在处方上签名。需要进行特殊处理的药物，要进行事先处理，对于存在特殊煎煮要求的药物，要进行单独的包装，并且在外包装上注明具体煎煮的方法。如果在调配中由于疏忽大意拿错了药品或称错药物剂量，会严重影响临床疗效的发挥。

(三)中药处方复核与中药临床药学的关系

复核是指对所调配中药处方进行再次审核，避免差错。在处方调配完毕后，复核程序可以让中药调剂人员对所调配的处方进行全面的核对，这一程序有效避免了由于药味繁多、工作量等情况导致的错误发生。国家中医药管理局和原卫计委于2007年制定了《医院中药饮片管理规范》(国中医药发[2007]11号)，其中第三十条规定中药饮片调配后，必须经复核后方可发出，二级以上医院应当由主管中药师以上专业技术人员负责调剂复核工作，复核率应当达到100%。所以通过复核可以及时发现遗漏或调配错误的药物，进而有效避免了由于药味的错误或遗漏而对处方疗效造成的影响。同时，复核人员不仅仅只是复核药物品种和数量，也要复核有无超剂量、超禁忌用药，以确保处方药物安全合理应用。

(四)发药交代与中药临床药学的关系

药品不同于一般商品，如果用药错误对患者的生命安全危害较大。因此，药剂人员必须充分重视发药交代的必要性和重要性，认真落实好发药交代工作，以促进患者科学合理用药，保证患者的用药安全。在实际操作中，药师发药时应认真详细核对患者个人信息，确认无误后方可发药，并要详细讲解药物的煎煮方法、服药剂量及时间、禁忌等注意事项，为患者提供必要的合理用药指导及药学咨询服务。

在整个调剂过程中，审方和复核工作与中药临床药学工作的关系最为密切，对于保障安全合理用药至关重要。一起云南白药中毒致死事件充分说明了中药调剂工作对于确保安全合理用药的重要性。事件经过如下：2004年10月12日华南农业大学的一位学生，因内服扶他林片而致胃出血入住广州某三甲医院，经13、14日的积极治疗胃出血基本控制。15日主治医师(西医)给予云南白药内服，每次一支(4g)，一日3次，患者从中午12点开始到晚上10点共服大约11g。16日凌晨4点出现烦躁不安、瞳孔散大等危象，经抢救无效(未做任何云南白药中毒的急救措施)，患者一直昏迷，最后死亡。经二次医疗事故鉴定，结果为：患者为超量服用云南白药中毒所致，属于医疗事故。根据云南白药药品使用说明书可知，本品每次0.25～0.5g，每日3～4次，每日用量2g，超过4g时可引起中毒。而本事件中患者用量是10小时之内服用云南白药11g，为严重超剂量使用(而且患者身体极度虚弱)。此事件中负责审方、调剂及复核的药师是有责任的，面对一张如此严重超剂量用药的处方，审方、复核药师居然没有发现问题，既未提示医师药物超量，也未要求医师双签名，最终导致患者中毒死亡的严重医疗事故发生。该事件中的主治医师是西医，他本人对云南白药并不了解，只是记得在杂志上看过用云南白药内服治疗消化道出血有效而将其用于这个患者，对于云南白药的具体用法用量并不太清楚，甚至他根本就不知道云南白药是有毒的。试想一下，假如药房调剂人员接到这个处方（或医嘱）经过仔细审方，发现云南白药超量问题，将处方（或医嘱）退回给医师并提示他：云南白药有毒，您的处方已严重超量。那么，这个致人死亡的严重医疗事故就有可能避免了。

从这个事件可以看出，中药调剂工作对中药的安全应用是可以起到重要的保障作用，对中药临床药学工作的影响也是显而易见的。因此，中药调剂人员应培养高度的责任心和职业道德，认真履行好自身职责，保证患者用药安全有效。随着临床药学技术的不断完善和发展，医院药师必须转变传统思想观念，在完成照方发药、审查药物用量用法等常规工作的基础上，应不断加强学习，增加中医药知识储备，不断提高自身业务能力，及时发现工作中出现的问题，吸取教训，总结经验，尽量避免调剂过程中的差错，促进中药调剂的科学性和有效性，提高临床用药治疗效果，推动药学服务的提高和完善。

二、中药调剂室基本条件

中药调剂室是中药调剂的必备硬件条件。为规范中药调剂室的管理、使用和运行，2009年根据《医疗机构管理条例》有关规定，国家中医药管理局和原卫计委制定了《医院中药房基本标准》，对中药调剂室的基本条件做出如下规定。

（1）医院（含中医医院、中西医结合医院、综合医院，下同）中药房应当按照国家有关规定，提供中药饮片调剂、中成药调剂和中药饮片煎煮等服务。中药品种、数量应当与医院的规模和业务需求相适应，常用中药饮片品种应在400种左右。

（2）部门设置

1）中药房由药剂部门统一管理，可分为中药饮片调剂组、中成药调剂组、库房采购组。

2）至少中药饮片库房、中药饮片调剂室、中成药库房、中成药调剂室、周转库、中药煎药室，有条件的医院可按照有关标准要求设置中药制剂室。

（3）人员

1）中药专业技术人员占药学专业技术人员比例至少达到20%，中医医院中药专业技术人员占药学专业技术人员比例至少达到60%。三级医院具有大专以上学历的中药人员不低于50%，二级医院不低于40%。

2）中药房主任或副主任中，三级医院应当有副主任中药师以上专业技术职务任职资格的人员；二级医院应当有主管中药师以上专业技术职务任职资格的人员。

3）中药饮片调剂组、中成药调剂组、库房采购组负责人至少应具备主管中药师以上专业技术职务任职资格。

4）中药饮片质量验收负责人应为具有中级以上专业技术职务任职资格和中药饮片鉴别经验的人员或具有丰富中药饮片鉴别经验的老药工。中药饮片调剂复核人员应具有主管中药师以上专业技术职务任职资格。煎药室负责人应为具有中药师以上专业技术职务任职资格的人员。有条件的医院应有临床药学人员。

（4）房屋

1)中药房的面积应当与医院的规模和业务需求相适应。

2)中药饮片调剂室的面积三级医院不低于100平方米,二级医院不低于80平方米;中成药调剂室的面积三级医院不低于60平方米,二级医院不低于40平方米。

3)中药房应当远离各种污染源。中药饮片调剂室、中成药调剂室、中药煎药室应当宽敞、明亮,地面、墙面、屋顶应当平整、洁净、无污染、易清洁,应当具备有效的通风、除尘、防积水以及消防等设施。

(5)设备(器具)中药房的设备(器具)应当与医院的规模和业务需求相适应。

1)中药储存设备(器具):药架、除湿机、通风设备、冷藏柜或冷库。

2)中药饮片调剂设备(器具):药斗(架)、调剂台、称量用具(药戥、电子秤等)、粉碎用具(铜缸或小型粉碎机)、冷藏柜、新风除尘设备(可根据实际情况选配)、贵重药品柜、毒麻药品柜。

3)中成药调剂设备(器具):药架(药品柜)、调剂台、贵重药品柜、冷藏柜。

4)中药煎煮设备(器具):煎药用具(煎药机或煎药锅)、包装机(与煎药机相匹配)、饮片浸泡用具、冷藏柜、储物柜。

5)临方炮制设备(器具)(可根据实际情况选配):小型切片机、小型炒药机、小型煅炉烘干机、消毒锅、标准筛。

(6)规章制度

1)制订人员岗位责任制、药品采购制度、药品管理制度、在职教育培训制度等各项规章制度。

2)执行中医药行业标准规范,有国家制定或认可的中药技术操作规程和管理规范,并成册可用。

第二节　处方的常用术语

一、处方的概念

(一)处方

是医师诊断患者疾病后为其预防或治疗需要而写给药品调剂人员的书面文件,由药品调剂人员审核、调配、核对并作为发药凭证的医疗用药的医疗文书。它是药品调剂、发药的书面依据,也是统计调剂工作量、药品消耗及销售金额等的原始资料。凡制备任何一种药剂的书面通知均可称为处方。

(二)中药处方

根据医师的辨证立法和用药要求,凡载有中药药品名称、数量、用法等内容和制备任何一种中药药剂的书面文件,都可称为中药处方或药方。每一个完整的中药处方的组成,除在辨证论治的基础上选择合适的药物外,还必须严格遵循配伍组成的原则。一张完整的中药处方应包括君、臣、佐、使四个方面。

(三)君药

是针对发病原因或主症而起主要治疗作用的药物，它是处方中不可缺少的主要部分。

(四)臣药

是协助君药以加强治疗作用的药物，它是处方中的辅助部分。

(五)佐药

有3个意义：一是佐助药，即配合君、臣药以加强治疗作用，或直接治疗兼症及次要病症的药物；二是佐制药，即用以消除或者减弱君、臣药的毒性，或制约其峻烈之性的药物；三是反佐药，即病重邪盛可能拒药时，配用与君药性味相反而能在治疗中起相成作用的药物。

(六)使药

即引经药或调和药性的药物。

(七)经方

是指《黄帝内经》《伤寒杂病论》等经典著作中所记载的方剂。大多数经方组方严谨，疗效确切，经长期临床实践沿用至今。

(八)时方

是指张仲景以后的医家。尤其是清以后的医家制订的方剂，它在经方基础上有很大发展。

(九)秘方

又称禁方。是医疗上有独特疗效、不轻易外传(多系祖传)的药方。

(十)单方、验方

单方是配伍比较简单而有良好药效的方剂，往往只有一、二味药，力专效捷，服用简便；验方是指民间积累的经验方，简单而有效。这类方均系民间流传并对某些疾病有效的药方。由于患者体质、病情各异，在使用时应该由医师指导，以防发生意外。

(十一)法定处方

是指国家药典、部(局)颁标准及地方颁布药品规范中所收载的处方，它具有法律的约束力。如《中华人民共和国药典》2010年版就收载成方制剂1062个。

(十二)协定处方

是由医院药房或药店根据经常性医疗需要，与医师协商制定的方剂。它主要解决数量多的处方，做到预先配制与贮备，以加快配方速度，缩短患者候药时间。同时，还可减少忙乱造成的差错，提高工作效率，保证配方质量。

二、药名附加术语

一般在中药正名前冠以说明语而构成中药的处方全名。说明语多表示医师对中药饮片的产地、采收季节、性状特征、炮制、新陈程度等方面的要求。

(一)产地(道地)要求

如川芎、广陈皮、云茯苓、辽细辛、台党、怀牛膝、信前胡、亳白芍等。目前由于药材资源需求量大增，原产地分布已扩大。

(二)采收季节要求

药材的采收季节与药物质量有密切的关系,如绵茵陈以初春细幼苗质软如绵者佳;冬(霜)桑叶于秋后经霜者采集为好。

(三)炮制类要求

炮制是医师按照中医药理论,根据病情不同,为发挥药效而提出的不同要求,包括炒、炙、煅、蒸、煨、煮等。如常用的炒焦白术、蜜炙甘草、煅龙骨、酒蒸地黄、煨豆蔻、醋煮芫花、杏仁等。此外,还有发酵、发芽、净提、干馏、制霜、水飞等,都是常用的中药炮制方法。

调剂人员应熟悉各种术语、特殊处理的方法和品种,调剂时单独包装后再与群药同包。对门诊患者在发药时要特殊交代,为住院患者煎药时要严格执行煎煮操作常规,不可随意简化。其他需要特殊处理的药物视医嘱而定。值得注意的是,对需特殊处理的饮片品种,即使处方未加脚注,也应按规定处理。

第三节　中药饮片处方的药品名称

中药品种繁多,名称复杂,同名异物、同物异名的现象比较严重。在2009年国家中医药管理局下发的《关于中药饮片处方用名和调剂给付有关问题的通知》(国中医药发[2009]7号)和2010年的《国家中医药管理局关于印发中药处方格式及书写规范的通知》(国中医药医政发[2010]57号)中均规定名称应当按《中华人民共和国药典》规定准确使用,《中华人民共和国药典》没有规定的,应当按照本省(区、市)或本单位中药饮片处方用名与调剂给付的规定书写。

现将临床处方中最为常用,并收入2010年版《中华人民共和国药典》的500余种中药的规范化名称,包括正名、用量、毒性、特殊煎法、配伍禁忌及注意事项等。

一、中药饮片的正名和别名

(一)正名

以《中华人民共和国药典》一部,局、部颁《药品标准》或《炮制规范》为依据,以历代本草文献做参考。

(二)别名

指除正名以外的中药名称。由于地区不同,习惯各异,一种中药除正名外,往往有别名、地区用名、简化名称等。如大黄与庄黄、锦纹;白果与银杏;金银花与忍冬花;茜草与血见愁;甘草与国老等。常用中药处方的正名和别名见表1-1。

别名的使用,加剧了中药名称的混乱,妨碍中药药名的规范化,也给调剂工作带来了很多困难与麻烦,甚至发生误解而造成差错事故,产生不良后果。因此,必须引起重视,坚决予以纠正。

表 1-1　常用中药处方的正名和别名

正名	别名	正名	别名
三七	田三七参三七旱三七	木蝴蝶	玉蝴蝶千张纸
大黄	川军生军锦纹	王不留行	王不留
山豆根	广豆根南豆根	牛蒡子	大力子鼠粘子牛子
山药	怀山药淮山药	龙眼肉	桂圆肉
天冬	天门冬	瓜蒌	全栝楼栝楼
天花粉	栝楼根	白果	银杏
丹参	紫丹参	赤小豆	红小豆
升麻	绿升麻	佛手	川佛手广佛手佛手柑
牛膝	怀牛膝	诃子	诃子肉诃黎勒
乌药	台乌药	补骨脂	破故纸
北沙参	辽沙参东沙参	沙苑子	沙苑蒺藜潼蒺藜
甘草	粉甘草皮草国老	青果	干青果
白芍	杭白芍白芍药芍药	枸杞子	甘枸杞枸杞
白芷	杭白芷香白芷	栀子	山栀子
延胡索	元胡延胡索	牵牛子	黑丑白丑二丑
当归	全当归秦当归	砂仁	缩砂仁
百部	百部草	草决明	决明子马蹄决明
苍术	茅苍术	茺蔚子	益母草子坤草子
土鳖虫	地鳖虫、唐虫	莱菔子	萝卜子
牡蛎	左牡蛎	娑罗子	娑罗子
艾叶	祁艾蕲艾	蒺藜	白蒺藜刺蒺藜
西红花	藏红花番红花	槟榔	花槟榔大腹子海南子
红花	草红花红蓝花	罂粟壳	米壳御米壳
辛夷	木笔花	广防己	木防己
金银花	忍冬花双花二花	防己	粉防己汉防己
桑叶	霜桑叶冬桑叶	羌活	川羌活两羌活
淫羊藿	淫羊霍	麦冬	麦门冬杭寸冬杭麦冬
橘叶	南橘叶青橘叶	附子	川附片淡附片炮附子
肉苁蓉	淡大芸	郁金	黄郁金黑郁金
佩兰	佩兰叶醒头草	泽泻	建泽泻福泽泻
细辛	北细辛辽细辛	前胡	信前胡

（续表）

正名	别名	正名	别名
青蒿	嫩青蒿	南沙参	泡沙参空沙参
茵陈	绵茵陈	干姜炭	炮姜炭姜炭
浮萍	紫背浮萍浮萍草	独活	川独活香独活
益母草	坤草	茜草	红茜草茜草根
墨旱莲	旱莲草	党参	潞党参台党参
山茱萸	山萸肉杭山萸	香附	香附子莎草根
千金子	续随子	重楼	七叶一枝花蚤休
马钱子	番木鳖	柴胡	北柴胡南柴胡软柴胡
五味子	辽五味子北五味子	桔梗	苦桔梗
木瓜	宣木瓜	浙贝母	象贝母

二、并开药名

医师处方时，将疗效基本相似，或起协同作用的 2～3 种饮片缩写在一起而构成 1 个药名书写，称为“合写”，又称“并开”。调剂时，则应分别调配。兹将处方中常见的药名合写及应付中药饮片举例见表 1-2。

表 1-2　处方常用并开药名

并开药名	调配应付	并开药名	调配应付
二冬	天冬　麦冬	知柏	知母　黄檗
苍白术	苍术　白术	炒知柏	盐知母　盐黄檗
潼白蒺藜	刺蒺藜　沙苑子	盐知柏	盐知母　盐黄檗
生熟地	生地黄　熟地黄	炒谷麦芽	炒谷芽　炒麦芽
羌独活	羌活　独活	生熟麦芽	生麦芽　炒麦芽
二枫藤	青风藤　海枫藤	生熟谷芽	生谷芽　炒谷芽
赤白芍	赤芍　白芍	生熟稻芽	生稻芽　炒稻芽
砂蔻仁	砂仁　蔻仁	生熟枣仁	生酸枣仁　炒酸枣仁
红白豆蔻	红豆蔻　白豆蔻	生熟薏米	生薏苡仁　炒薏苡仁
二地丁	黄花地丁　紫花地丁	生龙牡	生龙骨　生牡蛎
二决明	生石决明　决明子	煅龙牡	煅龙骨　煅牡蛎
冬瓜皮子	冬瓜皮　冬瓜子	猪茯苓	猪苓　茯苓
炒三仙	炒神曲　炒麦芽炒　山楂 腹皮子	大腹皮　生槟榔	
焦三仙	焦神曲　焦麦芽　焦山楂 棱术	三棱　莪术	

（续表）

并开药名	调配应付	并开药名	调配应付
焦四仙	焦神曲　焦麦芽 焦山楂　焦槟榔	乳没	制乳香制没药
荆防风	荆芥　防风	龙齿骨	生龙齿　生龙骨
二乌	制川乌　制草乌	青陈皮	青皮　陈皮
芦茅根	芦根　茅根	全紫苏	紫苏叶　紫苏梗紫苏子
桃杏仁	桃仁　杏仁	藿苏梗	藿香　紫苏梗

三、处方应付

中药饮片调剂的处方应付是指调剂人员依据医师处方和传统习惯调配中药饮片。各地区根据历史用药习惯和多年积累的丰富经验，形成了本地区的一套处方给药规律，即处方应付常规，使医师和调剂人员对处方名称和给付的不同炮制品种达成共识，在处方中无须注明炮制规格，调剂人员即可按医师的处方用药意图给药。但由于全国缺乏统一的中药饮片调剂给付的规定，各地或各单位调剂给付规定也不够完善，常造成药房给付的中药饮片与医师的要求不一致，影响了临床疗效，出现了医患纠纷和医疗安全隐患。

为保障医疗安全，保证临床疗效，2009 年国家中医药管理局下发了《关于中药饮片处方用名和调剂给付有关问题的通知》（国中医药发[2009]7 号），规定各医疗机构应当执行本省（区、市）的中药饮片处方用名与调剂给付的相关规定，没有统一规定的，各医疗机构应当制订本单位中药饮片处方用名与调剂给付规定。制订中药饮片处方用名与调剂给付规定应符合国家有关标准和中医药理论。开具中药饮片处方的医师要掌握本省（区、市）或本单位中药饮片处方用名与调剂给付的规定，并据此书写中药饮片处方用名。医师开具中药饮片处方对饮片炮制有特殊要求的，应当在药品名称之前写明。各医疗机构中药饮片调剂人员应当按照本省（区、市）或本单位中药饮片处方调剂给付规定进行调剂，对未按规定书写中药饮片处方的应由处方医师修正后再给予调剂。对有特殊炮制要求的中药饮片，调剂时应临方炮制。

一般来说，处方应付常包括以下几个方面：

（一）药别名应付

在调配处方时，常常遇到一味药物具有多个名称的现象。目前，尽管处方要求写正名，但少数医师开处方时仍沿用传统习惯使用别名。因此，调剂人员在掌握药物正名的同时还应熟悉本地区常用的药物别名，结合审方，以保证正确调配药物。

（二）并开药物应付

并开的药物有的因疗效相似而经常配伍使用；有的则相须、相使同用，以增强疗效。

（三）炮制品应付

由于各地区的用药习惯和炮制方法的差异，处方应付很难统一，一般分为两类。

（1）处方中书写药名或炮制品名称时给付炮制品，写生品名时才给付生品：此类饮片一般需炮制后使用，很少生用。如写“麦芽”给付炒麦芽，写“生麦芽”给付生麦芽；写“乳香”给付制乳香，写“生乳香”给付生乳香；写“杜仲”给付盐炙杜仲，写“生杜仲”给付生杜仲；未注明生用则一律给付炮制品。

(2)处方中书写药名时给付生品，写炮制品时才给付炮制品：因炮制品与生品的作用有较大不同。如：写“甘草”给付生甘草，写“炙甘草”给付蜜炙甘草；写“柴胡”给付生柴胡，写“醋柴胡”给付醋炙柴胡；写“黄檗”给付生黄檗，写“盐黄檗”给付盐炙黄檗等。

第四节　中药的用药禁忌

为了确保疗效、安全用药、避免毒副作用的产生，必须注意用药禁忌。中药的用药禁忌主要包括配伍禁忌、妊娠禁忌和服药的饮食禁忌、证候禁忌四个方面。

一、配伍禁忌

中药相互间的配伍禁忌，是中药学基础理论中一个古老的药性理论问题，也是中医临床处方和中药调剂工作中经常涉及的问题，历代医药学家对此素有争议，许多医药学家进行了多方研究，有的还撰有专论，但至目前尚无十分精确的定论，其中影响较大的是金元时期所概括的“十八反”和“十九畏”歌诀。“十八反”和“十九畏”是前人留下的经验总结，而后人对其内涵却有不尽相同的解释，目前也无确切的科学论证。为保证患者用药的安全有效，对歌诀所记述的药对，若无充分的科学根据时，仍应持谨慎态度，避免盲目配合使用，以免造成医疗事故。

调剂人员在审方和调配时除应熟记歌诀内容外，还必须掌握《中华人民共和国药典》和其他药品标准中有关不宜同用药物的规定，以其作为判断是否属配伍禁忌的法定依据。若病情需要同用时，必须经处方医师重新签字后才能调配。

(一)“十八反”歌诀

本草明言十八反，半蒌贝蔹及攻乌。藻戟芫遂俱战草，诸参辛芍叛藜芦。

(二)“十九畏”歌诀

硫黄原是火中精，朴硝一见便相争。水银莫与砒霜见，狼毒最怕密陀僧。

巴豆性烈最为上，偏与牵牛不顺情。丁香莫与郁金见，牙硝难合荆三棱。

川乌草乌不顺犀，人参最怕五灵脂。官桂善能调冷气，若逢石脂便相欺。

大凡修合看顺逆，炮爁炙博莫相依。

(三)配伍禁忌的药典记载

《中华人民共和国药典》自 1963 年版收载中药以来，历版均有配伍禁忌的规定。《中华人民共和国药典》1963 年版标注中药不宜同用者 27 种，1977 年版标注不宜同用者 39 种，1985 年版标注不宜同用者 38 种，1990 年版标注不宜同用者 35 种，1995 年版标注不宜同用者 40 种，2000 年版标注不宜同用者 44 种，2005 年版标注中药不宜同用者 47 种，2010 年版标注不宜同用者 56 种，对某些药物配伍的宜忌，药典记载时有出入。

2010年版《中华人民共和国药典》中【注意事项】

中有关不宜同用中药的规定如下：

川乌、草乌、制川乌、制草乌、附子：不宜与半夏、瓜蒌、瓜蒌子、瓜蒌皮、天花粉、川贝母、浙贝母、平贝母、伊贝母、湖北贝母、白蔹、白及同用。

生半夏、法半夏、姜半夏、清半夏：不宜与川乌、制川乌、草乌、制草乌、附子同用。

甘草：不宜与海藻、京大戟、红大戟、甘遂、芫花同用。

母丁香、丁香：不宜与郁金同用。

红人参、白人参：不宜与五灵脂同用。

三棱：不宜与芒硝、玄明粉同用。

硫黄：不宜与芒硝、玄明粉同用。

赤石脂：不宜与肉桂同用。

藜芦：不宜与人参（包括各类人参）、人参叶、西洋参、党参、苦参、丹参、玄参、北沙参、南沙参及细辛、赤芍和白芍同用。

巴豆、巴豆霜：不宜与牵牛子同用。

狼毒：不宜与密陀僧同用。

从《中华人民共和国药典》规定的不宜同用药品种来看，没有突破"十八反"和"十九畏"规定的品种。

二、妊娠禁忌

能影响胎儿生长发育、有致畸作用，甚至造成堕胎的中药为妊娠禁忌用药，妇女在怀孕期间应禁止使用。一般具有毒性的中药，或有峻下逐水、破血逐瘀及芳香走窜功能的中药均属妊娠禁忌用药。

《中华人民共和国药典》(2010年版)中有关妊娠禁忌的规定为判断是否属妊娠禁忌的依据。《中华人民共和国药典》(2010年版)将妊娠禁忌分为妊娠禁用药、妊娠忌用药、妊娠慎用药三种。

妊娠禁用药为毒性中药，凡禁用的中药绝对不能使用。

妊娠忌用药大多为毒性较强或药性猛烈的中药，应避免使用。

妊娠慎用药一般包括有通经祛瘀、行气破滞以及药性辛热和过于苦寒的中药。慎用的中药可根据孕妇患病的情况酌情使用，但没有特殊必要时应尽量避免使用，以免发生事故。

(一)妊娠禁忌歌诀

蚖斑水蛭及虻虫，乌头附子配天雄。野葛水银并巴豆，牛膝薏苡与蜈蚣。

三棱芫花代赭麝，大戟蝉蜕黄雌雄。牙硝芒硝牡丹桂，槐花牵牛皂角同。

半夏南星与通草，瞿麦干姜桃仁通。硇砂干漆蟹爪甲，地胆茅根都失中。

(二)《中华人民共和国药典》(2010年版)【注意事项】

中规定的妊娠禁用、忌用和慎用药品种

1.妊娠禁用药

土鳖虫、猪牙皂、马钱子、马兜铃、天仙子.天仙藤、巴豆、甘遂、水蛭、红粉、朱砂、芫花、全蝎、红大戟、京大戟、闹羊花、牵牛子、洋金花、轻粉、莪术、商陆、斑蝥、雄黄、蜈蚣、罂粟壳、麝香、阿魏、两头尖、黑种草子、三棱、丁公藤、千金子、猪牙皂。

2.妊娠忌用药

大皂角、天山雪莲。

3.妊娠慎用药

人工牛黄、三七、大黄、川牛膝、王不留行、艾片、天南星、制天南星、木鳖子、牛黄、牛膝、片姜黄、白附子、西红花、华山参、肉桂、芦荟、冰片、苏木、牡丹皮、没药、乳香、青葙子、苦楝皮、金铁锁、草乌叶、禹州漏芦、禹余粮、急性子、郁李仁、虎杖、卷柏、枳壳、枳实、穿山甲、桂枝、桃仁、凌霄花、黄蜀葵花、益母草、通草、常山、蒲黄、漏芦、薏苡仁、瞿麦、蟾酥、番泻叶、芒硝、玄明粉。

三、饮食禁忌

患者服药或用药期间，对某些食物不宜同时进服，前人称为服药禁忌，也就是民间通常所说的“忌口”。中药服药食忌是中药传统禁忌理论的重要组成部分，有些药物在使用时必须在饮食上加以注意，才能提高疗效，降低副作用。《伤寒论》中有服桂枝汤后“忌生冷、粉滑、肉面、五辛、酒酪、臭恶”的记载。古代文献上还有常山忌葱，地黄、何首乌忌葱、蒜、萝卜，薄荷忌鳖肉，茯苓忌醋以及鳖甲忌苋菜等记载。

具体讲，在服药期间，不宜吃与药物性味相反或影响治疗的食物。因为各种食物与药物一样，都有不同的性能，要做到忌口适宜，必须根据疾病和药物的性能特点来考虑，才不至于忌得过多、过少或忌错，从而有利于发挥药效，缩短病程，使患者早日恢复健康。例如，患脾胃虚寒或胃寒疼痛等的患者，服温中祛寒药时不宜吃生冷助寒类食物；属胃热疼痛的患者，服清热药时不宜吃辛辣助热类食物；患脾胃消化功能减退的食积不化、胸腹胀闷等症的患者，服健脾消导药时不宜吃黏滞、油煎类不易消化的食物；患神经衰弱、心悸失眠等症的患者，在服镇静安神药时，不宜吃辛辣、酒、浓茶等刺激和兴奋中枢神经的食物；患外科疮疡、痔瘘及皮肤疾病的患者，对姜、椒、酒、腥臭(俗称“发物”)等类食物，当在禁忌之列，否则可助热动血，扩散炎症，增加疼痛，难以收口等。

总之，服药和用药期间的忌口与治疗进程是有密切关系的。要恢复健康，除药物力量外，还须患者调理得宜，在服药期间不能吃影响药效的食物，只有这样，才能达到尽快恢复健康的目的。

四、证候禁忌

由于药物的药性不同，其作用各有专长和一定的适应范围，因此，临床用药也就有所禁忌，称“证候禁忌”。即指某些证候使用某些中药，将发生不良后果，损害患者健康的用药禁忌。如体虚多汗者，忌用发汗药，以免加重出汗而伤阴津；阳虚里寒者，忌用寒凉药，以免再伤阳生寒；阴虚内热者，慎用苦寒清热药，以免苦燥伤阴；脾胃虚寒、大便稀溏者，忌用苦寒或泻下药，以免再伤脾胃；阴虚津亏者，忌用淡渗利湿药，以免加重津液的耗伤；火热内炽和阴虚火旺者，忌用温热药，以免助热伤阴；妇女月经过多及崩漏者，忌用破血逐瘀之品，以免加重出血；脱证神昏者，忌用香窜的开窍药，以免耗气伤正；邪实而正不虚者，忌用补虚药，以免闭门留邪；表邪未解者，忌用固表止汗药，以免妨碍发汗解表；湿热泻痢者，忌用涩肠止泻药，以免妨碍清热解毒、燥湿止痢。如麻黄性味辛温，功能发汗解表、散风寒，又能宣肺平喘利尿，故只适宜于外感风寒表实无汗或肺气不宣的喘咳，而对表虚自汗及.阴虚盗汗、肺肾虚喘则应禁止使用。又如黄精甘平，功能滋阴补肺、补脾益气、主要用于肺虚燥咳、脾胃虚弱及肾虚精亏的病证。但因其性质滋腻，易助湿邪，因此，凡脾虚有湿、咳嗽痰多以及中寒便溏者则不宜服用。所以除了药性极为平和者无须禁忌外，一般药物都有证候用药禁忌，其内容详见各论中每味药物的“使用注意”部分。

2010 年版《中华人民共和国药典》中有关药物证候禁忌的规定如下：

大皂角：咯血、吐血患者忌服。

猪牙皂：咯血、吐血患者禁用。

大黄：月经期、哺乳期慎用。

天仙子：心脏病、心动过速、青光眼患者禁用。

天仙藤：肾功能不全者禁用。

马兜铃：肾功能不全者禁用。

亚麻子：大便滑泻者禁用。

华山参：青光眼患者禁服；前列腺重度肥大者慎用。

肉桂：有出血倾向者慎用。

朱砂：肝肾功能不全者禁用。

没药：胃弱者慎用。

乳香：胃弱者慎用。

青葙子：本品有扩散瞳孔作用，青光眼患者禁用。

青叶胆：虚寒者慎服。

苦楝皮：肝肾功能不全者慎用。

茺蔚子：瞳孔散大者慎用。

闹羊花：体虚者禁用。

油松节：阴虚血燥者慎用。

洋金花：外感及痰热咳喘、青光眼、高血压及心动过速患者禁用。

银杏叶：有实邪者忌用。

黑种草子：热性病患者禁用。

蜂胶：过敏体质者慎用。

第五节　中药的用法用量

自古就有“中医不传之秘在于量”之说。我国各种中医药参考书记载的中药用量不统一，《中华人民共和国药典》的用量范围与临床也存在一定的差距，临床上常常出现超出药典用量的现象，这与药材品种、产地、季节、加工炮制，不同的用法，患病群体的体质差异，药物之间的相互作用等因素密切相关。随着时代的变迁，生活和社会条件的变化，环境的变化，药材来源的不同，疾病谱的改变，中药饮片产生疗效的用量也在发生着变化，中药饮片用量的科学性、合理性，不仅对中医临床疗效至关重要，而且与中药资源的可持续利用、中药不良反应或毒副作用紧密相关。中药饮片用量不统一、不规范的问题已成为制约中医临床疗效的瓶颈之一，影响了中医的发展。

一、中药饮片的用法用量

中药饮片的用量是指处方中每味药物的剂量，是处方的一个重要组成部分。在方剂中，每一味药使用的剂量并不是固定不变的，而是要根据患者的证候情况随时调整，但并不是无章可循。因此，调配处方时必须注意审核用量是否正确，有无笔误等，发现问题要与医师联系解决。常用药物的剂量一般可从以下几个方面的使用原则进行考虑。

(1)一般药物就质地而论，质地疏松的药材，如花、叶、全草之类，其药物成分容易被煎出，剂量不宜过大；质地重实的药材，如矿物、贝壳类，其药物成分不易被煎出，剂量相应要大些。从气味上比较，芳香走散的药物剂量宜小；味厚滋腻的药物剂量可大些。过于苦寒、辛热的药物用多了易伤脾胃和伤阴耗气，不宜量大久服。就药物的新陈而言，新鲜药材，如鲜地黄、鲜芦根、鲜石斛、鲜茅根等，应考虑药材本身所含水分，剂量应大些。

(2)同样的药物入汤剂的剂量比入丸散的剂量要大，复方配伍比单味药使用剂量要小。

(3)根据年龄的不同，青壮年患者用药剂量可适当大些；老年人用药剂量应减少；婴幼儿按年龄或体重比例换算使用，减少剂量。

(4)疾病初起或体质较强的患者用药剂量可大些，体弱久病的人用药剂量要适当减少。

(5)常见临床处方药物每剂一般用量

1)一般药物：干燥饮片用量 9～10g，如黄芩、川芎、苍术等；新鲜药物的用量 15～30g，如鲜生地、鲜芦根、鲜茅根等。

2)质地较轻的药物：干燥饮片用量 1.5～3g，如木蝴蝶、细辛、灯芯草等；或 3～4.5g，如九节菖蒲、九香虫、水蛭、干姜、肉桂等。

3)质地较重的药物：干燥饮片用量 10～15g，如生地、熟地、何首乌等；或 15～30g，如石膏、石决明、龙骨、磁石等。

4)其他用量表示：如蜈蚣 1 条；生姜 3 片；鲜竹沥 15ml 等。此外，一些贵重药一般用量也比较小，如牛黄 0.15～0.3g，麝香 0.03～0.1g 等。

总之，中药的临床用量多寡虽非“不传之秘”，但的确是历代医家临床经验的宝贵结晶。一张处方中每一味中药剂量的确定具有很强的技巧性，与临床疗效的关系十分密切。纵观历代医案，对同一患者，用同一张药方，甲医用之无效，而乙医对其中某药稍做增减，其效立显之例，屡见不鲜。可见临证处方用药不可随心所欲，否则轻则影响疗效，重则因药致病。正因为如此，对调剂人员的要求必须十分严格。如果调剂人员操作时粗枝大叶或变更某些药物的剂量，那么方剂的治疗范围、功能主治、禁忌等均可随之改变。例如，同为枳实和白术两药组成的枳术汤和枳术丸，前者枳实用量倍于白术，以消积导滞为主；后者白术用量倍于枳实，以健脾和中为主。又如小承气汤和厚朴三物汤，同为大黄、枳实、厚朴三药组成，只因各药用量不同，方剂名称、功能主治也均不相同。前者大黄用量重于厚朴，故偏重于泻热通便；后者厚朴用量重于大黄，故长于行气消胀。由此可见，在调剂中必须遵循处方的用量原则，才能确保临床疗效。

为加强中药饮片管理，保障人体用药安全、有效，根据《中华人民共和国药品管理法》等法律，国家中医药管理局和原卫计委于 2007 年制定了《医院中药饮片管理规范》（国中医药发[2007]11 号），其中第二十九条规定中药饮片调剂人员在调配处方时，应当按照《处方管理办法》和中药饮片调剂规程的相关规定进行审方和调剂。对存在“十八反”、“十九畏”、妊娠禁忌、超过常用剂量等可能引起用药安全问题的处方，应当由处方医师确认（“双签字”）或重新开具处方后方可调配。临床处方中最为常用，并收入 2010 年版《中华人民共和国药典》的 500 余种中药用量。

中药饮片主要是用于制作中药汤剂，中药汤剂的用法包括煎法和服法，两者同等重要，用法的恰当与否，对临床疗效有着直接的影响。中药汤剂的具体煎法和服法在第五章中有详细论述，故在此不再赘述。

二、毒、麻中药的用法用量

历代本草书籍中，常在每一味药物的性味之下，标明其“有毒”“无毒”。“有毒无毒”也可简称为“毒性”，也是药物性能的重要标志之一，它是确保用药安全必须注意的问题。由于中药毒性与其治疗作用有关，因此，有毒中药仍为临床常用之品，毒性仍属于中药性能理论之一。同一味中药剂量不同，尤其是有毒中药，则其产生的疗效和不良反应不同。然而近年来，中药处方用量存在普遍偏大的趋势。同时，中药不良反应报道呈上升趋势，其中主要是由于超剂量使用所致。

因此正确认识药物毒性，对于治疗用药有重要的意义。“毒药”作为中药内容之一，有广义与狭义之分。广义毒药是一切药物的总称。如金元医家张子和曰：“凡药皆有毒也，非止大毒、小毒谓之毒。”张景岳《类经》也言：“药以治病，因毒为能，所谓毒药，以气味之有偏也。”药物偏性即为毒性。“以偏纠偏”可治病，“用之不当”则伤人。李时珍曾说过：“用之得宜，皆有功力，用之失宜，参术亦能为害。”狭义毒药指治疗量与中毒量十分接近，治疗作用峻猛强烈，易引起中毒的药物，本书所言之毒药，即为狭义之毒，也是《中华人民共和国药典》2010 年版中标有“毒”的药物，使用时需谨慎。

国家中医药管理局和原卫计委于 2007 年制定的《医院中药饮片管理规范》（国中医药发

[2007]11 号),其中第三十二条规定调配含有毒性中药饮片的处方,每次处方剂量不得超过二日极量。对处方未注明“生品”的,应给付炮制品。第三十三条规定罂粟壳不得单方发药,必须凭有麻醉药处方权的执业医师签名的淡红色处方方可调配,每张处方不得超过三日用量,连续使用不得超过七天,成人一次的常用量为每天 3～6g。《中华人民共和国药典》2010 年版中标有“毒”药物的用量见表 1-3。

表 1-3　有毒中药饮片内服限量表

品名	最高限量(g)	品名	最高限量(g)
丁公藤	6	制吴茱萸	5
九里香	12	硫黄	3
三棵针	15	艾叶	9
干漆	5	艾叶炭	9
土荆皮	外用适量	蛇床子	10
千金子	2	苦楝皮	6
飞扬草	9	香加皮	6
小叶莲	9	酒蕲蛇	9
天仙子	0.6	南鹤虱	9
生天南星			
外用生品适量	绵马贯众	10	
制天南星	9		
绵马贯众炭	10		
木鳖子	1.2	金钱白花蛇	5
生巴豆	外用适量	雄黄	0.1
两头尖	3	华山参	0.2
两面针	10	红粉	只可外用,不可内服
北豆根	9	米炒斑蝥	0.06
生白附子	外用生品适量	制马钱子/马钱子粉	0.6
制白附子	6 醋芫花	3,研末吞服	0.9
白屈菜	18	红大戟	3
生半夏	内服一般炮制后使用,外用适量	洋金花	0.6
地枫皮	9	蟾酥	0.03
黑顺片	15	醋甘遂	1.5
牛川乌	一般炮制后用	苦木枝	4.5,叶 3
制川乌	3	金铁锁	0.3

（续表）

品名	最高限量(g)	品名	最高限量(g)
生草乌	一般炮制后用	京大戟	3
制草乌	3	闹羊花	1.5
生水蛭	3	草乌叶	1.2
烫水蛭	3	蜜罂粟壳	6
白果仁	10	鹤虱	9
炒牵牛子	6	轻粉	0.2
鸦胆子	2	急性子	5
全蝎	6	臭灵丹草	15
土鳖虫	10	狼毒	熬膏外敷
蜈蚣	5	商陆	9
朱砂	0.5	紫萁贯众	9
炒苦杏仁	10	蓖麻子	5
大皂角/猪牙皂	1.5	翼首草	3
仙茅	10	山豆根	6
炒苍耳子	10	炒蒺藜	10
川楝子	10	重楼	9

三、中成药的用法用量

中成药作为药物，在临床应用过程中也应具备“安全、有效、经济、适当”4 个基本要素，同时还应认识到中成药是在中医药理论指导下应用的，其和化学药品理论体系不同，在临床使用过程中还应充分继承传统中医辨证论治的精髓，同时还应摒弃“中药没有副作用”、“有病治病、无病强身”的错误认识，从中成药临床应用应遵循的指导原则、中成药的不良反应、使用禁忌、配伍应用等方面加强对中成药合理应用的认识。

为加强对中成药的临床应用管理，提高中成药应用水平，国家中医药管理局会同有关部门组织专家制定了《中成药临床应用指导原则》（以下简称《指导原则》）。《指导原则》由四部分组成，第一部分为中成药概述；第二部分为中成药临床应用基本原则；第三部分为各类中成药的特点、适应证及注意事项；第四部分为中成药临床应用的管理。其中中成药临床应用基本原则是《指导原则》的核心，重点指出中成药临床应用应遵循以下原则。

（一）辨证用药

依据中医理论，辨认、分析疾病的证候，针对证候确定具体治法，依据治法，选定适宜的中成药。

(二)辨病辨证结合用药

辨病用药是针对中医的疾病或西医诊断明确的疾病,根据疾病特点选用相应的中成药。临床使用中成药时,可将中医辨证与中医辨病相结合、西医辨病与中医辨证相结合,选用相应的中成药,但不能仅根据西医诊断选用中成药。

(三)剂型的选择

应根据患者的体质强弱、病情轻重缓急及各种剂型的特点,选择适宜的剂型。

(四)使用剂量的确定

对于有明确使用剂量的,应勿超剂量使用。有使用剂量范围的中成药,老年人使用剂量应取偏小值。理想的剂量要求有最好、最大的疗效,最小的不良反应。临床应用过程中成药的用量还要根据患者的年龄、体质、病程、发病季节等具体情况全面考虑。老年人一般气血渐衰,对药物耐受力较弱,特别是作用峻烈的药物易伤正气,应适当低于成人量。小儿 1 岁以上可用成人量的 1/4,2～5 岁儿童用成人量的 1/3,5 岁以上用成人量的 1/2。体弱患者不宜用较大剂量,久病者应低于新病者的剂量。老人及身体极度衰弱者用补药时,开始剂量宜小,逐渐增加,否则因药力过猛而使病者虚不受补。凡病势重剧者药量宜大,以增强疗效;病势轻浅者用药量宜小,以免伤正气。此外,在确定用药量时,对南北水土不同、生活习惯及职业等因素都应予以考虑。

(五)合理选择给药途径

能口服给药的,不采用注射给药;能肌内注射给药的,不选用静脉注射或滴注给药。

(六)使用中药注射剂还应做到

用药前应仔细询问过敏史,对过敏体质者应慎用;严格按照药品说明书规定的功能主治使用,辨证施药,禁止超功能主治用药;中药注射剂应按照药品说明书推荐的剂量、调配要求、给药速度和疗程使用药品,不超剂量、过快滴注和长期连续用药;中药注射剂应单独使用,严禁混合配伍,谨慎联合用药;对长期使用的,在每疗程间要有一定的时间间隔;加强用药监护,用药过程中应密切观察用药反应,发现异常,立即停药,必要时采取积极救治措施;尤其对老人、儿童、肝肾功能异常等特殊人群和初次使用中药注射剂的患者应慎重使用,加强监测。

中药注射剂是中成药的一种特殊剂型,为着重加强对中药注射剂的管理,原卫计委、国家食品药品监督管理总局、国家中医药管理局还联合发布了《关于进一步加强中药注射剂生产和临床使用管理的通知》,并提出了中药注射剂临床使用基本原则以加强教育和引导。为进一步促进中药注射剂的合理使用,提高临床疗效,保证患者的用药安全,国家中医药管理局医政司、中华中医药学会临床药理专业委员会还组织有关专家编写了《中药注射剂临床应用指南》,这是中西医临床应用中药注射剂的权威指南。

第六节　中药的调剂

中药调剂根据所调配中药的性质不同,分为中药饮片调剂和中成药调剂。中药饮片调剂是根据医师处方要求，将加工合格的不同中药饮片调剂成可供患者内服或外用的汤剂的过程。中成药调剂是根据医师处方调配各种中成药，或根据患者的轻微病症来指导患者购买中成药非处方药的过程。

一、中药饮片处方的调剂程序及注意事项

中药饮片调剂工作是中药药事工作的重要组成部分，也是中药经营企业经营业务活动的重要组成部分。中药饮片调剂工作是一项专业性、技术性很强的工作，调剂工作质量的好坏直接关系到患者生命的安危。中药饮片调剂按工作流程分为审方、计价、调配、复核和发药五个环节。

（一）审方

审方是调剂工作的第一个关键环节，调剂人员不仅要对医师负责，更要对患者用药的安全有效负责。只有确认拿到的是内容完整准确、书写清楚的处方，才能进行计价和调配，以减少差错。

（1）收方后必须认真审查处方各项内容，对处方的前记、正文和医师签章等逐项加以审查，如患者姓名、性别、年龄、住址或单位、处方日期、医师签字等是否填写，药品名称、规格、剂量、剂数、脚注等是否正确。

（2）对不符合规定者要与处方医师联系，也可使用一种“处方退改笺”，在其中说明需要更正和协商的内容，连同原处方同时交给患者，经医师修正后方可调配。

如发现处方中名称或剂量字迹不清时，不可主观猜测，以免错配；发现有配伍禁忌、超剂量用药、超时间用药、服用方法有误、毒麻药使用违反规定等方面的疑问或临时缺药，都应与处方医师联系，请处方医师更改或释疑后重新签字，否则可拒绝计价和调配。

（3）审方人员无权涂改医师处方。

（二）计价

计价是医疗单位或药品经营单位收费的依据，关系到医疗单位和药品经营单位的信誉、经济核算及患者的经济利益，必须做到准确无误。由于目前大多数医院采用计算机管理系统由专门收费人员进行计价工作，因此可省去调剂人员此项工作程序。

（三）调配

调配是调剂工作的主要环节，专业技术性强，劳动强度大，调剂人员应有高度的责任感。为达到配方准确无误，要注意以下几方面：

（1）中药饮片装斗时要清斗，认真核对，装量适当，不得错斗、串斗。

（2）调剂用计量器具根据处方药品的不同体积和重量，选用相应的衡器，一般选用克戥或电子秤。称取贵重药和毒性药时要选用毫克戥或天平。应当按照质量技术监督部门的规定定期校验，不合格的不得使用。

（3）中药饮片调剂人员在调配处方时，应当按照《处方管理办法》和《中华人民共和国药典》及有关规定进行再次审方，对处方中有无配伍禁忌药、妊娠禁忌、证候禁忌、需特殊管理的毒性药或麻醉药，超过常用剂量等可能引起安全问题的处方进行审核，如出现问题，应当由处方医

师确认(“双签字”)或重新开具处方后方可调配。

(4)有次序调配,防止杂乱无章。急诊处方随到随配;婴幼儿及高龄老人给予提前照顾;其他处方按接方先后顺序调配。装药的药柜、药屉、大包装盒(箱)等用后立即放回原处。

(5)调剂人员对所调配的饮片质量负有监督的责任,所调配的饮片应洁净、无杂质,符合药典或地方的炮制规范,如发现发霉变质或假冒伪劣等质量不合格饮片应及时向有关责任人提出,更换后才可继续调配。注意遵从当地不同炮制品种的处方应付药味。并开药应分别称取。

(6)为便于复核,应按处方顺序调配,间隔摆放,不可混成一堆。

(7)一方多剂时应按等量递减、逐剂复戥的原则分剂量,每一剂的重量误差应当在5%以内。

(8)需先煎、后下或包煎等特殊处理的饮片,不论处方是否有脚注,都应按调剂规程的要求处理(应分剂单包,注明用法后与其他药一并装袋)。有鲜药时应分剂另包,以利患者低温保存。

(9)一张处方不宜两人共同调配,防止重配或漏配。

(10)含毒麻药处方的调配按《医疗用毒性药品管理办法》《麻醉药品、精神药品管理条例》的有关规定执行。

(11)调配完毕后,应按处方要求进行自查,确认无误后签字,交复核人员复核。

(四)复核

复核是调剂工作的把关环节,中药饮片调配后,必须经复核后方可发出。二级以上医院应当由主管中药师以上专业技术人员负责调剂复核工作,复核率应当达到100%。复核时除对所调配药品按处方逐项核对外,对处方的内容也要逐项审查。

(1)调配完毕的药品必须经复核人按处方要求逐项复核,发现错味、漏味、重味,重量有误或该捣未捣,需临时炮制而未炮制的饮片等应及时纠正。

(2)检查是否已将先煎、后下、包煎、烊化等需特殊处理的饮片单包并注明用法。贵重药和毒性药是否处理得当。

(3)发现有与调剂要求不符的情况时,要及时请原调剂人员更改。复核无误后在处方上签字,包装药品。包装袋上应写清患者姓名和取药号。包装时注意外用药要有外用标志,先煎、后下等特殊处理的中药要放在每一包的上面,以便发药人员提请患者注意。将处方固定在药包上。

(五)发药

(1)认真核对患者姓名、取药凭证和汤药剂数。

(2)向患者交代用法、用量、用药禁忌或饮食禁忌,特别要注意需特殊处理的中药的用法、是否有自备药引、鲜药的保存等。

(3)回答患者提出的有关用药问题。

常用中药饮片名称、用量、毒性、特殊煎法、配伍禁忌及注意事项如表1-4。

二、中成药调剂注意事项

中成药是中医药学的重要组成部分,调剂中成药仍应遵从《中华人民共和国药品管理法》《处方管理办法》《中华人民共和国药典》等有关规定。调剂时需注意以下内容:

1.审方

调剂人员接到医师处方后,先审查处方,包括医师签名,患者姓名、性别、年龄、住址,药物名称、剂量、数量、剂型、用法用量、配伍禁忌、交费与否等内容,无误后再进行调配。如处方内容有疑问,应与处方医师联系,修改、确认后方可调配。急诊处方优先调配。住院患者除上述内容外,还应核对患者所属科室,服药起止日期。

2.配方

(1)配方时应细心、准确按处方配药,调配零散药品时,应在药品包装袋上注明药品名称、数量、剂量、用法用量。核对无误后在处方上签字交复核发药人。

(2)一张处方不得两人共同调配,以防重配、漏配。

(3)若有短缺药品应及时通知库管人员。

(4)药师在完成处主调配时,应当在处方上签名。

3.复核

复核人员接到调配好的药品和处方后,应核对患者姓名、单位或住址,对住院患者应核对患者姓名、所在科室;核对处方与调配好的药品名称、规格、数量是否相符,零散药品包装袋上书写的药品名称、剂量、数量、用法用量是否正确。无误后在处方上签名,发药。发药时应向取药人说明使用方法和服用注意事项。

三、中药小包装饮片与免煎中药饮片的调剂

(一)小包装中药饮片的调剂

小包装中药饮片调剂是指将加工炮制合格的饮片,根据临床常用剂量用一定的包装材料封装,由配方药师直接调配无须称量的一种新型饮片调剂方式。2008 年 8 月国家中医药管理局下发了《关于推广使用小包装中药饮片的通知》。目前,使用小包装饮片的医疗单位超过 470 家,已覆盖国内大多数省市级中医院和部分县级中医院,小包装饮片在全国大规模推广是大势所趋。饮片的小包装化,对保证饮片质量稳定、降低损耗均起到了良好效果,同时也使中药房调剂工作产生了深刻的变化。小包装中药饮片的使用促进了中药饮片质量的提高,提高了用药“透明度”,可使医师用上“放心药”,让患者吃上“放心药”,在很大程度上满足了患者的用药需求。其调剂时注意事项如下:

(1)中药小包装饮片药斗等储存中药小包装饮片的容器应当排列合理,有品名标签。药品名称应当符合《中华人民共和国药典》或省、自治区、直辖市药品监督管理部门制定的规范名称。标签和药品要相符。

(2)中药小包装饮片装斗时要仔细辨认不同规格和色标,并认真核对药名,不得错斗、串斗。

(3)中药小包装饮片必须凭医师开具的处方销售,经处方审核人员审核后方可调配和销

售,调配或销售人员均应在处方上签字或盖章,处方留存1年备查。

(4)中药小包装饮片调剂人员在调配处方时,应当按照《处方管理办法》、《中药处方格式及书写规范》和中药调剂程序的有关规定进行审方和调剂。对存在“十八反”、“十九畏”、妊娠禁忌、超过常用剂量等可能引起用药安全问题的处方,应当由处方医师在药名上方再次签名或重新开具处方后方可调配。

(5)中药小包装饮片调剂人员在调配处方时,应当仔细核对药袋上药名与处方中药名是否一致,并认真按处方中剂量选择不同规格的小包装饮片。

(6)中药小包装饮片调配后,必须经主管中药师或中药师以上专业技术人员复核后方可发药,复核率应当达到100%。

(7)应当定期对中药小包装饮片调剂质量进行抽查并记录检查结果。

(二)免煎中药饮片的调剂

免煎中药即单味中药配方颗粒,是在中医药理论的指导下,将单味原药材经过现代制药技术提取、分离、浓缩、干燥、制粒、包装而成的单味中药的浓缩颗粒。无须煎煮,即冲即服。能够适应现代化快节奏社会生活,是中医药现代化的产物和发展方向。其调剂时注意事项如下:

(1)中药免煎饮片药斗等储存中药免煎饮片的容器应当排列合理,有品名标签。药品名称应当符合《中华人民共和国药典》或省、自治区、直辖市药品监督管理部门制定的规范名称。标签和药品要相符。

(2)中药免煎饮片装斗时要认真核对,辨清药名,不得错斗、串斗。

(3)中药免煎饮片必须凭医师开具的处方销售,经处方审核人员审核后方可调配和销售,调配或销售人员均应在处方上签字或盖章,处方留存2年备查。

(4)中药免煎饮片调剂人员在调配处方时,应当按照《处方管理办法》、《中药处方格式及书写规范》和中药调剂作业指导书的有关规定进行审方和调剂。对存在“十八反”、“十九畏”、妊娠禁忌、超过常用剂量等可能引起用药安全问题的处方,应当由处方医师在药名上方再次签名或重新开具处方后方可调配。

(5)中药免煎饮片调剂人员在调配处方时,应当仔细核对药袋上药名与处方中药名是否一致。

(6)中药免煎饮片调配后,必须经主管中药师或中药师以上专业技术人员复核后方可发药,复核率应当达到100%。

(7)应当定期对中药免煎饮片调剂质量进行抽查并记录检查结果。

表1-4　中药饮片名称、用量、毒性、特殊煎法、配伍禁忌及注意事项简表

序号	处方用名	药品用量(g)	毒性	特殊煎法	配伍禁忌	注意事项
1	丁香	1～3			不宜与郁金同用	
2	九香虫	3～9				
3	人参	3～9		另煎兑服	不宜与藜芦、五灵脂同用	

（续表）

序号	处方用名	药品用量(g)	毒性	特殊煎法	配伍禁忌	注意事项
4	八月扎	6～12				
5	八角茴香	3～6				
6	三七个	3～9				孕妇慎用
7	三七粉	1～3				孕妇慎用
8	三棱	5～10			不宜与芒硝、玄明粉同用	孕妇禁用
9	千年健	5～10				
10	土茯苓	15～60				
11	土荆皮	外用适量	有毒			
12	土鳖虫	3～10	有小毒			孕妇禁用
13	大血藤	9～15				
14	大皂角	1～1.5	有小毒			孕妇及咯血、吐血患者忌服
15	大枣	6～15				
16	大青叶	9～15				
17	大黄	3～15			用于泻下不宜久煎	孕妇及月经期、哺乳期慎用
18	大黄炭	3～15				同上
19	大黄粉	3～15				同上
20	酒大黄	3～15				同上
21	熟大黄	3～15				同上
22	大腹皮	5～10				
23	大蓟	9～15				
24	大蓟炭	9～15				
25	女贞子	6～12				
26	小茴香	3～6				
27	小通草	3～6				
28	小蓟	5～12				
29	小蓟炭	5～12				
30	山豆根	3～6	有毒			
31	山麦冬	6～12				
32	朱山麦冬	6～12				
33	山柰	6～9				

（续表）

序号	处方用名	药品用量(g)	毒性	特殊煎法	配伍禁忌	注意事项
34	山茱萸	6～12				
35	山药	15～30				
36	炒山药	15～30				
37	山慈菇△	3～9				
38	山楂	9～12				
39	炒山楂	9～12				
40	焦山楂	9～12				
41	川乌	1.5～3	有毒	先煎、久煎	不宜与半夏、瓜蒌、瓜蒌子、瓜蒌皮、天花粉、川贝母、浙贝母、伊贝母、白蔹、白及同用	孕妇慎用
42	川牛膝	5～10				孕妇慎用
43	川贝母	3～10			不宜与川乌、制川乌、草乌、制草乌、附子同用	
44	川芎	3～10				
45	川楝子	5～10	有小毒			
46	广藿香	3～9				
47	干姜	3～10				
48	生姜	3～10				
49	马齿苋	9～15				
50	马勃	2～6				
51	马钱子	0.3～0.6	有大毒	入丸散服		孕妇禁用，不宜多服久服及生用，运动员慎用，有毒成分能经皮肤吸收，外用不宜大面积涂敷
52	马兜铃	3～9				本品含马兜铃酸，可引起肾脏损害等不良反应；儿童及老年人慎用；孕妇、婴幼儿及肾功能不全者禁用

（续表）

序号	处方用名	药品用量(g)	毒性	特殊煎法	配伍禁忌	注意事项
53	丹参	10～15			不宜与藜芦同用	
54	乌药	6～10				
55	乌梢蛇	6～12				
56	乌梅	6～12				
57	五灵脂	5～10				
58	五味子	2～6				
59	五倍子	3～6				
60	元胡	3～10				
61	六一散	6～9				
62	六月雪	6～9				
63	化橘红	3～6				
64	升麻	3～10				
65	天山雪莲 3～6				孕妇忌用	
66	天冬	6～12				
67	天竺黄	3～9				
68	天花粉	10～15			不宜与川乌、制川乌、草乌、制草乌、附子同用	孕妇慎用
69	天南星 3～9		有毒			孕妇慎用
70	天麻	3～10				
71	太子参	9～30				
72	巴戟天	3～10				
73	木瓜	6～9				
74	木香	3～6				
75	木贼	3～9				
76	木通	3～6				
77	木蝴蝶	1～3				
78	水蛭	1～3		有小毒		孕妇禁用
79	虻虫		1～1.5	有小毒		孕妇禁用
80	火麻仁		10～15			
81	片姜黄 3～9				孕妇慎用	

（续表）

序号	处方用名	药品用量(g)	毒性	特殊煎法	配伍禁忌	注意事项
82	牛蒡子	6～12				
83	牛膝	5～12			孕妇慎用	
84	王不留行	5～10			孕妇慎用	
85	瓦楞子	9～15			先煎	
86	煅瓦楞子	9～15			先煎	
87	车前子	9～15			包煎	
88	车前草		9～30			
89	丝瓜络		5～12			
90	仙茅	3～10	有毒			
91	仙鹤草	6～12				
92	冬瓜子	5～15				
93	冬瓜皮	9～30				
94	冬虫夏草	3～9				
95	冬葵果	3～9				
96	功劳叶	6～9				
97	北沙参	5～12			不宜与藜芦同用	
98	半边莲	9～15				
99	半枝莲	15～30				
100	法半夏	3～9			不宜与川乌、制川乌、草乌、制草乌、附子同用	
101	姜半夏 3～9			同上		
102	清半夏	3～9			同上	
103	玄参	9～15			不宜与黎芦同用	
104	玉竹	6～12				
105	瓜蒌	9～15			不宜与川乌、制川乌、草乌、制草乌、附子同用	
106	瓜蒌子	9～15			同上	
107	瓜蒌皮	6～10			同上	
108	甘松	3～6				

（续表）

序号	处方用名	药品用量(g)	毒性	特殊煎法	配伍禁忌	注意事项
109	甘草	2～10			不宜与海藻、京大戟、红大戟、甘遂、芫花同用	
110	炙甘草	2～10			同上	
111	甘遂	0.5～1.5	有毒		不宜与甘草同用	孕妇禁用
112	生地黄	10～15				
113	生地炭	10～15				
114	熟地黄	9～15				
115	熟地炭	9～15				
116	白及	6～15			不宜与川乌、制川乌、草乌、制草乌、附子同用	
117	白及粉	3-6			同上	
118	白头翁	9～15				
119	白术	6～12				
120	炒白术	6～12				
121	焦白术	6～12				
122	白芍	6～15			不宜与藜芦同用	
123	炒白芍	6～15			同上	

第二章　中药煎药及临方炮制

中药汤剂是最能体现中医辨证论治，以人为本的中药剂型，也是最符合现代临床医药学所要求的个体化给药的特征。煎药是中药汤剂进入临床的最后环节，其工作质量和药品质量对中药临床疗效产生直接的影响，关系到患者用药的安全有效。而一些特殊的煎煮方法往往是为满足一些特殊性质的药物或不同患者的个体化需要而设立的。中药饮片的临方炮制，指医师开具处方时，根据药物性能和治疗需要，要求中药店或医院中药房的调剂人员按医嘱临时将生品中药饮片进行炮制操作的过程，简称“临方炮制”，又称“小炒”。临方炮制是根据不同患者的个体化给药需要而设立的，同时也能利于药物煎出有效成分，提高煎药质量，发挥药物疗效。因此，我们认为中药煎药和临方炮制也是中药临床药学工作的重要内容。

第一节　概述

一、中药煎服及临方炮制与中药临床药学的关系

中药煎煮、服药方法及临方炮制是中医药传统、独特而有别于现代医学的内容，也是中药临床药学的特色内容，这三方面对于体现中医的辨证论治特点和中医药的个体化医疗服务以及更好地发挥中医药的临床疗效、减少不良反应有着重要的意义，也是中药临床药学工作中最具中医药特色的个体化给药服务组成部分。中药临床药师在熟悉中医药基本理论的基础上，要熟练掌握中药煎煮、服药方法及临方炮制方面的具体内容和要求，在临床工作中，为中医师及护士提供中药方面的技术支持，指导患者合理使用中药，与医师、护士及患者建立良好的关系，为提高患者使用中药治疗的依从性和中药临床药学服务的整体质量，提高中药临床疗效和降低中药不良反应发挥积极作用，从而体现中药临床药师的价值。

（一）中药煎煮与中药临床药学

中药汤剂是中医临床应用最早的一种剂型，由于其制备简便，加减灵活，奏效迅速，特别适应中医辨证施治的需要，因此，目前临床应用非常广泛，然而正确掌握中药煎煮法是保证中药安全和有效的重要环节，如煎煮不当则往往达不到预期的临床效果，造成“病准、方对、药不灵”的后果，或出现中药的不良反应甚至危及患者的生命。历代医家对汤剂的煎煮方法都十分重视。《伤寒杂病论》中大部分汤剂都详尽地交代了煎煮方法及注意事项，说明医圣张仲景是非常重视中药煎煮法的。明代李时珍说：“凡服汤药，虽品物专精，修治此法，而煎药者，鲁莽造次，水火不良，火候失度，则药亦无功。如剂多水少，则药不出，剂少水多，又煎耗药力也。”清代名医徐灵胎说：“煎药之法最宜深究，药之效不效全在乎此，夫烹饪禽、鱼、羊、牛，失其调度，尚

能损人，况药专主治病，而不讲乎。”可见正确掌握药物煎煮法，直接关系到中药的临床疗效和安全性，只有掌握正确的煎药方法，才能提高汤剂的质量，发挥临床疗效，降低药物不良反应。

首先，中药汤剂的质量与选用的煎药器具有十分密切的关系，因具有受热均匀、散热慢、化学性质稳定、价廉等优点，一般首选陶器、砂锅为煎药器具；把需“先煎”“后下”“烊化”“冲服”等特殊药物分别处理，以减少挥发性物质的损失和有效成分的分解、破坏，提高汤剂的质量，确保疗效；需掌握适当的火候和时间，煎药火力的强弱，直接影响汤剂成分的煎出，火力过强，水分很快被蒸发，药物成分不易煎出，而且药物易于煎焦煳，药液易于煎干，而火力过弱，煎煮效率低，药物的有效成分不易煎出；煎药的时间也不是越长越好，时间过短，中药的有效成分不能完全煎出，达不到治疗作用，时间过长，部分成分可能被破坏，不利于中药临床疗效的发挥。而对于毒性中药则要求久煎以降低毒性，若煎煮时间不够，毒性成分未被破坏，则有可能导致患者出现中毒。因此，掌握合理的煎药方法并应用于指导患者用药是对中药临床药师的基本要求。

煎药时应严格掌握操作规程，保证汤剂煎煮质量，进而保证中医临床疗效。药学工作者，要提高自身素质，本着对患者高度负责的精神，严格遵守煎药操作规程。传统煎药方式已难以满足现代人快节奏、高效率的生活模式要求。随着科学技术的发展，出现了多种新型的煎药方式，如煎药机煎煮法、远红外煎煮法、微波煎煮法等，现在药店和医疗机构应用广泛的是煎药机煎煮法，具有省时、方便、卫生、煎药效率高等优点。然而，目前关于传统砂锅和煎药机煎煮法制备汤剂的比较研究还很薄弱，两种煎煮法汤剂质量与疗效上的差异目前还不是十分清楚，很多患者甚至包括医师对煎药机煎药法还持怀疑态度。因此，中药临床药师有必要应用现代研究方法和技术，对煎药机中药煎煮法进行多方面的研究，以期为患者提供更符合现代生活节奏的高效的中药煎煮方法。

（二）中药汤剂服用方法与中药临床药学

中药汤剂服用方法包括多方面的内容：服药温度，一般汤剂均宜温服，特殊情况可冷服或热服；汤剂的服用方法及用量也是有讲究的；患者服药期间，与某些食物不宜同时进服，需“忌口”；服药时间，必须根据患者病情和药性的不同而具体确定等，这些既是中药汤剂服用方法中的重点，也是充分体现中药临床药学中个体化给药服务的特色。适时服药是充分发挥药物疗效的重要条件，也是中药临床药学的重要方面。中药汤剂治病的效果，除与药物的处方、调配、中药本身及制备质量等有关外，还与服用时间的选择有关。但是目前在临床上中药的服药时间未能引起足够重视，存在服药时间交代不明确的问题，且中药的服法几乎千篇一律：汤剂头煎、二煎合并分 2 次服。为维持一定的体内药物浓度和适应人体机能昼夜节律变化的规律，提高疗效和减少毒副反应，应根据药性和病情的不同，合理选择服药时间。这些都是与中药临床药学密切相关的，是值得我们中药临床药师关注和掌握的。

我国历代医家在总结和发展药物方剂知识的同时，对用药方法包括服药时间、次数等方面也很重视，积累了丰富的经验。根据《内经》的人与天地相应理论，即“人与天地相参也，与日月相应也”，中医药学家在长期的医疗实践中发现疾病的发生发展，治疗服药均不同程度显示出时间上的规律性。《灵枢·顺气一日分四时》说：“朝则人气始生，故旦慧；日中人气长，长则胜邪，故安；夕则人气始衰，邪气始生，"这是对病理时间节律性的论述。《素问·脏气法时论》曰："肝主春，肝若急，急食甘以缓之；心主夏，心若缓，急食酸以收之；脾主长夏，脾若湿，急食葴以燥之；肺主秋，肺若气上逆，急食苦以泄之；肾主冬，肾若燥，急食辛以润之。"强调治病用药"必知天地阴阳，四时经纪"，"合人形以四时五行而治"。张仲景在《伤寒论》中也有规定给药时间的明确论述，如桂枝汤半日许令三服；理中汤白日三服，夜里三服；在治疗咳逆上气，时时吐浊，坐不得眠，用皂荚丸时，规定日三夜一服；十枣汤宜在平旦服，即早晨正值阳气升发之时，使药力顺势散饮逐水湿。近代时间治疗学研究表明，某一种药物在一天当中有最佳服药时间。选时服药可发挥其最佳疗效，这是因为选时服药，顺应人体生物钟变化，能充分利用人体积极的抗病因素增强药力，同时还可诱导紊乱的人体节律恢复正常，从而达到治疗目的。

病情与药性不同，服药时间也不相同。古人对此也有相关论述。《神农本草经》中记载："病在胸膈以上者，先食后服药。病在心腹以下者，先服药而后食。病在四肢血脉者，宜空腹而在旦。病在骨髓者，宜饱满而在夜。"卢绍庵《一万社草》又为之发挥说："病在上，频而少，食后服；病在下，顿而多，食前服。"《汤液本草》中记载："药气与食气不欲相逢，食气消则服药，药气消则进食。"所谓食前食后盖有义在其中也。历代医药文献中对某些方剂的特殊服法也有详细的叙述。这些古人的积累，甚为可贵，对于今天来讲，仍具有指导意义。

汤剂与食物不宜同时服用，两者必须间隔一段时间，因此一般汤药皆选在两餐之间服食，即上午九至十点，下午三至四点各服一次，如需服用三次，可在临睡前再加服一次。但是近代时间治疗学研究表明，某一种药物在一天当中有最佳服药时间，且中药辨证论治，变化灵活，如何掌握具体方药的服用时间，就要根据药物性质，不同病情和人体饮食规律等作具体的分析。如安神药应在临睡前服，滋补药宜在饭后服用，对胃肠道有刺激的药物应在饭后服用，治疟药应在疟疾发作前2～3小时服等。一剂中药，一般一天服2次，而病情危重时可隔4小时左右服用一次，昼夜不停，使药力持续，利于顿挫病势。而在应用泻下、发汗等药物时，若药力较强，要注意患者个体差异，一般以泻下、得汗为度，适可而止，不必尽剂，以免太过，损伤正气。但这仅是一般的规律，中药临床药师应重视传统的中医用药理论，也要结合现代药物科学知识，在患者辨证施治的基础上，因人、因病具体分析，提出患者正确的服药方法，以指导患者合理服用中药。

(三)中药临方炮制与中药临床药学

临方炮制是医师在开具处方时，根据药物性能和患者病情治疗需要.要求中药店或医疗机构中药房的调剂人员按医嘱，临时将生品中药饮片进行炮制的操作过程，具体的操作规范在《中国药典》及《中药炮制规范》上均有明确规定。临方炮制最主要的是能满足患者个体化治疗的需要，同时还有利于保存药物的药性，便于中药饮片的贮藏、炮制、调剂、制剂、鉴别，有利于煎出其有效成分、提高煎药质量、提高药效，适应临床治疗需求，满足中医临床治疗方案多样化和个性化给药的需求。

中药临方炮制作为中药炮制的一项分支，及其对中药炮制技术的灵活应用，为中医治疗方案多样性和个性化给药提供了技术支持。中医历来讲究辨证论治，因病施治，随方加药，强调以个体为主，对饮片的品种和炮制方法也提出了较高的要求。如吴茱萸炒黄连，目的是抑制黄连苦寒之性，增强泻肝降逆之功。这些因临床要求特殊炮制的品种中药饮片厂无法全部备齐供应，不能满足治疗用药需要；一些酒制、醋制、盐和蜜制的中药饮片往往处方用药量不大，且贮藏和保管上存在难度。如酒和醋易挥发，盐制易潮解，蜜制品易虫蛀变质，大规模生产会造成浪费，因此采用临方炮制的方法，一可以保证饮片质量，二可满足广大患者病情的需要。同时，常用中药的炮制品规格较多，每种中药少则2～3种炮制品规格，多的甚至超过5个炮制品规格。如黄连有姜汁拌、吴茱萸拌、酒炒、醋炒、盐水炒等炮制方法；大黄有生大黄、酒大黄、熟大黄、大黄炭、醋炒、盐水炒等炮制方法。同种中药经不同的炮制方法炮制后，治疗作用各有偏重。这就为临床用药提供了多样选择的可能，为中医治病提供了丰富的治疗手段，从而充分发挥中医个性化治疗疾病的优势。如：同为白虎汤，吴鞠通用于治太阴温病，方中甘草要求生用，而张仲景治伤寒传经热邪的白虎汤，尽管为清泄剂，甘草却要求炙用。药味一样，由于炮制方法的改变，用途完全改变。此外，还有某些特殊或珍贵的中药不适合大批量常规炮制，也可采取临方炮制的方法。

但是目前由于多方面的原因，绝大部分药店和医疗机构的临方炮制工作已经停滞，甚至不再开展。现在药店和医疗机构用的中药饮片绝大多数是由中药饮片厂提供，而饮片厂的炮制工作大多是大规模生产，由非专业技术人员操作，而中药临方炮制是由经过培训的药师对炮制质量和流程进行把关，能使中药饮片的炮制质量得到有力保障。因此，医院中药房要充分认识中药调配临方炮制的重要性和必要性，加强中药调配人员的业务知识学习，增强临方炮制技能，从服务患者、提高临床用药安全有效的角度出发，不仅要配置所需临方炮制的设备，而且应该根据医嘱确实进行临方炮制。

中药临床药学是中医和中药沟通的桥梁，是中医疗效发挥的重要保障。中药临床药学工作者不但自身要熟练掌握中药煎煮方法，严格按照煎煮规范操作，为患者提供质量可靠的汤剂，熟知临方炮制技巧，满足中医临床治疗方案多样化和个性化给药的需求，而且要向医师和患者积极进行中药煎服及临方炮制等方面的宣教，确保中药临床应用的安全和有效。

二、煎药室、临方炮制室基本条件

(一)煎药室的基本条件

1.煎药室位置及面积

中药煎药室(以下称煎药室)应当远离各种污染源，周围的地面、路面、植被等应当避免对煎药造成污染。煎药室的房屋和面积应当根据本医疗机构的规模和煎药量合理配置，应当宽敞、明亮，地面、墙面、屋顶应当平整、洁净、无污染、易清洁。

2.煎药室布局设计

煎药室应该进行科学、合理的分区。按煎药流程，主要分为生活区和工作区。工作区包括：待煎中药储药区、登记区、煎煮区、清洗区、消毒区。煎煮区又分为：内服药煎煮区、外用药煎煮区、煎药机煎煮区。区域之间有一定的活动空间，设备与设备之间有一定的间隔。此外，应当配备有效的通风、除尘、防积水以及消防等设施，各种管道、灯具、风口以及其他设施应当避免出现不易清洁的部位。

3.煎药室设备及器具

煎药室应当配备完善的煎药设备设施，并根据实际需要配备储药设施、冷藏设施、煎药用具(煎药机或煎药锅)、包装机(与煎药机相匹配)、饮片浸泡用具、冷藏柜、储物柜以及量杯(筒)、过滤装置、计时器、贮药容器、药瓶架等。煎药容器应当以陶瓷、不锈钢、铜等材料制作的器皿为宜，禁用铁制等易腐蚀器皿。内服汤剂、外用汤剂应该采用不同的容器，以便区分。储药容器应当做到防尘、防霉、防虫、防鼠、防污染。用前应当严格消毒，用后应当及时清洗。

(二)临方炮制室基本条件

临方炮制工作室一般应设在医院药库或药房附近，以便领取药料，随时加工。室内应保持清洁干燥，不起尘，空气流通，无污物积水。炒炙因多采用火制法，室内应具备通风装置和排烟污设备。

临方炮制室内的炮制工具一般以传统操作工具为主，包括切药铡刀、片刀、竹压板、棕刷、碾床、陶罐、炒药锅、蒸锅、蒸笼、槟榔钳、蟹钳、簸箕、竹筛、马尾箩筛、乳钵、冲筒等。

第二节　煎药技术管理及煎药方法研究

一、一般汤剂的煎煮方法

(一)器具选择

梁代陶弘景说:“温汤勿用铁器。”明代李时珍说:“煎药并忌铜、铁器，宜银器瓦罐。”可见，古代医家对于煎药器皿的选择早有研究。煎煮中药宜选用陶器、砂锅、不锈钢器皿、玻璃器皿，这些器皿性质稳定，导热均匀，不易与中药发生化学反应。忌选用铁锅、铜锅、铝锅、铅或有害塑料制品，这些器具易与药物发生化学反应，影响药效。比如铁器化学性质活泼，极易与中药中的鞣质、苷类等起化学变化(如大黄、地榆、首乌、五倍子等)，会引起药液变色、改变药物性能、产生毒副作用等。随着科技的发展，人们生活节奏的加快，全自动煎药器应运而生，主要分为家庭自动煎药锅和全自动煎药机。家庭自动煎药锅主要是个人使用，其容量为 1～5L 不等，保持了传统煎药锅的外形，在底部增加了发热盘，使用电力代替明火煎药；全自动煎药机主要是医疗机构或者药店使用，其容量较大，多采用不锈钢材质。各种煎药器具的优缺点比较参见表 2-1。

表 2-1　各种煎药器具的比较

分类	优点	缺点
传统的砂锅、瓦罐、搪瓷	1.导热均匀 2.化学性质稳定 3.价格便宜	1.易碎裂 2.煎煮过程中容易粘渣，一般需要搅拌，必须有专人看管
	1.导热性能良好	1.易碎裂

（续表）

表 2-1　各种煎药器具的比较

分类	优点	缺点
家用自动煎药锅	2.化学性质稳定	2.需注意用电安全
	3.全自动，不需专人看管	3.煎煮时间过长，一般要超过 2 小时
	1.省时，省力	1.煎煮过程不能满足某些特殊药物的煎煮方法，如先煎、后下等
大型煎药机	2.煎煮量大，单独包装	2.煎出药液颜色偏浅，药效受到质疑

（二）煎药用水、浸泡及加水量

古人在选择煎药用水时非常讲究，张仲景针对不同的疾病，选用甘澜水、白饮、潦水、浆水等，达到更好的疗效。“茯苓桂枝甘草大枣汤”中以甘澜水煎药，甘澜水即流水，利用甘澜水趋下之势，助茯苓利水，治水邪上逆；“五苓散”中以白饮煎药，白饮即米汤，取其甘温之性，达健脾胃、益津气之效；“麻黄连翘赤小豆汤”以潦水煎药，潦水即雨水，取其无根味薄之性，助方中麻黄、杏仁的宣发之力，达散邪的目的；“枳实栀子豉汤”中以浆水煎药，浆水即粟米煮熟浸五、六天之后的水，其性善行，可助宣通化滞以解热；泉水多用于滋阴清热方剂，如百合知母汤、滑石代赭汤、百合鸡子汤和百合地黄汤，即取其养阴清热之性。李时珍《本草纲目》中对水的分类更为详尽，且每种水都有其特殊的性味主治。目前，常用的水主要是自来水、井水或洁净的河水，在煎煮时也可加入醋或酒等混煎。

浸泡药物宜用凉水，而不宜用热水。用开水浸泡中药饮片，会损坏药材细胞壁，影响有效成分的煎出。此外，茯苓、山药、薏苡、芡实等含淀粉、蛋白质较多的药物遇沸水，表面淀粉凝固，水分不易浸入内部，有效成分难以煎出，影响疗效。薄荷、紫苏、广木香、砂仁、豆蔻等，含挥发油及挥发性物质，遇热易挥发，则不仅忌用沸水泡，煎煮时更应后下。

中药浸泡时间，需要根据药材性质而定，叶、茎类药材为主的组方，可浸泡 20～30 分钟；根、根茎、种子、果实、矿石、化石、贝壳类为主的组方，可浸泡 60 分钟。时间不宜过久，以免引起药物酶解和霉败。

中药汤剂的煎煮以水为溶媒，汤剂的加水量直接关系到中药有效成分的溶出情况。药少水多，虽然能够增加有效成分溶出量，但汤液得量过大，不宜患者服用；相反，药多水少，会造成“煮不透，煎不尽”，使有效成分不易全部煎出，稍一加热，药汁即干涸，药物受热不均匀，有效成分或因局部高热而被破坏。中药材质地不同，其吸水量差别显著，质地坚硬的药材，如骨角类、贝壳类、矿物类，应少放水；质地坚实的根茎类、种子类药材，含淀粉、黏液质多，吸水量大，宜多放水；质地疏松的饮片，如花、草、叶等，用水量宜大。具体到每剂中药，要根据药材类别的比例放入适当的水。按传统经验第 1 次煎煮加水至超过药物表面 3～5cm 为度，第 2 次煎超过药渣表面 1～2cm 即可。

(三)煎煮时间及火候

一般药剂宜煎 2—3 次,头煎时间 30～35 分钟,二煎时间 20—25 分钟,如需三煎的,其时间与二煎时间相近,将两次或三次煎液混合后分两次服用。火候主要包括“武火”和“文火”。武火温度高,水分蒸发快;文火火力弱,水分蒸发缓慢。一般药物煎煮,应掌握“先武后文”的原则,先用武火将药物煮沸,沸后用文火保持微沸状态,有利于药物有效成分的煎出。

根据药物性能不同,煎煮火候和时间又略有不同。一般药应先用武火煮沸,头煎煮沸后用文武火交替煎 20～25 分钟,二煎煮沸后 15～20 分钟。解表药应用武火速煎,头煎煮沸后再武火煎 10～15 分钟,二煎煮沸后武火煎 10 分钟,使“气猛力足”。滋补调理药先用武火煮沸,再用文火慢煎,头煎煮沸后文火煎 30～35 分钟,二煎煮沸后 20～25 分钟,如需三煎,煮沸后文火煎 15 分钟,使药汁浓厚,药力持久。

二、特殊药物的煎煮方法

根据药物的质地,有些药物煎煮方法比较特殊,归纳起来包括:先煎、后下、包煎、另煎、溶化(烊化)、泡服、冲服、煎汤代水。

(一)先煎

1.含毒性成分的药物

如附子、乌头等,宜先煎 45～60 分钟,长时间的高温加热,可以使药物中的有毒成分分解、破坏,从而降低毒性,如乌头中的毒性成分乌头碱、中乌头碱,遇水加热易水解成毒性较小的乌头原碱。

2.有效成分难以溶出的药物

包括滋补类药物,如石斛。石斛的有效成分石斛碱、石斛多糖多在其髓部,久煎可以增加其有效成分的煎出率;矿石、贝壳、角甲类药物,如瓦楞子、水牛角、石决明、石膏、自然铜、牡蛎、龟甲、珍珠母、羚羊角、紫石英、蛤壳、磁石、赭石、鳖甲等,这些药物的有效成分多不易溶于水,久煎可以增加其有效成分的溶出率。

3.麻黄

麻黄中含麻黄碱、伪麻黄碱,难溶于水,应久煎。

(二)后下

(1)气味芳香含挥发性物质的药物,久煎导致其有效成分挥发,而药效降低,应在其他药物煮沸后 5～10 分钟放入,如薄荷、青蒿、香薷、木香、砂仁、豆蔻、沉香等。

(2)有效成分受热不稳定的药物,如大黄、番泻叶、杏仁、钩藤、鱼腥草,其中的有效成分久煎失去活性,宜后下。

(3)煎煮时间越长毒性越大的药物,如山豆根中所含的苦参碱-甲基司巴丁有较强毒性,且其毒性随着煎煮时间的增加,毒性也越大,故煎煮时宜后下。

(三)包煎

(1)细小、质软质轻的植物果实或种子等药材,如菟丝子、葶苈子、蒲黄、马勃、地肤子、蛇床子等。

(2)表面有绒毛的药材,其绒毛对咽喉、消化道有刺激作用,如辛夷、旋覆花、枇杷叶等。

(3)含有黏液质的药物,易沉于锅底,造成煳锅的药物,如车前子、葶苈子等。

(4)矿物质、贝壳类药材打碎后呈细小颗粒状及粉末状的药物,易使汤液浑浊,不利服用的,如滑石、蛤粉、磁石、青黛、灶心土、赤石脂等。

(5)因全蝎与其他药物混煎,其末端锐钩状毒刺易混入汤液,服用时刺激咽部、消化道壁,也宜包煎。包煎材料宜用丝、棉布类、包扎宜宽松,在煎煮过程中需要经常加以搅拌。

(四)另煎

一些贵重药材,为了更好地煎出有效成分及减少有效成分被其他药物吸附引起损失,宜另煎。煎液可以另服,也可以与其他煎液混合服用。如人参、西洋参等。鹿茸、羚羊角等,可以另煎、久煎或搓成细粉调服。

(五)溶化(烊化)

一些胶类、黏性大且易溶的药物,如入汤剂煎煮易黏锅或黏附其他药物,影响煎煮,宜单用水、黄酒将此类药物加热,烊化后,与其他药物的煎液同服;也可直接放入其他药物煎好的药液加热,烊化服用。如阿胶、鹿角胶、龟甲胶、鳖甲胶、鸡血藤胶等。不需加热即易溶于水的药材,如芒硝、玄明粉、蜂蜜、饴糖等可融入汤液服用。

(六)泡服

又称焗服。有效成分容易煎出、含有挥发油、用量又少的药物,可以用开水半杯或将煮好的一部分药汁趁热浸泡,加盖闷润,减少挥发,半小时后,去渣服用。如藏红花、肉桂、番泻叶、胖大海等。

(七)冲服

(1)有效成分难溶于水的药物,如朱砂、青黛、甘遂等。

(2)有效成分受热被破坏的药物,如雷丸、鹤草芽、白蔻仁、沉香、檀香、肉桂等。

(3)动物类贵重药物,用量少,为防止散失,也宜冲服,如麝香、牛黄、珍珠、羚羊角、犀角、猴枣、马宝、鹿茸、蛤蚧、金钱白花蛇、紫河车粉、地龙粉、水蛭粉、玳瑁粉、全蝎粉等。

(4)贵重的根、根茎类中药,如人参、西洋参、川贝母、三七、天麻等。

(5)树脂类中药,如琥珀、血竭等。

(6)根据病情需要,研末冲服可以提高疗效的药物,如花蕊石、白及、大黄、紫珠草、血余炭、棕榈炭、乌贼骨、瓦楞子、海蛤壳、延胡索等。

(7)一些液体类药物如竹沥、姜汁、藕汁、荸荠汁、鲜地黄汁、梨汁等。

(八)煎汤代水

指将药物单独煎煮,取其上清液代水,再煎煮其他药物。①与其他药物煎煮使煎液浑浊,难于服用的药物,如灶心土等;②质轻、量多、体积大、吸水量大的药物,如玉米须、丝瓜络、金钱草等。

三、汤剂服药时间与方法

(一)服药时间

中医理论认为,人体的活动有很强的时间规律。《素问·生气通天论篇》说:"平旦人气生,日中而阳气隆,日西而阳气已虚。"古代的"子午流注"更是集中反映了人体气血流注的时间规律。不同的病症、不同的方药,应该选择在不同的时间服用。

1.宜饭前服用的汤剂

治疗沉疴痼疾的药物,饭前服用可使药力积留腹中徐徐奏效;健胃、消食药宜饭前半小时服,如大山楂丸、保和丸等;病在胸膈以下,如胃、肝、肾等疾病的汤剂;制酸药,饭前服用可以减少胃酸分泌,并增强对胃黏膜的保护。

2.宜饭后服的汤剂

对胃肠刺激大的药物,如破瘀消积、活血化瘀类药物;病在胸膈以上者,如眩晕、头痛、目疾、咽痛等。

3.宜空腹服的汤剂

泻下药物,空腹服用可使药物直接作用于肠道,以利排泻;滋补类药物,宜清晨空腹或睡前半空腹服用,如地黄丸等;驱虫药物空腹服用,药力更佳。

4.宜清晨用的药物

治疗寒湿病的鸡鸣散宜天亮前服用;涌吐药如常山饮、七宝饮、截疟饮宜清晨服用,因"平旦至日中,天之阳,阳中之阳也,此天气在上,人气亦在上……故宜早不宜夜"。

5.宜午前服用的汤剂

凡是需要借助人体阳气驱邪的方药,如采用扶阳益气、温中散寒、温阳利水等治法的方药,如金匮肾气丸、右归丸、附子理中丸等,宜于一日之阳气上升之时服用,可凭天时阳旺,阳气充盛之势,增强阳性药物及升发性药物的药效;发汗解表药,此时可顺应阳气升浮之力,驱邪外出,如麻黄汤、桂枝汤、葛根解肌汤、九味羌活汤;益气升阳药,在午前服用可"使人阳气易达",如补中益气汤、参术调中汤等。

6.宜午后或傍晚时服用的汤剂

凡是需要借助阴气驱邪的方药,如采用滋阴补血、收敛固涩、重镇安神、定惊息风、清热解毒等治法的方药,如当归地黄汤、诃子散、天王补心丹、黄连解毒汤等,宜于一日之阴气渐长之午后或傍晚服用。张隐安、张令韶认为,泻下药宜于日晡(太阳西下之时,一般是申酉之间)服用。

7.宜睡前服的汤剂

安神类药物,如朱砂安神丸、酸枣仁汤等。明代医学家王肯堂在《证治准绳》中记载了大量须入夜临卧时服的药,如下蓄血之抵挡丸、润肠通便之脾约丸。

8.宜在疾病发作前服用的汤剂

平喘药,宜在发病前 2 小时服用;截疟药宜在发作前 3～5 小时给予。

9.根据六经辨证确定服药时间

《伤寒论》中对六经病欲解时辰均有详尽的论述：少阳病欲解时，从寅至辰上，也就是寅卯辰(3:00～9:00)；太阳病欲解时，从巳至未上，也就是巳午未(9:00～15:00)；阳明病欲解时，从申至戌上，也就是申酉戌(15:00～21:00)；太阴病欲解时，从亥至丑上，也就是亥子丑(21:00～3:00)；少阴病欲解时，从子至寅上，也就是子丑寅(23:00～5:00)；厥阴病欲解时，从丑至卯上，也就是丑寅卯(1:00～7:00)。按六经辨证分类，三阳经病，宜在天之阳气旺盛的白昼治疗，此时可借助阳经主时之力，使正盛邪退；三阴经病，宜在天之阴气旺盛的黑夜治疗，此时可借助阴经主时之力，使正复邪去。

10.根据疾病部位确定服药时间

《神农本草经》中记载："病在胸膈以上者，先食后服药；病在心腹以下者，先服药而后食；病在四肢血脉者，宜空腹而在旦；病在骨髓者，宜饱满而在夜。"即上焦疾病宜饭后服药；下焦疾病宜饭前服药；四肢血脉疾病宜晨起空腹服药；病在骨髓宜饭后夜间服药。

11.根据脏腑功能活动规律确定服药时间

《素问·脏气法时论》记载"肝病者，平旦慧，下晡甚，夜半静……心病者，日中慧，夜半甚，平旦静……脾病者，日昳慧，日出甚，下晡静……肺病者，下晡慧，日中甚，夜半静……肾病者，夜半慧，四季甚，下晡静。"五脏对应五时，其功能活动在一昼夜中呈现出相对旺盛和衰弱的波动。若某脏受损，在其衰弱之时，更应及时诊治，防止疾病加重。清代医学家叶天士根据五脏主时节律来确定治疗法则，如早温肾阳，晚补肺气；晨滋肾阴，午健脾阳；晨补肾气，晚滋胃阴；早服摄纳下焦，暮进纯甘清燥，早温肾利水，昼健脾利水，早滋肾水，卧宁心安神取得良效。

12.根据患者个体差异服药

一旦发现病情，宜立即服药；对于病情危重的患者可增加服药次数，昼夜不停，使药力持续，利于顿挫病势；在应用泻下等药时，若药力较强，要注意患者个体差异；调经止痛药应在月经来潮前5～7天服用，以增活血化瘀之效。

13.与其他药物合用

治阴盛阳虚之青白目翳："每日清晨以腹中无宿食服补阳汤，临卧服泻阴丸"。与西药同一时期服用，须间隔1小时。

(二)服药温度

1.温服

一般汤剂均宜温服。一方面，温服可以减轻某些药物的不良反应，如瓜蒌、乳香、没药等对于胃肠有刺激的药物，温服可减少胃肠道刺激；另一方面，凉在中医属于阴，患者胃气属阳，一般胃气较弱，凉服更损胃阳。

2.冷服

一般止血收敛、清热解毒、祛暑之剂宜冷服。解毒剂如热服则增毒物之宣散，故宜冷服；热证用寒药，宜冷服；真寒假热之证，宜热药冷服；收涩固精止血之剂则宜冷服。

3.热服

一般理气、活血、化瘀、解表补益之剂宜热服。辛温解表药热服可增加其辛散之性,服药后还需温覆取汗;寒证用热药,宜热服;真热假寒之证,宜寒药热服;理气类药,热则易舒,行血、活血、补血类药,寒则瘀淤,热则沸溢,故都宜热服。

(三)服药次数

1.分服

分服法是将一天药物总量分成几次服用。这是临床最常采用的方法。分服法可以使药物在体内维持一定浓度,使药效持续发挥,保持治疗效果。根据患者病情,分服次数又可分为2次/日,3次/日,日三夜一等。临床最常采用一日2次的服法。年老体弱或病久体虚,因其正气虚弱,宜采用少量多次的服药方法,一剂药分3～4次服用。《金匮要略》中记载需日三夜一服用的汤剂有麦门冬汤、奔豚汤、半夏厚朴汤、生姜半夏汤,其原因是:①某些病症夜间加重,如麦门冬汤所治的肺阴虚内热的咳逆证,多夜间咳甚,故夜间加服一次;②某些疾病症状频发,如奔豚气冲气反复发作,发作欲死,日三夜一的服法相当于每隔6小时服用一次,增加服药次数,更有效的控制病情。

2.顿服

顿服法是将一剂汤剂一次服下的方法。此法服药量大,起效快,用于发病急、正气未虚的急危重症的抢救,年老体弱者慎用。如《金匮要略》中治吐血的泻心汤,治疗留饮的甘遂半夏汤,《伤寒论》中伤寒下后阳虚之干姜附子汤,过汗心气虚的桂枝甘草汤,治疗急性阑尾炎的大黄牡丹皮等。

3.频服

频服法是将一天药量少量多次,频频服人的方法。此法多用于上部疾病,尤其是咽喉疾患及呕吐患者。对于咽喉疾患,频服可以保持局部药力,如《伤寒论》中治疗少阴咽痛的苦酒汤、半夏汤,“少少含咽之”。调胃承气汤宜“温顿服之,以调胃气”。辛温解表药及泻下药采用频服法时,需注意“中病即止,不必尽剂”,以防伤正气。

4.连服

连服法是短时间内大量多次服药的方法。其目的是短时间内,使体内药物浓度达到较高的水平,更好地发挥药效。如治疗小儿流行性乙型脑炎、败血症等多采用此法。

古代医家对于服药次数十分讲究,清代徐灵胎曾云“方虽中病,而服之不得其法,非特无功,反而有害”,针对患者采用正确的服药次数对于提高现代医护人员的诊治水平仍有十分重要的指导意义。

(四)服药剂量

服药剂量也是服药方法中需要注意的问题。剂量是指药物的量,有一日剂量、一次剂量。患者服药剂量的大小,关系到药物的疗效或者毒副作用。剂量过小,效力不及,剂量过大,反而会有毒副作用。现在最常采用的服药剂量为:

(1)成人服用量一般每次100～150ml,每日2次。

(2)儿童服用量一般每次50～75ml,每日2次,婴儿酌减。小儿服药,宜文火浓缩,少量多次服用,不要急速灌服,以免咳呛;病情危重者,遵医嘱服药。

(五)服药禁忌

1.体质禁忌

每个人的体质有虚实、寒热之差异,药有四气五味、有毒无毒之不同,所以每个人对药物的耐受性和反应性均各不相同,一般的禁忌是:寒者远寒,热者避热,体虚忌攻,体实忌补;有过敏史,避免再次服用;大病之后,老人、小儿一定要在医师指导下服药;妊娠妇女服药时特别注意妊娠慎用及禁用药物,以防损害胎元。

2.饮食禁忌

患者用药期间,不宜与某些食物同时进服,前人称为服药饮食禁忌。在服药期间,凡是生冷、辛热、油腻,腥膻、有刺激性食物均应忌服。因食物与药物一样,分别有寒、热、温、凉四性和辛、甘、酸、苦、咸五味,在功能上亦有补、泄、温、清的不同,服药期间也需根据疾病,进行辨证论治,注意饮食忌宜。一般来说寒证宜温,热证宜清,凡是阳虚证、寒症患者服药后应忌生冷及寒凉饮食;阴虚证热证患者服药后则需忌辛辣烟酒及其他热性食物等;肝阳上亢的患者忌辛热助阳之品,如椒、蒜、酒;脾虚忌油炸、黏腻、不易消化之品;疮疡、皮肤病忌鱼、虾、蟹等。

古代医家根据自己的临床用药经验,记录下药物与食物配伍的禁忌。《炮炙大法》中对于服药禁忌有明确的记载:"服柴胡忌牛肉。服茯苓忌醋。服黄连、桔梗忌猪肉。服乳石忌参、术,犯者死……若疮毒未愈,不可食生姜、鸡子,犯之则肉长突出,作块而白。凡服药,不可杂食肥猪、犬肉、油腻、羹脍、腥臊、陈臭诸物。凡服药,不可多食生蒜、胡荽、生葱、诸果、诸滑滞之物。"然而,古代医家的论述也有其不合理、不科学之处,也需要现代医家取其精华去其糟粕而用之。

四、煎药方法研究进展中药汤剂是中医临床应用最多的一种剂型,而汤剂的煎煮方法与临床疗效的发挥息息相关。自古以来,汤剂的制备以人工砂锅煎药居多,随着科学技术的发展,出现了多种新型的煎药方式,如煎药机煎煮法、远红外煎煮法、微波煎煮法等,以及近些年出现的即冲即饮的中药免煎颗粒。现将几种煎药方法综述如下。

中药传统煎药方法是人工操作的开放式煎药方法,将药材用清水浸透后,放入煎药器具(如砂锅、瓦罐等)内,加水适量,用武火煮沸后,改成文火保持微沸至规定时间后,趁热及时滤出药液,备用。然后,重新往药渣内加水适量,先武后文,重复第一煎的方法。每剂药煎煮2～3次,最后挤压药渣至干,合并各次药液,即得。传统煎药方法具有以下优点:以砂锅煎药为主,砂锅导热均匀,化学性质稳定,锅周保温性好,水分蒸发量小,操作方便,易于开盖关盖,火候大小可随意调节;可以完全按照病情需要和煎药要求,采用适当的煎药方法(先煎、后下、包煎、另煎、冲服等),调整适当的煎煮时间和煎煮次数,能很好体现中医用药的个性化和随机应变的特色。缺点是砂锅孔隙和纹理较多,易吸附各种药物成分而窜味;患者需自备煎药器具,费时费力,不易掌握火候,不利于中医药的现代化应用。

随着人们生活节奏的加快,传统的砂锅煎煮已经不能满足煎药需求,简便、安全.高效的中药煎药机应运而生。中药煎药机从用途上可分为两类，一类为家庭用，另一类为医院、中医诊所、药店、制剂室或药房使用。家庭用中药煎药机基本上保持了原有煎药锅的特点，以陶瓷为容器，增加了电加热装置、定时装置，更加智能和安全。医院制剂室所用煎药机发展迅速，种类繁多。20 世纪 90 年代，韩国率先生产出了全自动煎药机，出口至我国，受到大中城市医院的欢迎，国内的企业也逐渐研发类似的产品。目前中草药煎药机根据产地、加热方式、结构、原材料、工作原理等可分为进口和国产、电热式和液化气式、分体式和组合式、陶瓷和不锈钢、智能化和半机械化、常压式和高压锅式、自动挤压式和手动挤压式，还有对流式、循环式。

煎药机的优点有：①操作简便、安全；②由于其密闭性好，防止了药液蒸发和散发，药物有效成分溶出更充分；③可多剂同煎，提高了工作效率；④采用自动真空灭菌包装，延长了药物的保质期。其不足之处有：①不能满足传统的特殊煎药方式，如后下、文火、武火等，但李学林等研究发现，中药煎药机煎煮含挥发性成分饮片时可随复方其他饮片一起煎煮而不必采用"后下"方法；②煎出药液色浅、味淡，其药效也受到人们的质疑；③目前国家尚无煎药机使用的标准操作，针对浸泡、加水量、煎药时间、温度、压力、煎药次数、浓缩程度等操作步骤的不同，煎药质量差别显著。

针对煎药机所存在的问题，2009 年国家中医药管理局制定并施行《医疗机构中药煎药室管理规范》。规范中对中药浸泡、两煎、搅拌以及先煎后下等方面提出了明确要求，并组织研发新型中药煎药机。国家中医药管理局推荐使用的"十功能自动煎药机"具有自动两煎、自动加水计量、均分包装、滑动锁紧、文武火自动转换、先煎后下、自动搅拌、药渣自动分离、煎煮定时、自动清洗和防干烧等新功能，符合规范煎药流程，能确保中药的煎出和利用、保证有效成分煎出、安全便捷，提高煎药效率等优势，成为各地中医院更新换代的新一代煎药机械。但是如何提高煎药机煎煮的汤剂质量，保证中药疗效，还有待进一步研究。

免煎颗粒中药是中药饮片加工炮制工艺的新进展，在剂型上改变了中药饮片的"粗、大、黑"形象，将传统中药"煎煮麻烦、携带不便、口服量大"等缺点转变为"简单、快捷、方便"的优点，因此近年来发展迅速，但其能否在临床上替代中药饮片并保持传统汤剂的疗效，仍需探讨。毛翼等提到中药饮片和免煎中药颗粒各有特色，在使用中不可偏废，认为大多数方剂需要共煎，下列情况宜用免煎中药配方颗粒：①复方共煎后有效成分会破坏，如含苷类药物与含有机酸类或醋制药物的复方共煎，易使苷类成分发生水解，从而降低疗效；②复方共煎后产生水不溶性沉淀物，如含鞣质较多的药物与含生物碱的药物共煎，易产生氧化反应生成沉淀物；③加热后有效成分易挥发的药物；④煎煮不方便的药物。高艳认为免煎颗粒除具有价格较高、质量标准不规范等不足外，还特别指出其与传统的煎药理论不一致，认为其只取用了中医辨证组方理论，而缺少传统的煎药理论，且共溶时间短、温度低，不利于复合物的形成，同时在生产颗粒过程中，丢失了部分成分，影响了药物的相互作用，不能组成新的有效成分。张凌云等一方面谈到了免煎中药的优点：有利于管理、便于使用、疗效确切；另一方面也说到了自己对免煎中药的思考，如免煎中药与传统中药饮片是否等效，各种单味中药配方颗粒的混合物用开水冲泡而形成的汤液与中药饮片煎熬而成的汤液是否具有相同的疗效等，还建议改善口感，扩大规格，增加品种，降低生产成本。如上所述，他们均认为免煎中药需要进一步研究使其应用更规范、有序。

中药传统的煎药方法，费时、费力、费药材，研究探索新的中药煎煮方法，改进中药服用现状，是当代中医药人的责任和使命，便捷有效的中药煎煮方法的探索，将有助于促进中药事业的发展，推动中医药的国际化、现代化。

第三节　煎药工作质量评定

煎药工作是制备中药汤剂的一项专业技术操作过程。汤剂的质量不但与煎药器具、煎药热源、饮片规格、加水量、煎煮次数、煎药时间等有直接的关系，而且与煎药人员的工作责任心及专业技术水平有关。汤剂的质量对药物的疗效有重要的影响。为了保证汤剂的质量，必须建立完善的煎药操作规程及工作质量评定标准。

一、汤剂的质量标准

中药汤剂因临床用药的差异而难以建立现代定性定量的质量检测方法。为加强汤剂成品质量管理，可参考以下指标：

1.气味

具有原中药的特征气味，无焦煳味、霉味或其他异味。

2.颜色

为半透明或不透明黄棕色或棕黑色混悬液体。

3.不溶物

取汤剂5ml，加水100ml搅拌使溶解，放置3分钟后观察，不得有焦屑等异物(微量细小的药物纤维、颗粒不在此限)。有冲服药物的汤剂在冲人药粉前检查此项，冲兑后则无此项检查。

4.相对密度

相对密度系指在相同的温度、压力条件下，某物质的密度与水的密度之比。除另有规定外，温度为20℃。

纯物质的相对密度在特定的条件下为不变的常数。但如物质的纯度不够，则其相对密度的测定值会随着纯度的变化而改变。因此，测定药品的相对密度，可用以检查药品的纯杂程度。液体药品的相对密度，一般用比重瓶测定。

除另有规定外，一般取中药汤剂按照《中华人民共和国药典》相对密度测定法测定，解表剂不低于1.02，一般药不低于1.04，补益药不低于1.06。照相对密度测定法测定，按下式计算，应符合各品种项下的有关规定。

$$\text{供试品的相对密度}=\frac{\text{供试品重量}}{\text{水重量}}$$

凡加入药材细粉的汤剂，不再检查相对密度。

5.其他

药料充分煎透，无糊状块、无白心、无硬心。煎药时防止药液溢出、煎干或煮焦。煎干或煮焦者禁止药用。

二、煎煮工序质量评定

(一)煎药室人员要求

(1)煎药室应当由具备一定理论水平和实际操作经验的中药师具体负责煎药室的业务指导、质量监督及组织管理工作，并要求其应能够独立解决汤剂煎煮过程中的质量问题。

(2)煎药人员应具备一定的中药专业知识，熟悉煎药技能和煎药操作常规，经煎药相关知识和技能培训并考核合格后在药师指导下上岗工作。煎药工作人员需有计划地接受相关专业知识和操作技能的岗位培训。

(3)煎药人员必须身体健康，无传染病、精神病、皮肤病，每年必须进行一次健康检查并建立健康档案。传染病、皮肤病等患者和乙肝病毒携带者、体表有伤口未愈合者不得从事煎药工作。

(4)煎药人员在操作时应穿工作服、戴工作帽，煎药前要进行手的清洁。所用煎药器具应随时刷洗干净，保持清洁。经常保持煎药室内外环境卫生整洁。

(5)煎药人员必须严格遵守煎药操作规程，认真执行核对、记录及交接手续，避免差错事故的发生。

(二)医疗机构煎药室配置基本要求

不同医疗机构的中药煎药室的人员、煎药设备及煎药室面积配置基本要求如下(表 2-2)。

表 2-2　医疗机构中药煎药室基本配置要求

配置要求＼床位数/床	≤100	100～300	300～500	500～800	＞800
人员/人	2	3～5	5～8	8～11	＞12
煎药机/台	4	4～13	13～21	21～34	＞35
包装机/台	2	2～5	4～7	7～12	＞12
场地使用面积/m^2	＞40	40～85	85～125	125～190	＞190

关于配置要求的说明如下：

(1)煎药机数量的计算方式

1)病房：床位数÷5÷8，其中数字 5 为每个患者以五天一周期处方；数字 8 为一台煎药机一天的煎药方数。

2)门诊：床位数×3×0.75×0.6×0.1÷8，其中数字 3 为中医药管理局规定的人员配置要求中的床位数和门诊量的比例；数字 0.75 为中医药管理局要求的门诊中医治疗率；数字 0.6 为中医治疗的饮片处方比例；数字 0.1 为门诊饮片处方代煎者比例；数字 8 为一台煎药机一天的煎药方数。

(2)包装机数量与煎药机的配置比例为 1∶3。

(3)场地以 $40m^2$ 为基数，每增加一台煎药机则增加 $5m^2$。

(4)人员以 2 人为基数，每增加四台煎药机增加 1 人。

(三)中药汤剂煎煮的操作管理

(1)煎药人员收到待煎药后，首先与处方核对药味、剂数，查看有无需要特殊煎煮的饮片。核对药签所登记的科别、患者姓名、日期、取药号或病床号等是否与处方内容相符，发现疑问及时与医师或调剂员联系，确认无误后方可煎煮。

(2)严格掌握操作规程，把药锅和所有用具清洗干净。群药按一般煎药法煎煮，“先煎”“后下”“烊化”“冲服”等需要特殊煎煮的药物分别处理。根据代煎指定的取药时间和要求按先后程序煎煮。对不需煎煮的另包药粉或冲服药等其他药物亦应按医嘱交代患者。急症患者保证 2 小时内煎煮好。

(3)掌握好火候与时间，使饮片充分煎煮，避免煎干煎焦，如出现此现象应重新煎煮，煎干或煎焦者禁止药用。

(4)每剂药煎煮两次，每次煎煮完成后应及时趁热滤出药液 150～250ml，以免温度降低影响煎液滤出及有效成分的含量，合并两煎药液。

(5)煎煮毒性、药性峻烈中药，应在煎药用具上做出明显标记，工具使用完毕应反复冲洗，必要时用清水煮过后再用。

(6)内服药与外用药应当使用不同的标志区分。

(7)煎药室应保持清洁。煎药锅、中药煎药机、包装机等煎药用具，要严格执行消毒制度。

(8)核对煎药袋的姓名、取药号、剂数等信息，复核无误后方可签字发出。

(四)传统中药汤剂煎煮的操作规范

中药汤剂的煎煮，需要掌控浸泡、煎药器具、煎药用水及水量、煎药火候、煎药方法与时间、滤过等环节。

1.浸泡

为便于煎出有效成分，在煎煮前先加冷水将饮片浸泡，使药材充分吸收水分，但不宜使用热水浸泡饮片。加水量可参照煎药用水及水量，注意在煎药过程中不要随意加水或抛弃药液。

(1)质量要求：中药饮片得到充分浸润。叶、花类质地松泡药材润透，根、茎、果实类药材湿润。

(2)检查方法：花、叶类药材已软化不易折断，断面无干心。根、茎、果实类药材断面有水渗入的潮湿痕迹。药材表面均应见水迹。

2.煎煮

(1)煎药器具：煎药器具一般选用砂锅、陶土器皿、搪瓷或不锈钢容器，以及现今较为常用的中药煎药机。禁用铁制等易腐蚀器皿。

中药煎煮机：中药煎煮机是一种带有电控装置的全密闭微压容器，利用水煎沸腾及其产生的蒸汽一次性使药物的成分充分煎出，其煎药方便，可以提高工作效率，减轻工作量，保证中药疗效，更符合卫生学要求，不易变质，且机煎中药保存携带方便，被大量应用于临床代煎工作。

使用煎药机煎煮中药，煎药机的煎药功能应当符合本规范的相关要求。应当在常压状态煎煮药物，煎药温度一般不超过100℃。煎出的药液量应当与方剂的剂量相符，分装剂量应当均匀。

(2)煎药用水及水量：见本章第二节。

(3)煎药次数：汤剂的煎煮次数一般为2次，剂量过大、药味过多或某些补益剂可煎煮3次，药液合并后再混匀分装。

实验表明：第一煎煎出率30%左右，第二煎煎出率40%～50%，两次煎液合并，煎出率为70%～80%，而三、四煎尚可得20%左右。故一般煎药以2次煎煮为要求指标，如时间允许可煎3次，特别是补益剂和质地坚实的药物则以3煎为宜。第三次煎煮的加水量和煎煮时间可参照第二煎。

(4)煎药火候：煎药火候有“武火”“文火”之分。急火煎之谓武火，慢火煎之谓文火。煎药火候一般是先武火煮沸，再用文火煎熬。而解表剂多用武火急煎，补益剂多用文火。

(5)煎药方法与时间：煎药方法与时间称为煎药操作常规。药物煎煮前，先加冷水浸泡，浸泡时间一般不少于30分钟，待药物充分湿润后再煎，利于有效成分的溶出和提取。药煎沸后要防止药汁外溢或煎干，煎煮过程中需搅拌药料2～3次，搅拌药料的用具应当以陶瓷、不锈钢、铜等材料制作的棍棒为宜，搅拌完一种药料后应当清洗再搅拌下一种药料。中药的煎煮除临床特殊要求外，一般一日一剂，分为两煎，第一煎、第二煎各取药汁为加水量的1/3或1/4，某些补益剂还需煎煮三次，加水量应视药物质地和药汁的浓稠而定，然后将各次煎得药汁合并混匀分次服用。煎药量应当根据儿童和成人分别确定。儿童每剂一般煎至100～300ml，成人每剂一般煎至400～600ml，一般每剂按两份等量分装，或遵医嘱。

凡注明有先煎、后下、另煎、烊化、包煎、煎汤代水等特殊要求的中药饮片，应当按要求或医嘱操作，具体见第二节。

解表类、清热类、芳香类的药物宜武火煮沸后煎15～20分钟，第二煎煮沸后再煎10分钟。一般药物宜先武火后文火，第一煎于煮沸后煎20～30分钟，第二煎于煮沸后再煎10～15分钟。味厚补益类药宜文火久煎。第一煎于煮沸后煎40～60分钟，第二煎于煮沸后再煎20～30分钟。毒性中药如乌头、附子之类，为减低毒性，宜文火久煎。

(6)质量要求：中药饮片得到充分煎煮，饮片无硬心，药渣不焦煳，药汁收量符合要求(加水量的1/3～1/4)。

(7)检查方法：择出颗粒或块状根、茎、果实类药材，劈开查看有无硬心，检查药渣中有无焦煳饮片与气味。

3.滤过

(1)质量要求：药渣经过压榨，药液得到充分利用，药液中无药渣及其他不溶物。

(2)检查方法：用手挤压药渣，挤压出的药液不应超过药渣重量的20%，否则不合格。药渣或不溶物检查参照汤剂的质量标准“不溶物”项。

4.储药

(1)储药容器应当做到防尘、防霉、防虫、防鼠、防污染。用前应当严格消毒,用后应当及时清洗。

(2)煎煮好的药液应当装入经过清洗和消毒并符合盛放食品要求的容器内,严防污染。

(3)使用煎药机煎煮中药,包装药液的材料应当符合药品包装材料的国家标准。

(4)储药的包装应注明患者的姓名、住址或取药号、病床号。

(五)十功能自动煎药机标准化操作程序

十功能自动两煎煎药机被国家中医药管理局推荐为重点推广的新型煎药机,与其他煎药机相比,十功能自动煎药机有其独特之处,可实现自动两煎、满足先煎后下、进行常压煎煮、自动搅拌挤压、均分包装等功能,更符合传统中医药理论,医院多采用此种煎药机,故以此为例,介绍煎药机的标准化操作程序。

1.煎药操作步骤

(1)准备:开启电源,打开手动排液阀,打开进水开关。

(2)清洗、排水:确保自来水接人煎药机并打开水龙头,打开排液阀。机器上电,按“清洗”键,机器自动冲洗,再配合人工手动清洗煎煮锅和储药桶。清洗后的水按“排液”键排出,锅内的水排净后,包装机储药桶内的水可能还没排净,要等到储药桶内的水排净后,再关“排液阀”,或在完成下面的设定后,再按“排液”键,结束排液,并关闭“手动排液阀”。

(3)投药:投入浸泡液,放入浸泡30分钟以上的布袋装中药饮片,检视水液量,如果不够可按“加水”键加入适量水,合上锅盖,把锁紧手柄推到柱(两手柄位置在同一垂直线上),手柄杆用挂钩钩住(否则机器不能正常工作,并伴有报警声),将随药标志挂在煎药机上。

(4)设定

1)煎煮模式设定:选择系统通电后默认的常压两煎模式(操作面板有3种煎煮模式可选:常压两煎;常压单煎;密闭单煎。按“模式”键可以进行密闭和常压模式的转换。若将煎煮付数设定到“F O”,系统转换为常压单煎。常压模式下,常压灯亮,可以进行先煎、后下功能。可设定煎煮时间、煎煮付数。密闭模式下,密闭灯亮,可以设定煎煮时间、煎煮温度)。

2)煎煮时间设定:煎药时间是水沸腾后的煎药时间,温度达到100℃后进入煎煮时间,以倒计时的方式开始计时。煎煮时间只能在非运行状态设定(若进入运行状态,须暂停,再操作),分一煎煎煮时间、二煎煎煮时间和先煎时间。一煎时间前有“一”的符号,二煎时间前有“二”的符号,先煎时间前没有符号,在常压单煎和密闭模式,时间前无符号。操作面板上按选择键“选择”进入煎煮时间设定,时间指示灯亮,下方“设定”处箭头向上的按键为“加”按键,向下为“减”按键。这两个按键都有长按和短按两个状态。如按下一个键后不释放,1秒后,按键会进行连加或连减。

3)煎煮付数设定:根据实际的煎药付数进行设定,是煎药过程中二煎加水量和一煎出药液量的计量标准。煎煮付数也只能在非运行状态设定。按“选择”键转换到付数的设定,付数指示灯亮。同上在设定处按上下箭头设定付数,付数范围 0～30 付。设为 0 付表示不进行二煎。

4)煎煮温度:在常压模式下不需要设定。在密闭模式下,设定的煎煮温度,就是煎煮停止加热并保温的温度,设定温度最高为 120℃。如设定 120℃,系统在加热到 120℃后,停止加热,处于保温状态。

5)注意:设备默认的是无论是否断电,设定的煎煮时间、付数和温度在运行之后都会保存作为下一锅的煎煮时间、付数和温度。如果再煎煮的药剂条件不一样需重新设定。

(5)先煎、后下选择:选择常压两煎模式,根据药量设定好时间和煎煮付数后,按需要按“先煎”“后下”键(注:开启先煎后,“煎煮时间”显示为先煎的时间,先煎、后下的设定必须在运行之前完成)。

1)先煎:将浸泡好的先煎药和对应的浸泡液(如果水量少可适当加入部分主药的浸泡液)放入煎煮锅,锁紧锅盖,关闭放气阀。按运行键进行先煎药的煎煮。若设定“先煎”功能,煎煮时间会转换为以前设定的先煎时间,先煎时间的设定范围是 5～15 分钟。先煎时间计时到 0 后,先煎结束,系统进入暂停状态,显示恢复一煎煎煮时间,先煎指示灯闪烁,喇叭发音提示,直到按下先煎键或运行键。先煎结束,会声光提示。先煎指示灯闪烁,按“先煎”键或“运行/停止”键关闭提示;打开锅盖加入主药和浸泡液。按“运行/停止”键继续煎煮。投入饮片,盖紧锅盖,再次按运行键进行后续煎煮。

2)后下:一煎煎煮的最后 7 分钟,系统自动声光提示,后下指示灯闪烁,喇叭发音提示,操作同先煎(注:若设定的一煎时间少于 10 分钟,则不能设定“后下”)。

(6)自动挤压搅拌:在温度达到 88℃后,自动挤压搅拌一次,在温度达到 100℃煎煮时间开始倒计时起,每减少 5 分钟,系统会自动进行一次挤压搅拌操作,挤压搅拌参数由系统智能控制,通常为 2～4 次。挤压指示灯闪烁表示正在挤压搅拌工作,指示灯不闪烁时表示挤压盘在锅内大概位置。

(7)-煎出药:一煎结束后,系统自动完成将一煎药液打入储药桶中。

(8)二煎:一煎出药完成后,系统自动完成加水。完成二煎加水后,系统自动进入二煎煎煮。在二煎时间结束前,系统自动进入升温灭菌。

(9)完成:灭菌结束后,自动进行挤压,实现药渣的自动分离,会声光提示,按任意键关闭提示(若按排液键,直接进入出药状态)。

(10)出药:关闭提示后,完成灯和排液灯交替闪烁,按排液键、并缓缓打开出药阀,将药液打人包装机中(注意:出药时,出药阀必须少开一点,防止压力过大药液飞溅)。

(11)清场:药液和锅内的压力排净后,关闭出药阀。开启锅盖,取出药渣,再进行一次清洗操作,完成整个煎煮过程。

2.注意事项

(1)盖下锅盖后必须把锁紧手柄推到位。

(2)有压状态,禁止打开锅盖。

(3)注意防止烫伤;注意防止触电;注意安全阀失效;注意锅盖密封胶圈及压紧手柄老化;

注意防止冷水溅到热的视窗玻璃上使玻璃骤冷破裂。

(4)冷凝排液管不应太长,不可接触地面或伸入水中,以免污水吸入锅中。

(5)锅内必须有水或药液,禁止干烧。

(6)注意煎药袋只要扎紧袋口就行,不要把饮片包得太紧,以利于煎煮均匀。要防止药袋开裂,造成杂物堵塞管路。

(7)清洗机器不得使用钢丝球,用布清洗时,一定要先将布抖干净,防止杂物落入锅内堵塞管路;防止管路堵塞,机器使用后必须用足够的清水清洗。

(8)防止死机,电源开关不要快速频繁启停,关机后至少等 5 秒钟以后再开机以免电脑控制系统受干扰而死机,甚至造成电路元件损坏。

(9)使用中应注意电机运行状态,发现声音异常,应及时检修。

(10)工作结束下班后,必须关闭机器电源。

(六)煎药工作基本条件及工作质量评定

中药煎药室要求具备与其工作量相适应的房屋、设备、人员素质条件,各项制度与规范齐全、记录完整、工作效率高、环境卫生好、汤剂质量符合要求,能够确保临床供应。

(1)煎煮合格率(%)=合格中药汤剂总数/中药汤剂制备总数×100%

(2)急煎及时率(%)=及时制备汤剂数/急煎中药制备总数×100%

及时制备汤剂数:中药自送人煎药室后在 1.5 小时内制作完毕的数量。

(3)设备完好率(%)=正常运转设备总数/设备总数×100%

(4)记录完整率(%)=记录完整总数/煎药加工总数×100%

记录完整包括每剂中药在煎药室的各种记录表格上均有记载,且内容相符,不缺项为完整。

(七)中药煎药室的管理

中药汤剂是最能体现中医辨证论治,以人为本的中药剂型。煎药是中药汤剂进入临床的最后环节,其工作质量和药品质量对中药临床疗效产生直接的影响,关系到患者的用药安全有效,必须加强规范性、制度化建设与管理。

(1)煎药室应当由药剂部门统一管理。药剂部门应有专人负责煎药室的组织协调和管理工作。

(2)药剂部门应当根据本单位的实际情况制定相应的煎药室工作制度和相关设备的标准化操作程序(SOP),工作制度、操作程序应当装订成册并张挂在煎药室的适宜位置,严格执行。

(3)煎药人员在领药、煎药、装药、送药、发药时应当认真核对处方(或煎药凭证)有关内容,建立收发记录,内容真实、记录完整。

(4)每方(剂)煎药应当有一份反映煎药各个环节的操作记录。记录应保持整洁,内容真实、数据完整。

(5)急煎药物应在 2 小时内完成,要建立中药急煎制度并规范急煎记录。

(6)煎药设备设施、容器使用前应确保清洁,要有清洁规程和每日清洁记录。用于清扫、清洗和消毒的设备、用具应放置在专用场所妥善保管。

(7)煎药室应当定期消毒。洗涤剂、消毒剂品种应定期更换，符合《食品工具、设备用洗涤卫生标准》(GB14930.1)和《食品工具、设备用洗涤消毒剂卫生标准》(GB14930.2)等有关卫生标准和要求，不得对设备和药物产生腐蚀和污染。

(8)传染病患者的盛药器具原则上应当使用一次性用品，用后按照医疗废物进行管理和处置。不具备上述条件的，对重复使用的盛药器具应当加强管理，固定专人使用，且严格消毒，防止交叉污染。

(9)加强煎药的质量控制、监测工作。药剂科负责人应当定期(每季度至少一次)对煎药工作质量进行评估、检查，征求医护人员和临床患者意见，并建立质量控制、监测档案。

中药汤剂质量关系医疗服务质量和患者的切身利益，制定相应的煎药操作规范，可以增强医院煎药室管理的可操作性，保证汤剂煎煮质量，进而保证中医临床疗效。从事中药煎煮及管理的人员也应本着对患者高度负责的精神，严格遵守煎药操作规程，同时注重开拓创新，使中药煎药工作尽快改变目前比较落后的状况，让中药汤剂在中医治疗中发挥更大的作用。

第四节　临方炮制业务

一、临方炮制工作的基本要求

临方炮制是医师在开具处方时，根据药物性能和治疗需要，要求中药店或医疗机构中药房的调剂人员按医嘱，临时将生品中药饮片进行炮制的操作过程。最重要的是突出“临方”的特点，以满足医师对药品的某些特殊要求，使药物达到疗效。因此，临方炮制的范围主要集中在需要特殊炮制、鲜药人药及临用捣碎的品种上。临方炮制是中药炮制的一个组成部分，除具有增强药效、降低或消除药物的毒副作用、改变药物的性能功效、改变药材的某些性状、纯净药材、矫臭矫味等作用外，临方炮制还有其独特之处。

(一)批量小，操作灵活，炮制品种多样

传统的中药炮制以大批量生产为主，导致有的炮制品种无法供应，例如香附有 4～5 个不同的炮制品种：生香附、醋香附、酒香附、香附炭、四制香附，其临床疗效各有偏重，但市场上一般只有生香附、醋香附等品种供应，饮片加工厂不能完全将所有的品种备齐。临方炮制可以根据治疗的特殊要求，临时加工炮制。

(二)仅限个方，一般不需要储存和包装，现制现用

有些药物进行常规炮制，不利于保存药性，也不易贮存，大规模生产会造成浪费。如种子类中药，过早捣碎，表面积增加，易发生氧化、还原等化学反应，导致药效下降；酒和醋炙品易挥发；蜜炙品易虫蛀变质。临方炮制补充了常规炮制不能满足的炮制品种，保证了饮片质量，提高了中药的疗效，同时避免了浪费。医院的中药调剂人员进行临方炮制时，应按照本地区《中药炮制规范》的要求操作，每个医院还可以制定出中药房临方炮制的范围，加大其可行性。

古今医家都非常重视药物的不同炮制品种对药效的影响，清《本经逢源》详细记录了香附不同炮制品种的不同作用"入血分补虚童便浸炒；调气盐水浸炒；行经络酒浸炒；消积聚醋浸炒；气血不调，胸膈不利，则四者兼制；肥胜多痰，姜汁浸炒；止血崩漏，便炙炒黑；走表药中，则生用之。"炮制对药物的影响大致有：改变其升降浮沉的趋向，如酒炒性升，姜汁炒则散，醋炒能敛，盐水炒则下行；改变药物归经，如醋制入肝经，蜜制人脾经，盐制人肾经等；降低毒性，具体的方法有净制、水泡漂、水飞、加热、加辅料等。临方炮制的炮制量比常规炮制小，炮制方法比常规炮制少，一般以炒、炙、拌和捣碾为主，炒、炙可分为清炒、麸炒、米炒、土炒、酒炙、盐炙、醋炙、蜜炙、姜汁炙、药物同炒等。捣碾之类的简单炮制，可以在饮片调剂台上进行，如果实、种子类药临时捣碎，麻黄捣碾成绒，黄连、大枣捣劈等。其他炒、炙工作应在专门的炮制室进行。

二、临方炮制工艺规程

(一)碾捣

对某些矿物类、甲壳类以及果实种子类药物，因质坚硬或坚实，不便调剂或不易煎出有效成分，在调剂时须碾碎或捣碎。如：

1.矿物类

如石膏、赭石、磁石、龙骨、龙齿、花蕊石、白石英、紫石英等。

2.甲壳类

如鳖甲、龟板、炙穿山甲、牡蛎、石决明、蛤壳、瓦楞子等。

3.果实种子类

如芥子、牵牛子、莱菔子、牛蒡子、酸枣仁、豆蔻、草果仁、瓜蒌仁、郁李仁、杏仁、桃仁、诃子等。

碾捣虽然简单，但它是中药炮制的重要方法之一，也是中药临方炮制最基本、最常用的方法。

(二)揉搓

对某些质地较松散而呈丝条状或片状的药物，需揉搓成团，便于调配或煎煮。如竹茹、谷精草等，需要揉成一定剂量的小团状；桑叶需揉搓成小碎片使用等。

(三)炒

1.清炒

即不加辅料的炒法。清炒包括炒黄、炒焦和炒炭。

(1)炒黄：将药用文火炒至表面微黄或较原色加深，并可嗅到药物固有的气味为度。种子类药材要炒至爆裂，使之松脆。目的是使药物易于粉碎，有效成分易于煎出，并可缓和药性，降低毒性，破坏某些药物中的酶，从而保存苷类成分。常用炒黄的药物有：牛蒡子、牵牛子、芥子、莱菔子、葶苈子、紫苏子、瓜蒌子、冬瓜子、决明子、苍耳子、蔓荆子、莲子、王不留行、火麻仁、郁李仁、酸枣仁、薏苡仁、白果、芡实等。

(2)炒焦：将净制或切片后的药物置热锅内，用中火加热，不断翻动，炒至药物表面焦褐色，并有焦香气为度。目的是缓和药性，增强药物消食止泻的功效。常用炒焦的药物有：山楂、川楝子、栀子、槟榔、麦芽、神曲等。

(3)炒炭:将药物置加热容器内,用武火或中火加热,不断翻动,炒至表面呈焦黑色,内部焦黄色或焦褐色为度。其目的是使药物增强或产生止血作用。常用炒炭的药物有:大蓟、小蓟、干姜、乌梅、地榆、侧柏叶、卷柏、茜草、贯众、蒲黄、槐角、荆芥、藕节等。

2.加辅料炒

将某种辅料放入锅内加热至所规定程度,投入药物共拌炒的方法,称为加辅料炒。辅料有中间传热的作用,能使药物受热均匀,炒后质变酥脆,减低毒性,缓和药性,增强疗效。常用的加辅料炒法有:麸炒、米炒、土炒、砂炒、蛤粉炒、滑石粉炒等。

(1)麸炒:武火将锅烧热,撒人麦麸,至起烟时,投入药材,不断翻动并适当控制火力,炒至药材表面呈米黄色或深黄色时取出,筛去麸皮,放凉即得。目的是缓和药性,矫味矫臭增强健脾之功。每100kg药物,用麦麸10～15kg。常用麸炒的药物有:苍术、僵蚕、枳实、枳壳、扁豆、山药等。

(2)米炒:先将锅烧热,加米于锅内,炒至冒烟时投入药物共同拌炒,至米呈焦黄色或焦褐色,药物挂火色时,取出,筛去米即得。其目的是增强药物健脾止泻的作用,降低药物毒性,矫正不良气味。每100kg药物,约用米20kg。常用米炒的药物有:党参、红娘子、斑蝥等。

(3)土炒:将细土粉(灶心土)置锅内,武火加热至灵活状态,随即投入药材拌炒,至药材表面均匀挂上一层土粉,并透出土香气时,取出筛去土,放凉即得。其目的是增强温中补脾、止呕止泻之功。用于治疗脾胃疾患的药物,经土炒后,能增强其固脾止泻的功效。每100kg药物,用灶心土(伏龙肝)25～30kg。常用土炒的药物有:山药、白术、扁豆、薏苡仁等。

(4)砂炒(烫):取处理后的河砂置于锅内,用武火加热至滑利、翻动灵活时,投入药材,不断翻动,至质地酥脆或鼓起,外表呈黄色,或较原色加深时取出,筛去砂,放凉或趁热投入醋中略浸,取出干燥即得。其目的是便于粉碎和煎煮,降低毒性,矫味矫臭,有利于去毛。砂的用量一般以能掩盖药物为度。常用砂炒的药物有:鳖甲、龟板、穿山甲、骨碎补、马钱子、狗脊等。

(5)蛤粉炒:将研细过筛后的蛤粉置锅内,中火加热至灵活状态,投入药材,不断翻动,至鼓起,内部疏松时取出,筛去蛤粉,放凉即得。其目的是使药材质地酥脆,便于调剂和制剂;降低药物的滞腻之性,矫正不良气味,同时能增强清热化痰的功效。每100kg药材,用蛤粉30～50kg。常用蛤粉炒的药物有:阿胶等。

(6)滑石粉炒:将滑石粉置于锅内,加热至灵活状态时,投入药材,不断翻动,至质地松泡酥脆,颜色加深时取出,筛去滑石粉,放凉即得。目的是使药材硬地松泡酥脆,便于煎煮和粉碎,降低药物毒性,矫正不良气味。每100kg药材,用滑石粉40～50kg。常用滑石粉炒的药物有:鱼鳔胶、黄狗肾、象皮、刺猬皮、水蛭等。

3.药物同炒

(1)吴茱萸煎汁炒黄连:将制吴茱萸水煎半小时,去渣取汁,拌人生黄连内,使之吸尽。用文火炒干,筛去灰屑。制吴茱萸的用量为每100g生黄连用制吴茱萸10g,目的是抑制黄连苦寒之性,增强降逆止呕之功。

(2)茴香炒当归:先将适量小茴香放于锅内加热。炒至微有爆鸣声时,再将当归倒入急炒,至小茴香膨胀鼓起,当归呈黄色,散发芳香气为度。其目的是增强行气散寒,活血止痛理疝的功效,一般用于寒疝疼痛或小腹胀痛等症。

(3)木香炒枳实:取木香煎水,加入枳实,文火炒干。目的是抑制枳实破气之性,增强行气消胀的作用。

(4)蒲黄炒阿胶:将蒲黄置于热锅中炒至微变色,加入阿胶丁,炒至阿胶鼓起呈圆球形、内无溏心,筛去蒲黄。目的是降低阿胶的滋腻之性,矫正气味,增强止血安络的作用。

(四)炙

1.酒炙

取净药材,加酒拌匀,闷透,置锅内用文火炒干,取出,放凉。酒炙法所用的酒以黄酒为佳。一般每100kg药物,用黄酒10～20kg。其目的在于改变药性,引药上行,如大黄、黄连、黄檗等;增强活血通络作用,如当归、川芎、桑枝等;矫臭矫味,如乌梢蛇、蕲蛇、紫河车等。

2.醋炙

取一定量的米醋与药物拌匀,放置闷润,待醋被吸尽后,置锅内用文火炒至一定程度,取出放凉。醋的用量一般每100kg药物,用米醋20～30kg,最多不超过50kg。其目的在于引药人肝,增强活血止痛作用,如乳香、没药、三棱、莪术等;增强疏肝解郁作用,如柴胡、延胡索、青皮等;降低毒性,减少副作用,如甘遂、商陆、红大戟等;矫臭矫味,如五灵脂、乳香、没药等。

3.盐炙

即将净选或切制后的药物,加入一定量食盐的水溶液拌炒的方法。其操作方法有两种:①先拌盐水后炒药。将一定量的食盐加适量水溶化,与药物拌匀,放置闷润,待盐水被吸尽后,用文火炒至一定程度,取出放凉或干燥。②先炒药后加盐水,适用于含黏液质较多的药物。先将药物置锅内,炒至一定程度,再喷盐水,用文火炒干,取出放凉即得。每100kg药物,用食盐2～3kg。目的是引药下行,增强滋阴降火的作用,如杜仲、巴戟天等;增强理气疗疝的作用,如小茴香、橘核、荔枝核等;增强缩小便和固精作用,如益智仁。增强滋阴降火作用,如知母、黄檗等。

4.姜炙

先将生姜捣烂,压榨取汁,取姜渣加水适量再重复压榨一次,合并汁液,即为姜汁;如用干姜,捣碎后加水煎煮两次,取汁。然后将净药材加入姜汁拌匀,置锅内用文火炒至姜汁吸至规定程度时,取出晾干。其用量一般为每100kg药物,用生姜10kg。其目的是制其寒性,增强和胃止呕作用,如黄连、竹茹等;缓和毒副作用,增强疗效,如厚朴等。

5.蜜炙

先将定量“炼蜜”加适量开水稀释,与药物拌匀;放置闷润,使蜜逐渐渗入药物组织内部,然后置于锅内,用文火炒至颜色加深且不粘手时,取出摊晾即得。每100kg药物,用炼蜜25kg左右。其目的是增强润肺止咳的作用,如百部、枇杷叶、马兜铃、款冬花、紫菀、麻黄等;补脾益气的作用,如黄芪、甘草、党参等;缓和药性,如桂枝、升麻等;矫味矫臭,消除毒副作用,如百部、马兜铃等。

6.油炙

油炙最常用的有两种方法。①油炒：先将羊脂切碎，置锅内加热，炼油去渣，然后取药材与羊脂拌匀，用文火炒至油被吸尽、药物表面呈油亮时取出摊开晾凉；②油炸：取植物油，倒人锅内加热，至沸腾时，倾入药物，用文火炸至一定程度取出，沥去油，碾碎。目的是增强温肾助阳作用；利于粉碎和制剂，常用油炙的药物有：淫羊藿、三七等。

7.药汁炙

将净制或切制过的中药加入定量药汁共同加热处理的操作过程，称为药汁炙法。目的包括增强疗效，如甘草炙远志；缓和副作用，如姜炙厚朴；纠正药材的偏性，如吴茱萸制黄连。

(1)黑豆汁炙：黑豆汁为黑大豆加适量水煮熬去渣而得的黑色混浊液体，性味甘，平，能养血解毒，祛风利水，滋补肝肾。富含蛋白质、脂肪、维生素、色素、淀粉等，经黑豆汁制后能增强疗效，降低毒副作用。常用黑豆汁炙的药物有：何首乌。

(2)米泔水炙：米泔水，味甘，性凉，能益气，除烦、止渴、解毒。为淘米时第 2 次滤出的灰白色混浊液体，对油脂有吸附作用，常用来浸泡含油质多的中药，可除去部分油质，降低辛燥之性，增强补脾中和之功。常用米泔水炙的中药有：苍术、白术等。因米泔水不易收集，可用米粉和水以 1:50 的比例进行配制，充分搅拌后代用。

(3)胆汁炙：系动物牛、羊、猪的新鲜胆汁，为绿褐色微透明的液体，略有黏性，有特异腥臭气。胆汁味苦，性大寒，能清肝明目，利胆通肠、解毒消肿，润燥等。主要含胆酸钠、胆色素、黏蛋白、脂类及无机盐等。与中药共炙能降低毒性、燥性，增强疗效。主要用于制备胆南星。

其他液体辅料还有吴茱萸汁、甘草汁、萝卜汁、羊油脂、鳖血、石灰水等，其中有些不适合大批量的常规炮制，可以根据临床需要进行临方炮制。

(五)煅

将药物直接放于无烟炉火中或适当的耐火容器内煅烧的一种方法称为煅法。有些药物煅红后，还要趁其炽热时投入规定的液体辅料中“浸淬”。根据操作方法和要求的不同，又分明煅、煅淬、闷煅(扣锅煅)三种。

1.明煅

取净药材，砸成小块，置无烟炉火上或置适宜的容器内煅至酥脆或红透时取出，放凉，碾碎。目的是使药物疏松或失去结晶水，便于粉碎或煎煮；增强药物的收敛作用。常用明煅的药物有：白矾、寒水石、龙骨、牡蛎、瓦楞子、石决明、蛤壳、花蕊石、钟乳石等。

2.煅淬

将药物按明煅法煅烧至红透趁热投入一定量的淬液(酒、醋、冷水)中，骤然冷却，使之酥脆。多适用于质地坚硬，经过高温仍不能酥脆的矿物类、介壳类药物。目的是改变药物的理化性质，增强疗效，减少副作用，除去不纯成分；使药物酥脆，易于粉碎，利于调剂和制剂。常用煅淬的药物有：自然铜、赭石、炉甘石、磁石、阳起石等。

3.闷煅(扣锅煅)

将药物置于锅中,上盖一较小的锅,两锅结合处用衬纸和黄泥或盐泥混封严,盖锅上压一重物,防止锅内气体膨胀而冲开锅盖,待封泥稍干后,加热煅烧至透明为度(全部炭化)。目的是为了改变药物的性能,产生新的疗效,增强止血作用如血余炭、棕榈炭;有毒药物经煅炭后可降低毒性,如干漆、蜂房等。

(六)蒸

取净药材,照各药材品种炮制项下的规定,加入液体辅料拌匀(清蒸除外),置适宜的容器内,加热蒸透或至规定程度,取出,干燥即得。目的是改变药物性能;扩大用药范围,减少副作用,利于贮存。常用蒸的药物有:何首乌、黄芩、女贞子、桑螵蛸、地黄、黄精、肉苁蓉、山茱萸、五味子等。

(七)煮

取净药材加水或液体辅料共煮(在100℃左右的温度下较长时间加热),辅料用量照各药炮制品种项下的规定,煮至液体完全吸收或切开无白心时为度。目的是消除或降低药物的毒性,改变药性,增强药效,清洁药物。常用煮的药物有:珍珠、藤黄、川乌(乌头)、草乌、远志、白附子、吴茱萸、硫黄等。

(八)焯

取净药材投入沸水中,翻动片刻,捞出。有的种子类药材,至种皮由皱缩至舒展,能搓去时,捞出,放冷水中浸泡,除去种皮,晒干。其目的是为了在保存有效成分的前提下,除去非药用部分或剥取有用药物。常用烊的药物有:苦杏仁、白扁豆、桃仁等。

(九)煨

将药物用湿面或湿纸包裹,置于加热的滑石粉中;或将药物直接置于加热的麦麸中;或将药物用湿面或湿纸包裹,埋于热火灰中煨之使熟为度。目的是除去药物中的部分挥发性及刺激性成分,以降低副作用,缓和药性,增强疗效。常用煨的药物有:肉豆蔻、诃子、木香、葛根等。

(十)制霜(去油成霜)

取净药材碾碎如泥状,经微热后,压去部分油脂,制成符合一定要求的松散粉末。其目的是为了降低毒性,缓和药性,消除副作用,以增强疗效。常用制霜(去油成霜)的药物有:巴豆、千金子、柏子仁等。

(十一)水飞

将药材置乳钵内,加入适量清水,研磨成糊状;再加适量清水搅拌,粗粉即下沉,及时倾出混悬液;下沉的粗粒再行研磨,如此反复操作,直到研细为止,最后将不能混悬的杂质弃去。将前后倾出的混悬液合并静置,研磨成极细粉末。目的是为了使药物更加细腻和纯净,便于内服和外用,并防止药物在研磨时飞扬。常用水飞的药物有:朱砂、雄黄、滑石、炉甘石等。

(十二)拌合

拌法是指在净饮片中加入其他药物的细粉拌匀或加入液体辅料拌匀干燥,以增强药物固有的功效。临方炮制用的拌合有朱砂拌、青黛拌、鳖血拌、猪心血拌、砂仁拌等。朱砂拌的方法是将净饮片湿润后，加入定量的水飞朱砂细粉拌匀后晾干，目的是增强药物宁心安神作用，如朱砂拌茯苓、远志、麦冬、连翘心等；青黛拌的方法基本与朱砂拌相同，目的是增强药物清热凉肝的作用，如青黛拌灯芯草；鳖血拌的方法是将净饮片加热后，加入定量新鲜鳖血及适量凉开水后拌匀，待完全浸润后文火炒至近干，取出后晒干，目的是增强退虚热作用，如鳖血拌柴胡、鳖血拌青蒿等；猪心血拌的方法基本与鳖血拌相同，目的是引药人心，增强养血之功，如猪心血拌丹参；砂仁拌常用于熟地，方法是取净砂仁捣碎，均匀地撒入熟地片中人药，目的是降低熟地的滋腻之性。

三、炮制材料与炮制品的质量标准

中药临方炮制的意义、操作方法和质量标准等内容与常规炮制基本相同。临方炮制虽属医师特殊要求，但炮制所用辅料及操作必须符合《中药饮片炮制规范》规定。为了保证疗效，调剂人员应严格按照医嘱进行炮制，如因故不能加工，应征得患者的同意，不能该炮制的不炮制，以生品代替炮制品。

质量标准是控制临方炮制质量、确保临床用药安全有效的重要保障。临方炮制品的质控内容应包括：药材或饮片名称、来源、炮制方法（工艺技术条件、辅料品种、品质、用法、用量等）、性状、鉴别、检查、浸出物与含量测定、性味归经、用法用量、注意事项、有效期等，其中对炮制方法的要求最为重要。临方炮制使中药符合临方医疗需要，在整个炮制过程中，应掌握火候，准确控制辅料的用量，认真观察炮制品的色泽，注意各项操作是否符合规定。

（一）炮制材料的质量标准

炮制辅料是指具有辅助作用的附加物料，它对主药起到协调作用，或增强疗效，或降低毒性，或减少副作用，或影响主药的理化性质。

1.液体辅料

（1）酒：炮制用酒分为黄酒和白酒两种，黄酒为酿制而成，含乙醇 15%～20%，棕黄色透明，多用于炙药；白酒为酿制经蒸馏而成，含乙醇 50%～70%，无色澄明，刺激性强，浸药多用。大多数成分易溶于酒；酒可以与无机成分形成结晶醇而提高溶解度；动物的腥膻成分三甲胺、氨基戊醇在酒制时可随酒挥发而除去。

（2）醋：古称酢、醯、苦酒，习称米醋。主要成分为醋酸，为 4%～6%，总酸量应≥3.5%。醋可以与生物碱成盐而提高溶解度；能和动物的腥膻成分三甲胺、氨基戊醇结合成盐而无臭气；醋还具有杀菌防腐作用。

（3）蜂蜜：成分为蜜蜂采集花粉酿制而成，因蜂种、蜜源、环境等不同，其化学组成差异较大。蜂蜜应是半透明、带光泽、浓稠的液体，味极甜，不得有不良的异味，室温（25℃）下相对密度≥1.349，水分不得超过 25%，主要含果糖、葡萄糖，共约占 70%，还原糖应≥64%。需要注意的是，采自有毒植物花粉的蜜有毒，不做食用或药用，如杜鹃花、乌头花、山海棠花、夹竹桃花等。蜂蜜生则性凉，故能清热；熟则性温，故能补中、解毒、润燥、缓急止痛、矫味矫臭、调和药性等。炮制常用的蜂蜜是将生蜜加适量水煮沸，滤过，去杂质，浓缩而成的炼蜜。

（4）食盐水：为食盐的澄明水溶液，主要含 NaCl，尚含少量 $MgCl_2$、$MgSO_4$、$CaSO_4$ 等。

NaCl 含量≥96%。

(5)生姜汁:将生姜捣烂,压榨取汁,取姜渣加水适量再重复压榨一次,合并汁液,即为姜汁;如用干姜,捣碎后加水煎煮两次,取汁。主要成分为挥发油、姜辣素(姜烯酮、姜酮)等。

(6)甘草汁:为甘草水煎去渣而得的黄棕色至深棕色的煎液,主含甘草酸及甘草苷、还原糖、淀粉及胶类物质等。

(7)黑豆汁:为黑色大豆水煎而得的黑色混浊煎液,主含蛋白质、脂肪、卵磷脂、色素、淀粉等。

(8)米泔水:为淘米时的第二次滤出的灰白色混浊液体,尚含少量的淀粉和维生素等。因不易收集,大生产多用大米粉碎后加水搅拌而成。

(9)胆汁:系猪、牛、羊等动物的新鲜胆汁,主要成分为胆酸钠、胆色素、黏蛋白、脂类及无机盐类等。

(10)麻油:为芝麻子经过压榨而得的油脂,主含亚油酸甘油酯、芝麻素等。

(11)其他:吴茱萸汁、萝卜汁、羊脂油、鳖血、石灰水、葱汁等。

2.固体辅料

(1)稻米:主含淀粉、蛋白质、脂肪、矿物质,另含少量的B族维生素、多种有机酸类和糖类。

(2)麦麸:为小麦的种皮,主含淀粉、蛋白质和维生素等。

(3)白矾:又称明矾,为三方晶系明矾矿石经提炼而成的不规则块状结晶体,无色、透明或半透明,有玻璃样色泽,质脆易碎,易溶于水,主含含水硫酸铝钾[$KAl(SO_4)_2 \cdot 12H_2O$]。

(4)豆腐:主含蛋白质、维生素、淀粉等。有较强的沉淀与吸附作用。

(5)土:传统用灶心土,现认为黄土、赤石脂、陈壁土等皆可用,主含硅酸盐、钙盐及多种碱性氧化物。

(6)蛤粉:为帘蛤科动物文蛤、青蛤的贝壳,经过煅制粉碎后的粉末,主含 CaO 等。

(7)滑石粉:为硅酸盐矿物滑石经过精选净化、粉碎而得的细粉,主含含水硅酸镁。

(8)河砂:为中等粗细的河砂,淘净泥土,除尽杂质,干燥后的备用品。

(9)朱砂:为三方晶系硫化物类矿物辰砂,经去杂质,研磨或水飞成的洁净细粉,主含 HgS。

(二)炮制品的质量标准

为了保证临床用药的安全有效,必须从外观和内在各方面因素来控制炮制品的质量,这些影响炮制品质量的指标主要包括:净度、片型及破碎度、色泽、气味、水分、灰分、浸出物等。

1.净度

净度是指炮制品的纯净度,也即炮制品中所含杂质和非药用部位的限度,一般应≤3%,纯净度高的炮制品,才能保证调配剂量的准确性和用药的质量。一般来说,炮制品中不应夹带泥沙、灰屑、杂质霉烂品、虫蛀品及非药用部位。

2.片型

经净选后的药材,应按《中国药典》或《炮制规范》的规定且制成一定规格的片型,饮片应均匀、整齐、色泽鲜明,表面光洁,片面无机油污染,无整体,无连刀片、掉边片、边缘卷曲等不合规格的饮片。国家中医药管理局《中药饮片质量标准通则》规定:异形片应不得超过10%;极薄片不得超过标准厚度0.5mm;薄片、厚片、丝、块不得超过标准厚度1mm;段不得超过标准长度2mm。

3.破碎度

一些需粉碎成颗粒或粉末的药物,粉碎后应粉粒均匀,无杂质,大小应符合药典的规定。

4.色泽

对炮制品色泽要求的意义为:经炮制后应显其固有色泽。饮片表面或断面的色泽变化,可作为控制炮制程度的直观指标,饮片的色泽是反映其外在质量要求的一项指标,炮制品色泽的不正常变化,常说明其内在质量发生变异。有些饮片炮制后比原来颜色加深,有的是改变原来的颜色,如熟地黄,以乌黑光亮者为佳;甘草生品黄色,蜜制以后则变为老黄色;炭药则均变为黑色或黑褐色。关于炮制品的色泽要求,《中药饮片质量标准通则》规定:各炮制品的色泽除应符合该品种的标准外,各炮制品的色泽要均匀,炒黄品.麸炒品、土炒品、蜜炙品、酒炙品、醋炙品、盐炙品、油炙品、姜汁炙品、米泔水炙品、烫制品等含生片、煳片不得超过2%;炒焦品含生片、煳片不得超过3%;炒炭品含生片和完全炭化者不得超过5%;蒸制品应色泽黑润,内无生心,含未蒸透者不得超过3%;煮制品含未煮透者不得超寸2U/o,有毒药材应煮透;煨制品含未煨罐透者及糊片不得超过5%;煅制品含未煅透者及化灰者不得超过3%。

5.气味

炮制品原有的气和味,与其内在质量有密切的关系,炮制品应该具有原有的气和味,不应带异味或气味散失。若经加热和加辅料炮制,药物的气和味会有些改变,若用液体辅料炮制者,除应具有原有的气味外,还应带有所有辅料的气味,如醋制品应有醋香气味,酒制品应有酒香气味,盐制品应有咸味、蜜制品应有甜味等。

6.水分

炮制品的含水量,能直接影响炮制品的质量。含水量过多易生虫、霉变、有效成分分解、酶解变质等,且在配方称量时,药物的实际用量减少,影响疗效;含水量过少炮制品易开裂,破碎,碎片药屑会过多。一般炮制品的含水量应为7%～13%,《中药饮片质量标准通则》规定:蜜炙品不超过15%,烫制后醋淬制品不得超过10%。

7.灰分

灰分检测是控制炮制品纯净度的有效方法。将干净而又无任何杂质的干燥炮制品,经过加高热(600～700℃)灼烧,所得的灰分称为“生理灰分”。生理灰分经加盐酸溶解,过滤,所得的灰分称为“酸不溶灰分”。两者都是控制中药材及炮制品的重要指标。同一品种的生理灰分常在一定的范围内,灰分过高,说明其无机盐杂质含量高,炮制品的净度不符合要求。酸不溶灰分主要是控制其无机盐杂质的含量,如泥沙等。经过砂炒、蛤粉炒、滑石粉炒、土炒等方法炮制的药物，常会附带有少量的无机辅料，因而造成其生理灰分高于生品的结果。

8.浸出物

根据炮制品中主要成分的性质，选用不同的浸出溶媒，测定浸出物的含量，可以衡量炮制品的质量，尤其是对于有效成分尚不完全清楚或尚无精确定量方法测定含量的炮制品，可以检测其炮制工艺、方法及炮制品的质量，具有重要意义。

9.有效成分

对有效成分明确的炮制品，测定其含量，是控制中药质量的首选方法。测定有效成分的含量，可检查炮制方法与工艺是否合理和科学，为工艺的改进提供准确的实验依据及指标。

10.有毒成分

中药炮制的理想目标是“增效，减毒”，为了保证用药安全有效，必须控制有毒成分的限量。很多中药都有一定的毒性，往往是毒性越强，药理活性也越强，所以古代有“聚毒药以供医事”之说。毒药的直接应用是非常危险的，必须经过炮制。为保证饮片的炮制质量，国家已经实施毒性中药饮片批准文号的管理，不允许随便生产，同时，生产毒性中药饮片要标明有效成分、有毒成分等含量。如《中国药典》规定：川乌炮制品含酯型生物碱以乌头碱（$C_{34}H_{47}NO_{11}$）计，不得高于0.15%，含生物碱以乌头碱计，不低于0.20%；马钱子生品含士的宁（$C_{11}H_{22}N_2O_2$）应为1.20%～2.20%，其炮制品马钱子粉含士的宁应为0.78%～0.82%；巴豆霜含脂肪油应为18%～20%等。

11.有害物质

中药饮片的有害物质主要指重金属含量、砷盐含量、农药残留量，这些有害物质影响中药材和饮片的质量，并直接影响中药的出口。通过炮制使这些有害物质降低，具有非常重要的意义。

12.卫生学检查

药材在采收、加工、运输、贮存等过程中，常会受到细菌的污染，因此，应对饮片中可能含有的细菌总数、真菌总数及活螨、大肠埃希菌、沙门菌作限量检查要求。

13.包装检查

为了保证药物的质量，便于贮存、运输等，应对药物进行包装。《药品管理法》第六章第五十三条第二款规定：“发运中药材必须有包装。在每件包装上，必须注明品名、产地、日期、调出单位，并附有质量合格的标志”。除了此规定外，对于饮片，包装上还应标明规格、生产企业、生产日期、产品批号等内容，现在已逐步要求部分饮片实行批准文号管理。

现今，饮片加工企业将中药炮制批量化、机械化、电气化、商业化，这样做的优点自不待言，但也可能造成某些传统炮制技术逐渐被遗忘甚至消失，大批量的生产往往不能满足个体需求，临床诊治时可能会出现“病准、方对、药不灵”的后果。中药临方炮制是中药炮制的重要组成部分，是对常规炮制的补充，是中药在临床运用时的一道重要加工工序，它可以满足中医临床用药的灵活变化，从而保证中药疗效，提高中药临床效果。

四、中药炮制研究进展

中药炮制学是专门研究中药炮制历史沿革、传统理论、制备工艺、质量标准、炮制原理及其发展规律的一门科学。中药炮制是国家首批非物质文化遗产，是中医药现代化研究的重点。近三十年来，对中药的炮制理论与技术开展了多方面的研究。从“七五”到“十二五”，国家投入大量财力，对上百种中药的炮制工艺、质量标准及其炮制原理进行了较为深入的研究，以炮制前后毒性、药效差异较大的品种为研究重点，化学、药理、临床联合研究，有利于探明炮制前后物质基础、药效毒性、临床疗效变化的根源，阐明炮制的科学内涵。分子生物学、基因组学等现代先进技术手段的应用，将为炮制机制研究提供新的途径。因此，中药炮制的研究应该建立在以中医药理论为指导的基础上，以现代科学技术为手段，除了研究传统的炮制经验以外，还要弄清炮制的历史沿革和原理，制定符合传统中医药理论的炮制质量标准和工艺体系。

(一)传统经验与历史文献的研究

20 世纪 60 年代，中国中医研究院中药研究所等几个单位协作摘录汉代至清代 167 部古代中医药书籍中有关炮制的内容，出版了《历代中药炮制资料辑要》，对研究炮制的起源、原始意图和演变过程提供了部分历史资料；70 年代末首次编写《中药炮制学》全国高等医药院校统编教材，作为主要专业课程；80 年代王孝涛研究员等又在此基础上编辑出版了《历代中药炮制法汇典》，分古代和现代两册。古代部分搜集常用中药清代以前(包括清代)的主要炮制文献，每味药按处方用名、炮制方法、炮制作用系统整理，现代部分以收集《中国药典》和全国各地中药饮片炮制规范的资料为基础，增添了 1985 年以前有关现代科研技术资料等内容，每味药按来源、炮制方法、现代研究系统整理。全书共收藏常用中药 552 种，为中医药教学、科研、临床及生产提供了丰富的文献资料。

(二)炮制原理工艺和饮片质量标准的研究

中药炮制原理的研究就是探对中药炮制减毒、增效、缓性或产生新药效的机制，这是炮制研究的核心。只有了解中药炮制前后理化性质和药理作用的变化，以及这些变化的临床意义，才能对炮制方法做出较科学的评价，指导和促进炮制方法的改进，制订饮片质量标准，提高药品质量，确保临床用药安全有效。这方面已有的研究多集中于有毒中药的炮制、传统认为炮制前后作用差异较大的品种、炭药，以及药材已知成分和药理作用与中医所说的药效接近的品种。不少研究成果对阐明中药炮制的科学内涵和临床用药理论具有重要的意义。在了解和掌握炮制原理的基础上，就可对中药炮制方法、技术条件、质控指标、辅料规格及用量等做进一步统一。

饮片质量标准是控制药品质量，保证临床用药安全有效的重要内容。而科学的炮制理论和工艺是确保饮片质量的前提条件。评价一个药物的质量包括三个方面，即真实性、纯度和品质优良度。真实性是通过药物来源、性状和鉴别项目来体现的，纯度是通过有关检查项目来测定的，品质优良度是由浸出物含量和有效成分的含量测定来予以衡量的。国家有关部门很重视饮片质量标准的研究工作，《中国药典》1995 年版开始对有些中药饮片规定总灰分、酸不溶性灰分等指标的最高限量值。今后饮片质量标准的研究必须将经验鉴别与现代方法和手段紧密结合，可以从炮制品性状、净度、水分、灰分、浸出物量、有效成分和有毒成分的含量等方面加以研究。

（三）中药炮制设备的研究

中药加工炮制生产长期以来靠手工操作，20 世纪 60 年代以后逐步引用或研制了一些机械设备。现代化先进仪器设备的应用为炮制提供了设备支撑，循环水洗药机、变频式风选机、带式磁选机等先进的药材干燥设备为中药炮制提供了重要的设备条件。

综上看来，中药炮制研究已经取得了较好的成果。传统的炮制经验基本得到了汇集，炮制历史文献资料亦基本上得到整理，这为中药炮制研究的选题、设计奠定了基础；部分中药炮制的作用原理得到了初步阐明，为改进炮制工艺、制订饮片质量标准提供了依据；炮制设备也由半机械化向机械化、自动化、电脑控制化逐步过渡，促进了中药饮片工业的发展。

第三章　中药处方点评

处方点评作为对不合理用药进行的一种干预方法，对于确保药物的合理使用发挥了积极而重要的作用。目前，全国各地各级医疗机构开展处方点评工作正如火如荼，取得了较好的效果，也得到了政府部门和专家的充分肯定，但这些处方点评工作是以西药特别是以抗菌药物为主的处方点评工作，卫计委《医院处方点评管理规范（试行）》介绍的也是西药的处方点评规范。如何开展中药处方点评工作，一直是困扰全国各级医院中药临床药学人员的一个棘手问题，本章将重点介绍中药处方点评的具体方法及实施要点。

第一节　处方点评概述

一、处方点评的产生背景

（一）国际情况

合理用药是全球关注的一个热门议题。据 WHO 发布的公告称，在所有药品当中有 50％以上的药品都存在处方、配发或销售不当的状况，有 50％的患者不能正确的服用药物。同时，全球有 1/7 的人死于不合理用药。由此可见，不合理用药已成为迫切需要解决的问题，而完善合理用药评价体系是首要探讨的问题。WHO 于 1985 年在内罗毕召开了重要的合理用药会议，把合理用药定义为："合理用药要求患者接受的药物适合他们的临床需要、药物的剂量符合他们个体需要、疗程足够、药价对患者及其社区最为低廉"。为改善用药实践奠定了基础。1997 年 WHO 提出处方合理性指处方决策的结果须让个体的健康收益最大化。WHO 将合理用药的定义修订为安全、有效、经济的使用药品。其具体要求包括合适的药品，合适的用药方法、剂量、疗程，合适的患者，患者得到正确的药品消息，正确的评价以及患者的依从性。国际上不合理用药的影响因素主要涉及药政制度、制药工业、药品供应、医师、药师和患者等。为促进药物的合理应用，WHO 发布了 12 项关于促进临床合理用药的核心政策和干预措施，如：组建国家合理用药领导实体、在国家层面制定合理用药的战略措施和政策、制定临床用药指南、建立地区和医院药物治疗学委员会等。WHO 还制订了一些核心指标来客观测评医疗单位合理用药情况，并可用于测评干预效果。

（二）国内情况

近年来，因不合理用药造成药疗事故和药源性疾病不断发生，药物性损害致死已成为心脏病、肿瘤、慢阻肺、脑卒中之后的第五大杀手。2012 年，国家药品不良反应监测网络共收到药品不良反应/事件报告 120 万余份。其中，新的和严重的药品不良反应/事件报告 24 万份，占同期报告总数的20%。2012年药品不良反应报告按照药品类别统计，化学药占81.6%、中药占17.1%、生物制品占1.3%。按照药品剂型统计，注射剂占56.7%，口服制剂占39.5%，其他制剂占3.8%。化学药中抗感染药的例次数仍居首位，占48.8%。监测中心对不良反应产生的原因进行总结，有四大主要原因，其中一个为中西药复方制剂易被患者当作纯中药制剂使用，忽视其中所含化学药成分，使用中存在超剂量给药、含相同成分药品重复使用等不合理现象，提示应注意该类药物在临床使用过程中的潜在风险。目前医患关系紧张以及大幅度增长的医药费用引起了医疗界和政府对合理用药的高度重视。特别是当“看病难”“看病贵”以及药品回扣等问题成为社会舆论的焦点时，各级卫生行政部门和医院都开始反思内部机制的缺失，思考如何建立有效的监督机制对不合理用药进行干预，从而保证临床用药的安全、有效、经济。为了使在治病过程中能取得理想的效果而尽量避免和减少不良反应，我们首先要做到的就是正确合理地使用药物。合理用药是指安全、有效、经济、适当地使用药物，包括药物选择正确、剂量适当、给药途径适宜、联合用药合理。

处方点评就是因此在中国医院管理系统中发展起来的用药监管模式，是医院将医师处方用药过程中对临床处方进行综合统计分析，从不同层面和不同角度反映医疗机构处方工作的整体和细分情况，为医疗机构管理层进行决策提供科学的数据支持，以达到合理用药，用药监测、管理的目的。处方点评作为对不合理用药进行的一种干预方法而出现，对于确保药物的合理使用发挥了积极而重要的作用。

2006年广东省卫生厅在全省卫生系统行风建设工作会议上向全省推广实施处方点评工作。2007年5月1日原卫计委（2013年3月17日改名为国家卫生和计划生育委员会，简称卫计委）颁发的《处方管理办法》第四十四条规定：医疗机构应当建立处方点评制度，填写处方评价表，对处方实施动态监测及超常预警，登记并通报不合理处方，对不合理用药及时予以干预。广东省药学会2009年2月18日发文成立了《广东省处方点评实施规范》起草专家组，广东省药学会2009年4月8日印发了广东省处方点评实施规范（试行）。为落实《处方管理办法》规定，2010年2月10日原卫计委又下发了《医院处方点评管理规范（试行）》对如何有效组织开展处方点评、发现不合理处方，如何干预及应用点评结果，以促进药物合理应用，促进临床药物治疗水平的持续提高做出了具体规定。该规范的出台进一步加强了处方点评力度。为规范中药处方管理，提高中药处方质量，国家中医药管理局组织制定了《中药处方格式及书写规范》（国中医药医政发[2010]57号）。

目前，我国对此项工作尚无实践指南或实施规范，缺乏可操作性的实施标准，各地区各医院开展工作的程度、方法及效果各不相同。

二、处方点评与处方点评制的定义

2009年3月广东省制定的《医院处方点评实施规范》中对处方点评的定义是：指对门诊处方、住院用药医嘱的用药合理性进行评价，同时将评价结果以一定的方式反馈给处方者，并对不合理用药进行干预的系列工作。

2010年2月原卫计委制定的《医院处方点评管理规范（试行）》中对处方点评的定义是：根

据相关法规、技术规范，对处方书写的规范性及药物临床使用的适宜性（用药适应证、药物选择、给药途径、用法用量、药物相互作用、配伍禁忌等）进行评价，发现存在或潜在的问题，将评价结果以一定的方式反馈给处方者，制定并实施干预和改进措施，促进临床药物合理应用的过程。处方点评是医院持续医疗质量改进和药品临床应用管理的重要组成部分，是提高临床药物治疗学水平的重要手段。

处方点评制是对不合理用药的系列干预机制，包括临床药师制、合理用药质控和合理用药考评制三项制度。原卫计委于 2007 年 2 月 14 日发布的《处方管理办法》第四十四条规定：医疗机构应建立处方点评制度，对处方实施动态监测和超常预警。各级医院应当按照《医院处方点评管理规范（试行）》规范，建立健全系统化、标准化和持续改进的处方点评制度，开展处方点评工作，并在实践工作中不断完善。

第二节　处方点评制的方法及工作模式

一、建立专门的实施机构

二级以上医院应当设立药事管理与药物治疗学委员会，委员由具有高级技术职务任职资格的药学、临床医学、护理和医院感染管理、医疗行政管理等人员组成。其他医疗机构应当成立药事管理与药物治疗学组，由药学、医务、护理、医院感染、临床科室等部门负责人和具有药师、医师以上专业技术职务任职资格人员组成。

医疗机构负责人任药事管理与药物治疗学委员会（组）主任委员，药学和医务部门负责人任药事管理与药物治疗学委员会（组）副主任委员。

医院处方点评工作在医院药物与治疗学委员会（组）和医疗质量管理委员会领导下，由医院医疗管理部门和药学部门共同组织实施。医院应当根据本医院的性质、功能、任务、科室设置等情况，在药物与治疗学委员会（组）下建立由医院药学、临床医学、临床微生物学、医疗管理等多学科专家组成的处方点评专家组，为处方点评工作提供专业技术咨询。

医院药学部门成立处方点评工作小组，负责处方点评的具体工作。处方点评工作小组成员应当具备以下条件：①具有较丰富的临床用药经验和合理用药知识；②具备相应的专业技术任职资格：二级及以上医院处方点评工作小组成员应当具有中级以上药学专业技术职务任职资格，其他医院处方点评工作小组成员应当具有药师以上药学专业技术职务任职资格。对药学部门来说，处方点评任务主要应该由药品调剂室（门诊药房和住院药房）的药师完成。

二、建立相关的工作制度和流程规范

医院将系列处方点评、合理用药规范列入医院药事管理文件中，作为全院指导文件，同时对全体员工进行培训，使其掌握处方点评及合理用药原则。

建立处方点评相关制度，建立各种用药管理制度，包括：基本药物使用管理制度、处方管理实施细则、药物不良反应监测报告制度、抗菌药物使用管理制度、基本医疗保险药品使用管理

制度、对临床科室合理用药考评制度、血药浓度监测实施指南、临床应用肾上腺糖皮质激素的用药原则、癌痛治疗三阶梯方法等。

建立各项工作规范与流程，包括：各岗位职责、处方点评工作流程、处方点评实施规范、药物咨询规范、药师查房工作规范、药师会诊工作规范、药历管理规范、药物使用临床疗效评价规定等。以上各项制度和规范要与医、护达成共识，并要让全院医、药、护人员都能了解、掌握。

三、处方点评的依据和标准的制定

处方点评中对于规范性的点评主要是依据2007年5月1日原卫计委施行的《处方管理办法》，2010年2月10日原卫计委印发的《医院处方点评管理规范（试行）》，以及为规范中药处方管理，提高中药处方质量，国家中医药管理局组织制定的《中药处方格式及书写规范》（国中医药医政发[2010]57号）等相关规范中的要求。

处方点评中合理用药的点评依据主要包括：《中华人民共和国药典》；药品说明书；WHO、中华医学会以及中华中医药学会等各专业委员会制定的用药指南和诊治标准；各种高等医药院校教科书以及药理学、药动学、药物治疗学、药物经济学的理论依据；循证医学的证据；达成专家共识的各项合理用药评价指标；国家制定的各项药物使用管理规范等。

《中华人民共和国药典》（简称：中国药典）是由中华人民共和国国家药典委员会编写，具有国家法律效力的，记载中国药品的标准、规格的法典，是中国药品生产、供应、使用和管理部门检验药品的共同依据。中国药典已被世界卫生组织认定为中国官方药典。

药品说明书是载明药品的重要信息的法定文件，是选用药品的法定指南。新药审批后的说明书，不得自行修改。药品说明书的内容应包括药品的品名、规格、生产企业、药品批准文号、产品批号、有效期、主要成分、适应证或功能主治、用法、用量、禁忌、不良反应和注意事项，中药制剂说明书还应包括主要药味（成分）性状、药理作用、贮藏等。药品说明书能提供用药信息，是医务人员、患者了解药品的重要途径。说明书的规范程度与医疗质量密切相关。

我国目前没有明文规定医师在用药的过程中是按照药品的说明书还是药典来用药。一种观点认为药典在医师用药规范中应该处于最高的法律地位，当说明书与《中国药典》出现不一致时，原则上应以《中国药典》为准。举这方面的一个例子，北京某医院发生过一起医疗纠纷，医师按照药物的使用说明给患者用药，结果患者在用药后突然死亡。经调查发现，在相关药典中，记录该药物有一个极少发生的副作用，而说明书中并没有相关说明，结果为医师的责任。一般药典中有记录的就应该按照药典的要求来用药；如果药典没有收录，就要按照药品的说明书来用药，药品说明书虽然内容有限，但按照要求应该把所有药物使用中应注意的事项全部包含进去。《药品说明书和标签管理规定》第十四条规定“药品说明书应当充分包含药品不良反应信息，详细注明药品不良反应。药品生产企业未根据药品上市后的安全性、有效性情况及时修改说明书或者未将药品不良反应在说明书中充分说明的，由此引起的不良后果由药品生产企业承担。”药品说明书的法律效力要弱于药典，但也有其特定的法律地位。

另一种观点认为药典的法律地位处于药品说明书之下，这里有一个典型的判例可以说明。某厂家的一种头孢类抗生素，在说明书中载明需要做皮试，但医疗机构在用药时没有按说明书的要求进行皮试，结果患者发生过敏经抢救无效死亡。医院辩护理由就是药典没有规定头孢菌素类抗生素使用前需做皮试，法院判决时采信了控方证据——药品说明书。

考虑到用药安全性问题，可以在处方点评中按照要求严格的一方为准，避免法律纠纷。一般在因药物使用引起的医疗纠纷鉴定中，主要以药典、药物指南、药物说明书来界定医院用药是否有误。在临床医师用药过程中通常会参考世界上通用的药物指南来用药，各种成文的用药方法都有时效性的缺点，不能单纯的以一种“金标准”来规定临床用药，要结合药典、药物使用说明书和相关指南以及相关药物的权威教科书来指导临床用药，处方点评过程中也应该将这几方面结合起来。

四、处方点评的工作方法

处方点评工作实际上是对医师用药、患者用药合理性的控制，分为前馈控制、同期控制和反馈控制。

目前各家医院采用的多为反馈控制，原卫计委《医院处方点评管理规范(试行)》中规定医院药学部门应当会同医疗管理部门，根据医院诊疗科目、科室设置、技术水平、诊疗量等实际情况，确定具体抽样方法和抽样率，其中门急诊处方的抽样率不应少于总处方量的1‰，且每月点评处方绝对数不应少于100张；病房(区)医嘱单的抽样率(按出院病历数计)不应少于1%，且每月点评出院病历绝对数不应少于30份。具体抽样方案由药学部门与医疗管理部门确定。医院药学部门成立处方点评工作小组，负责处方点评的具体工作。点评小组应当按照确定的处方抽样方法随机抽取处方，在随机抽样方法选定时一般多采用单纯随机抽样，系统抽样，分层抽样，整群抽样四种方法进行。处方抽取后按照《处方点评工作表》(附件1)对门急诊处方进行点评；病房(区)用药医嘱的点评应当以患者住院病历为依据，实施综合点评，点评表格由医院根据本院实际情况自行制订。

常用随机抽样方法介绍：

(一)单纯随机抽样(simple random sampling)

从总体Ⅳ个对象中，利用抽签或其他随机方法(如随机数字)抽取，z个，构成一个样本。在抽样前，总体中所有Ⅳ个观察单位都必须确定编号，适用于小样本抽样，是其他各种抽样方法基础。

如有1000张处方，要从中随机抽取100张进行处方点评，先将1000张处方进行确定编号，在EXCEL表中形成1～1000个数字，利用函数(RAND)生成1000个随机数，将这些随机数按照一定的顺序排列(升序或降序)，取前100个随机数，按照所对应的编号数字抽取处方，就得到100张需要点评的处方。

(二)系统抽样(systemic sampling)

按照一定顺序，机械地每隔若干单位抽取一个单位的抽样方法。样本是从总体内部的各部分的单元中抽取的，分布较均匀，代表性较好。

例如，在9000张处方总数总要抽取300张处方，9000除以300等于30，按照一定的顺序每隔30张抽取一张处方出来，一共可以抽取出300张作为需要点评的样本。

(三)分层抽样(stratified sampling)

先将总体的单位按某种特征分为若干次级总体(层),然后再从每一层内进行单纯随机抽样,组成一个样本。将所有的有处方权的医师分为主任医师、副主任医师、主治医师,再从不同级别医师处方中抽取需要的样本量。

(四)整群抽样(cluster sampling)

总体分成若干群,抽取其中部分群作为观察单位组成样本。如图示,例如全院有很多个科室,要选取某几个科室,可以用整群抽样。再在抽取出的科室中进行处方的抽取.可以用前三种方法。

三级以上医院应当逐步建立健全专项处方点评制度。专项处方点评是医院根据药事管理和药物临床应用管理的现状和存在的问题,确定点评的范围和内容,对特定的药物或特定疾病的药物(如国家基本药物、血液制品、中药注射剂、肠外营养制剂、抗菌药物、麻醉药品、辅助治疗药物、激素等临床使用及超说明书用药、肿瘤患者和围术期用药等)使用情况进行专项处方点评。对特定人群的处方点评(如孕产妇处方、儿科处方等)。这种模式控制在事后,对已出现的问题很难进行补救,可以采取前馈控制和同期控制的措施。

前馈控制是指问题发生之前的控制,是管理者最渴望采取的控制类型。采用前馈控制,首先要改变以药养医的体制,其次是医疗保险部门不能满足于只做医药费用的报销工作,要注重加强对处方的开具、报销等的监管管理。同时,还应加强医师的医德医风建设和合理用药的宣传工作。此外,由于前馈控制需要及时和准确的信息,医院还应加强信息系统的建设,利用电子处方避免处方的普通差错、规范药品用量、防止大处方。

同期控制主要是药学人员对不合格处方进行即时监管,即处方或医嘱确认前的审核阶段。处方点评工作应坚持科学、公正、务实的原则。要有完整的书面记录,并要坚持客观、准确的原则;每次处方点评后应有小结,至少每年应进行一次较全面的总结;对不规范处方和不合理用药情况,应由医疗管理部门通知当事人和所在临床科室或药学部门。医院应探索建立和利用电子信息处方点评系统,逐步实现处方点评自动化,这是处方点评的发展方向,各医院应充分重视,逐步实现与医院信息系统的联网与信息共享。

五、处方点评的内容

(一)处方标准

根据《处方管理办法》,处方是由注册的执业医师和执业助理医师在诊疗活动中为患者开具的、由药学专业技术人员审核、调配、核对,并作为发药凭证的医疗用药的医疗文书。经注册的执业医师在执业地点取得相应的处方权后,根据医疗、预防、保健需要,按照诊疗规范、药品说明书中的药品适应证、药理作用、用法、用量、禁忌、不良反应和注意事项等开具处方。包括了三个方面:前记、正文、后记。

(1)处方前记包括医疗机构名称、费别、患者姓名、性别、年龄、门诊或住院病历号,科别或病区和床位号、临床诊断、开具日期等。可添列特殊要求的项目。麻醉药品和第一类精神药品处方还应当包括患者身份证明编号,代办人姓名、身份证明编号。

(2)处方正文以 Rp 或 R(拉丁文 Recipe"请取"的缩写)标示，分列药品名称、剂型、规格、数量、用法用量。

(3)处方后记包括医师签名或者加盖专用签章，药品金额以及审核、调配，核对、发药药师签名或者加盖专用签章。

处方颜色：普通处方的印刷用纸为白色；急诊处方印刷用纸为淡黄色，右上角标注"急诊"；儿科处方印刷用纸为淡绿色，右上角标注"儿科"；麻醉药品和第一类精神药品处方印刷用纸为淡红色，右上角标注"麻、精一"；第二类精神药品处方印刷用纸为白色，右上角标注"精二"。

(二)处方点评

处方点评主要从规范性和合理性两个方面来展开。合理性包括用药的安全性、有效性、经济性、适当性四大基本原则。点评结果分为合理处方和不合理处方。不合理处方包括不规范处方、用药不适宜处方及超常处方。

1.不规范处方

(1)处方的前记、正文、后记内容缺项，书写不规范或者字迹难以辨认的：前记：包括医疗机构名称、费别、患者姓名、性别、年龄、门诊或住院病历号，科别或病区和床位号、临床诊断、开具日期等。可添加特殊要求的项目：麻醉药品和第一类精神药品处方还应当包括患者身份证明编号，代办人姓名、身份证明编号；正文：以 Rp 或 R(拉丁文 Recipe"请取"的缩写)标示，分列药品名称、剂型、规格、数量、用法用量。画一道斜线以示处方完毕；后记：医师签名或者加盖专用签章，药品金额以及审核、调配，核对、发药药师签名或者加盖专用签章。书写不规范或者字迹难以辨认是指书写位置与格式不对应，字迹经两位经办人不能准确识别。

(2)医师签名、签章不规范或者与签名、签章的留样不一致的：医师应当在注册的医疗机构签名留样或者专用签章备案后，方可开具处方，签名或签章式样改变应重新备案。

(3)药师未对处方进行适宜性审核的(处方后记的审核、调配、核对、发药栏目无审核调配药师及核对发药药师签名，或者单人值班调剂未执行双签名规定)：具有药师以上专业技术职务任职资格的人员负责处方审核、评估、核对、发药以及安全用药指导。在执业的医疗机构取得处方调剂资格的药师签名或者专用签章式样应当在本机构留样备查，且处方后记审核等对应项药师签名或签章与备查留样一致，不能有缺项。

适宜性审核内容包括：规定必须做皮试的药品，处方医师是否注明过敏试验及结果的判定；处方用药与临床诊断的相符性；剂量、用法的正确性；选用剂型与给药途径的合理性；是否有重复给药现象；是否有潜在临床意义的药物相互作用和配伍禁忌；其他用药不适宜情况。

(4)新生儿、婴幼儿处方未写明日、月龄的：根据《儿科学》第 7 版教材，新生儿期是指出生到生后 28 天；婴儿期是指生后至 1 周岁，包括新生儿期；幼儿期是指 1 岁至 3 岁。体质弱、体重轻的要求写明体重。具体写法如表 6-1 所示。

表 6-1 新生儿、婴幼儿年龄处方表示

年龄时间分段	处方表示	举例
从出生到 1 个月	日龄	16 天
大于 1 个月、小于 12 个月	月龄	6 个月
大于 1 岁、小于 3 岁	年龄＋月龄	2 岁 5 个月

(5)西药、中成药与中药饮片未分别开具处方的：西药和中成药可以分别开具处方，也可以开具一张处方；中药饮片应单独开具处方。

(6)未使用药品规范名称开具处方的：药品名称应当使用规范的中文名称书写，即药品通用名称、新活性化合物的专利药品名称和复方制剂药品名称；可以使用由原卫计委公布的药品习惯名称。没有中文名称的可以使用规范的英文名称书写；拉丁文不再使用，不准使用自行编制的药品中、英文缩写或者代号；医疗机构制剂的名称必须与批准的名称一致。

(7)药品的剂量、规格、数量、单位等书写不规范或不清楚的：药品剂量与数量用阿拉伯数字书写，剂量应当使用法定剂量单位：重量以克(g)、毫克(mg)、微克(μg)、纳克(ng)为单位；容量以升(L)、毫升(ml)为单位；国际单位(IU)、单位(U)；中药饮片以克(g)为单位。

各制剂书写单位：片剂、丸剂、胶囊剂、颗粒剂分别以片、丸、粒、袋为单位；溶液剂以支、瓶为单位；软膏及乳膏剂以支、盒为单位；注射剂以支、瓶为单位，应当注明含量；中药饮片以剂为单位。

剂量规格：重量单位以克(g)为单位时，克(g)可以省略，直接写成 0.1、0.5 即可，其他单位必须写明；"0.5mg"避免写成".5mg"，小数点后不应出现拖尾的 0(如 5.0mg)。

包装规格：依药品包装，但不宜写"一瓶、一盒"。

(8)用法、用量使用"遵医嘱""自用"等含糊不清字句的：药品用法可用规范的中文、英文、拉丁文或者缩写体书写，但不得使用"遵医嘱…自用"等含糊不清字句；用法、用量必须明确、具体，否则药师发药时无法作准确的用药交代，也无法纠正处方可能出现的用法、用量失误，不符合法规要求。

(9)处方修改未签名和注明修改日期，或药品超剂量使用未注明原因和再次签名的：处方如需修改，应当在修改处签名并注明修改日期；药品用法用量应当按照药品说明书规定的常规用法用量使用，特殊情况需要超剂量使用时，应当注明原因并再次签名，尤其是用药剂量差异大时，如肿瘤化疗、激素冲击疗法等。

(10)开具处方未写临床诊断或临床诊断书写不全的：临床诊断是指医师给患者检查疾病，并对患者疾病的病因、发病机制做出分类鉴别，以此作为制订治疗方案的方法和途径。除特殊情况外，应当注明临床诊断，"特殊情况"是指注明临床诊断对个别患者治疗造成不利，或涉及患者隐私的，医疗机构应当遵循安全、有效、经济的合理用药原则，尊重患者对药品使用的知情权和隐私权。

(11)单张门急诊处方超过五种药品的：①开具西药、中成药处方，每一种药品应当另起一行,每张处方不得超过5种药品;②输液溶媒及药品均分别计数,中药饮片不受此限制;③一般门诊处方用药应避免不合理使用大处方;④对少数患有多种疾病,或个别危重患者等特殊情况超过五种者,医师应注明原因,并再次签名。

(12)无特殊情况下,门诊处方超过7日用量,急诊处方超过3日用量,慢性病、老年病或特殊情况下需要适当延长处方用量未注明理由的:慢性病、老年病一般指需要长期或较长时间服药,期间不需要检测检查,如糖尿病、高血压等;特殊情况是指行动不便患者、肿瘤患者的辅助用药,外地患者当地无此药等,一般以不超过30日用药为限;处方天数原则为必须充分评估病情稳定性及所用药品的适宜性,抗菌药物(抗结核药除外)及特殊管理药品不宜延长处方量。

(13)开具麻醉药品、精神药品、医疗用毒性药品、放射性药品等特殊管理药品处方未执行国家有关规定的,具体规定如下:①药师经培训、考核合格后取得合格后取得麻醉药品和第一类精神药品调剂资格。②医师应当按照原卫计委制定的麻醉药品和精神药品临床应用指导原则,开具麻醉药品、第一类精神药品处方。③门(急)诊癌症疼痛患者和中、重度慢性疼痛患者需长期使用麻醉药品和第一类精神药品的,首诊医师应当亲自诊查患者,建立相应的病历,要求其签署《知情同意书》;病历中应当留存下列材料复印件:二级以上医院开具的诊断证明;患者户籍簿、身份证或者其他相关有效身份证明文件。④除需长期使用麻醉药品和第一类精神药品的门(急)诊癌症疼痛患者和中、重度慢性疼痛患者外,麻醉药品注射剂仅限于医疗机构内使用。⑤为门(急)诊患者开具的麻醉药品注射剂,每张处方为一次常用量;控缓释制剂,每张处方不得超过7日常用量;其他剂型,每张处方不得超过3日常用量;第一类精神药品注射剂,每张处方为一次常用量;控缓释制剂,每张处方不得超过7日常用量;其他剂型,每张处方不得超过3日常用量。哌甲酯用于治疗儿童多动症时,每张处方不得超过15日常用量;第二类精神药品一般每张处方不得超过7日常用量;对于慢性病或某些特殊情况的患者,处方用量可以适当延长,医师应当注明理由。⑥为门(急)诊癌症疼痛患者和中、重度慢性疼痛患者开具的麻醉药品、第一类精神药品注射剂,每张处方不得超过3日常用量;控缓释制剂,每张处方不得超过15日常用量;其他剂型,每张处方不得超过7日常用量。⑦为住院患者开具的麻醉药品和第一类精神药品处方应当逐日开具,每张处方为1日常用量;对于需要特别加强管制的麻醉药品,盐酸二氢埃托啡处方为一次常用量,仅限于二级以上医院内使用;盐酸哌替啶处方为一次常用量,仅限于医疗机构内使用。医疗机构应当要求长期使用麻醉药品和第一类精神药品的门(急)诊癌症患者和中、重度慢性疼痛患者,每3个月复诊或者随诊一次。⑧癌痛患者确需使用吗啡制剂时,可由医师根据病情需要和耐受情况决定其吗啡制剂的使用剂量。

(14)医师未按照抗菌药物临床应用管理规定开具抗菌药物处方的:按照抗菌药物分级管理办法及权限,未履行规定程序,存在越权使用抗菌药物情况。具体内容参见《抗菌药物临床应用指导原则》《关于抗菌药物临床应用管理有关问题的通知》(38号文件)。

(15)中药饮片处方药物未按照"君、臣、佐、使"的顺序排列,或未按要求标注药物调剂、煎煮等特殊要求的:中药处方包括中药饮片处方、中成药(含医疗机构中药制剂,下同)处方,饮片与中成药应当分别单独开具处方。中药饮片处方的书写,一般应当按照"君、臣、佐、使"的顺序排列。调剂、煎煮的特殊要求注明在药品右上方，并加括号，如包煎、先煎、后下等。对饮片的产地、炮制有特殊要求的，应当在药品名称之前写明。中医诊断，包括病名和证型（病名不明确的可不写病名）；有配伍禁忌和超剂量使用时，应当在药品上方再次签名；处方用法用量紧随剂数之后，包括每日剂量、采用剂型（水煎煮、酒泡、打粉、制丸、装胶囊等）、每剂分几次服用、用药方法（内服、外用等）、服用要求（温服、凉服、顿服、慢服、饭前服、饭后服、空腹服等）等内容，例如："每日1剂，水煎400ml，分早晚两次空腹温服"。

2.用药不适宜处方

（1）适应证不适宜（无用药指征）：适应证是指药物根据其用途，采用准确的表述方式，明确用于预防、治疗、诊断、缓解或者辅助治疗某种疾病或者症状。在制订治疗方案和开具处方时，药物的适应证应与患者病理、病因、病情、临床诊断相符合。适应证不适宜主要指开具处方中药品的【适应证】

或【功能主治】

或【作用与用途】

与临床诊断或病情不符。

用药有指征是指选择使用药物的适应证要与患者疾病的诊断、临床表现以及预防用药的目的相符合（不包括科研用药），它是临床用药所遵循的基本原则之一。没有用药指征而盲目使用药物的情况在临床上多见（尤以抗菌药物最为严重）。一般来说，由于门诊处方的疾病诊断信息大多不全，而且手写门诊病历一般由患者自己保管，因此，此项多用于点评住院用药医嘱或具有完整可查阅的门诊电子病历的电子处方。而对于点评门诊手写处方，则需要结合门诊病历、处方以及当场咨询医师和患者的情况而进行。

（2）遴选的药品不适宜：药物选用适宜是指选用的药物要根据患者所患疾病、患者的自身综合情况以及药物的特征等综合因素选择最适合患者个体的针对性强的药物。选择的药物既能有效解决或缓解患者的疾病，又能将副作用和药物不良反应降低到最小。"选用的药品不适宜"是指患者有使用某类药物的指征，但选用的药物相对于老年、儿童、孕妇等特殊人群，以及肝、肾功能不全的某些患者，存有潜在的不良反应或安全隐患等情况，包括以下几种情况：①处方开具药品是特殊人群如妊娠期妇女、哺乳期妇女和儿童需要禁忌使用的；②老年患者（代谢功能减退的）及肝肾功能不全者；③药品选择与患者性别、年龄不符；④患者有药物过敏史或患者有药物禁忌的疾病史；⑤处方药品与患者疾病轻重程度不符；⑥药品浓度和溶媒选择不适宜。

（3）药品剂型或给药途径不适宜：①药品剂型不适宜：鼻炎用喷鼻剂开成哮喘用粉吸入剂；妇科用栓剂开成皮肤用软膏剂；滴眼剂开成滴耳剂；鼻饲患者开缓控释制剂。②给药途径不适宜：只能静脉注射的药物开成肌内注射；外用药品用法写为口服；肌内注射药品开成静脉注射；注射药物作为外用冲洗药，但给药途径写注射。

（4）无正当理由不首选国家基本药物："无正当理由"可理解为缺乏最新的治疗指南推荐、缺乏相应的药物治疗学基础及循证医学证据等情况。基本药物是适应基本医疗卫生需求，剂型适宜，价格合理，能够保障供应，公众可公平获得的药品，包括国家基本药物目录和各个省的基本药物目录。国家基本药物目录包括基层医疗卫生机构配备使用部分和其他医疗机构配备使用部分。2012 年版《国家基本药物目录》中化学药品和生物制品共 317 个品种，主要依据临床药理学分类；中成药共 203 个品种，主要依据功能分类。各个省的基本药物目录在国家基本药物目录的基础上进行增补。

(5)用法、用量不适宜：正确的用法用量是指药物使用的剂量、给药次数、给药途径、给药浓度和疗程既能达到应有的疗效，又能避免发生不必要的不良反应。

处方开具药品的用法、用量与药品监督管理部门批准的该药品说明书不符，包括以下几种情况：①给药疗程过长或不足；②给药次数不正确是指两次用药的时间间隔不正确，使用频率过低或过高；③每次或每天用药剂量过大或不足；④不同适应证用法用量不适宜；⑤给药浓度不正确是指液体制剂没有按规定的浓度配制给药或静脉滴速不正确；⑥给药途径不正确是指由于选择的用药方式达不到用药的目的或加大了用药风险的发生，其中最突出的是过度使用静脉给药的现象；⑦手术预防用药时机不适宜；⑧特殊原因需要调整用量而未调整用量的。

(6)联合用药不适宜：联合用药是指在疾病的治疗过程中，只用一种药物治疗难以奏效，而需同时使用两种或两种以上的药物，以达到提高疗效、减少药物不良反应发生以及控制多种疾病的目的。联合用药的指征主要有：①单用一种药物不能很好地控制疾病，为了增强药物的疗效而联合应用具有协同作用的药物；②为了减轻药物的不良反应或克服耐药性而需采用联合用药的方法达到目的。不恰当的联合用药主要有三方面。一是没有联合用药指征。二是没有明显协同作用的药物无意义多联使用，包括作用机制、功效以及受体相同的同一类别活性成分的不同制剂同时使用；中成药具有处方相近、功能主治相同的不同制剂同时使用等。三是联合用药出现配伍禁忌(体外)或相互作用拮抗(体内)，使得疗效降低或不良反应增加，有些甚至出现毒性反应等。

避免联合使用的情况：①产生拮抗作用的药物联合使用，如中药麻黄及含麻黄碱的中成药，如止咳喘膏、通宣理肺丸、防风通圣丸、大活络丸、人参再造丸等有拟肾上腺素作用，具有兴奋受体和收缩周围血管的作用，与复方降压片、帕吉林等降压药同时服用，会产生明显的拮抗作用，使其作用减弱，疗效降低，甚至使血压失去控制，严重者可加重高血压病患者的病情。②联用后加重药物不良反应的，如鹿茸、甘草具有糖皮质激素样成分，与刺激胃黏膜的阿司匹林等水杨酸衍生物合用，可诱发消化道溃疡；板蓝根、穿心莲及鱼腥草注射液、鹿茸精注射液等与青霉素 G 配伍，会增加过敏的危险。③联用后减弱药物治疗作用的，中成药牛黄解毒片(丸)、麻仁丸、七厘散等不宜与口服的红霉素、士的宁、利福平等同用，因为鞣质具有吸附作用，使这些西药透过生物膜的吸收量减少。含有果胶类药物，如六味地黄丸、人参归脾丸、山茱萸等不宜与林可霉素同服，同服后可使林可霉素的透膜吸收减少 90%。④不需联合用药而采用联合用药的情况。

(7)重复给药：重复用药的常见情况有：同一种药物重复使用，如：成分相同但商品名或剂型不同的药物合用，单一成分及含有该成分的复方制剂合用；药理作用相同的药物重复使用，如非甾体消炎药的联合使用;同类药物,相同作用机制的药物合用。

(8)有配伍禁忌或者不良相互作用:配伍禁忌是指两种或两种以上药物联合使用时发生的可见或不可见的物理或化学变化,如出现沉淀或变色,导致药物疗效降低;不良相互作用是借助于机体的因素,包括药物的吸收、分布、代谢和排泄相关的酶、转运蛋白,以及受体等因素,导致的药效减弱或毒副作用增强,常以药物不良反应的形式表现出来。常见情况有:药物配伍使用时,能发生浑浊、沉淀、产生气体及变色等外观异常的现象等理化反应的;药品配伍使副作用或毒性增强,引起严重不良反应;药品配伍使治疗作用过度增强,超出了机体所能耐受的能力,也可引起不良反应,乃至危害患者等;药品配伍使治疗作用减弱或药品的稳定性降低。

(9)上述点评细则以外的其他用药不适宜情况。

3.超常处方

超常处方一般包括四种情况:无适应证用药;无正当理由开具高价药的;无正当理由超说明书用药的;无正当理由为同一患者同时开具 2 种以上药理作用相同药物的。

(1)无适应证用药:即无用药指征而开具处方使用药物的现象,其实质是“滥用药物”;患者疾病无用药需求。

(2)无正当理由开具高价药:一般要求处方用药应优先使用国家基本药物。“高价药品”是使用药品的价格相对基本医疗用药而言价格昂贵的药品,特别是药物经济学评价中效益/风险比值差的药品;其他处方药品品种多、数量大等情况;人情方和严重用药不当。

(3)无正当理由超说明书用药:超说明书用药是指适应证、给药方法或剂量在国家食品药品管理总局(SFDA)批准的药品说明书之外的用法。超说明书用药是临床用药的现实情况,应建立专门管理制度,履行管理程序。

(4)无正当理由为同一患者同时开具 2 种以上药理作用相同药物:同一处方开具药理作用相同的药物,如非甾体抗炎、同类抗菌药物等;不同就诊科室为同一患者开具 2 种以上药理作用相同药物情况。

4.其他处方点评结果

(1)出现药物不良反应而未及时处理:药品不良反应是指合格的药品在正常的用法、用量情况下出现的与用药目的无关的有害反应。当用药出现了患者不能耐受甚至是脏器功能损伤的药物不良反应时要及时停药并进行相应处理。出现了药物不良反应而未及时停药也属不合理用药,其主要原因是由于医师对药物不良反应认识不足,未能及时判断出药物不良反应,有的与原发病相混淆,从而造成药物的持续伤害。

(2)药物的使用不符合经济性原则:药物经济性的原则是指药物的选择除了遵照安全、有效的基本原则以外,还应当顾及经济效益,即选择成本效果最好的药物,以减轻患者的经济负担和节约有限的卫生资源,它也是合理用药的基本原则之一。目前在临床用药中不少医师选择药物时不考虑药物的经济性问题,盲目使用价格昂贵的药品,这也是目前医疗卫生体制下比较突出的不合理用药现象之一。

(3)与用药相关的检查不完善:完善与用药相关的检查是指有些用药方案的正确选择必须

要有一些相关的检查结果作支持。与用药相关的检查一般分成两大部分：一部分是检查（或检验）结果可作为合理选用药物的有效依据，另一部分是检查（或检验）结果可用来监测药物不良反应的发生，特别是易引起人体功能或结构损伤的严重药物不良反应的发生。完善与用药相关的检查是保证安全用药的重要内容。

六、中药处方点评与中药临床药学的关系

原卫计委和国家中医药管理局于 2002 年 1 月 21 日颁布了《医疗机构药事管理暂行规定》明确提出要逐步建立临床药师制，但目前真正能胜任临床药学这项工作、满足医疗需求的药师少之又少，这就需要各医疗机构努力，培养自己的临床药师。而处方点评可使药师不断地实践和学习，不仅在药物学方面得到很大的提高，而且可以学习和充实临床基础知识，还可以培养药师阅读和理解病历、检验和检查报告的能力，以及与临床医师沟通的能力。处方点评就是临床药学中的用药评估。处方点评制是将用药评估反馈给临床医师的系列方式以及作为医师用药质量考评的主要内容，因此，处方点评是临床药学的其中一部分工作，可以让临床药师不断提高业务技术能力。

中药处方点评工作作为中药临床药学工作的一部分，药师深入临床是处方点评工作的基础，中药临床药师只有在开展了相关的中药临床药学工作，如：每天下临床与医师一起参与查房，与医师和患者及时沟通，收集与用药相关的临床指征，参与药物治疗工作，与医师一起制订用药方案并追踪用药疗效等，才能做到点评到位，才能体现对不合理用药的及时干预性，才能起到指导、促进医师合理用药的作用，否则就会出现点评与干预相脱离的现象。

中药处方点评，作为对不合理用药进行干预的一种方法，对于保证中药临床应用的安全性、有效性、经济性具有重要的作用，我们应当予以重视。中药处方点评工作是适合于所有医院特别是基层医院开展的中药临床药学工作，建议开展中药临床药学工作从开展中药处方点评工作开始。

第三节　中药处方点评

目前中药、中成药临床应用中存在的不合理应用问题与西药相比有过之而无不及。主要原因是对中药、中成药的安全性认识不足导致临床应用中存在不合理问题，药不对症、不合理配伍、超剂量使用、超时间使用等。《三甲中医医院评审细则（征求意见稿）》要求定期开展中药处方评价工作，规范处方（用药医嘱）开具、抄录、审核、调配、核发、用药交代等行为，此项为 5 分，未开展不得分。开展中药的处方点评工作是十分必要的，也是医院中药工作者迫在眉睫的重要任务。

一、中药处方点评实施要点

（一）点评用药是否符合辨证施治的原则

辨证施治是中医认识疾病和治疗疾病的基本原则，它贯穿于中医治疗疾病的全过程以及

各个方面。中药是以中医药理论为基础发展而来，辨证施治是中医学特色的集中体现，是中医临床医学的精髓，是临床应用中药的根据。因此，要合理使用中药，必须辨证，体现中医辨证用药的特点。中药品种繁多，有些名称相似，而实际成分、功效却不同，主治病症也有很大的差异。我们必须在充分掌握中成药本身的组成、功效和适用疾病特点的基础上才能在辨证的指导下做到对症用药，收到好的治疗效果。例如：南柴胡的解热作用比北柴胡效果好，而北柴胡治疗肝炎的作用好，有明显降低血清转氨酶的作用，其效果明显优于南柴胡。两种柴胡降低肝脏过氧化脂质(LPO)的作用则基本相似。所以用于治疗感冒时，尽可能选用南柴胡，而且煎煮时间应适当短一些(因为柴胡中的挥发油煎煮时易丢失)。用于治疗肝炎时就该用北柴胡，煎煮时间应适当长一些(因为柴胡皂苷较难溶于水)。这样既能减少有效成分的丢失，又能够提高疗效。而银柴胡则是清虚热药，主要用于治疗阴虚发热、骨蒸劳热、小儿疳热等症。

中成药的使用也要求对证，同一病种，证型不同，用药不同即为同病异治；不同的疾病，证候相同，用药相同即为异病同治。例如：对于感冒，中医可以分为风寒型感冒和风热型感冒。风寒型感冒应该选用风寒感冒颗粒、荆防颗粒、扑感片、伤风感冒颗粒等具有疏风散寒作用的中成药。而风热型感冒选用银翘解毒片、桑菊感冒片、风热感冒颗粒、银柴颗粒等具有疏风清热作用的中成药。咳嗽分为寒咳和热咳。外感风寒的咳嗽宜选用杏苏散、半夏止咳糖浆、桂龙咳喘宁胶囊等；外感风热的咳嗽宜选用桑菊饮、川贝枇杷露、蛇胆川贝液等。若不是对证使用药物，则会加重病情。

冠状动脉粥样硬化性心脏病(简称冠心病)是中老年人的常见病和多发病，近年来，随着人民生活水平的提高，冠心病在我国的患病率呈逐年上升的趋势，已成为威胁人类生命的第一杀手。采用中成药治疗取得了显著疗效，但目前治疗冠心病的中成药有很多，要辨证选用(表3-2)。

表3-2　治疗冠心病中成药的辨证应用

冠心病症状分型	治则	用药
寒凝心脉	治宜温通开窍	药选冠心苏合滴丸、苏合香丸
心血瘀阻	治宜活血化瘀，通脉止痛	药选速效救心丸、血府逐瘀胶囊、复方丹参滴丸(片)、地奥心血康胶囊、银杏叶片(胶囊)等
痰浊痹阻	治宜通阳泄浊，豁痰开窍	药选心通口服液
心气不足	治宜益气活血	药选通心络胶囊、补心气口服液、舒心口服液、麝香保心丸等
心阳不振	治宜补益阳气，温振心阳	药选心宝丸
心阴亏损	治宜滋阴养心，活血通脉	药选滋心阴口服液
气阴两虚	治宜益气养阴，活血通络	药选稳心颗粒、生脉饮(胶囊)

中药用之得当，可迅速奏效，反之，轻者浪费药品和贻误病情，重者出现药物不良反应，甚至危及患者生命。中成药能否辨证用药是直接关系到临床治疗效果和用药安全的重要问题。

针对当前使用中成药缺乏辨证用药的弊端，由原卫计委颁布实施的《全国中医医院分级管理标准》中，第一次明确提出了“辨证使用中成药率”这一概念和要求。这一规定对于正确合理使用中成药将起到非常重要的指导作用，具有深远的历史意义，必将极大地推动中成药辨证施治的进程和普及。

出现不按辨证施治原则使用中成药的主要是西医，有资料公布在临床实践中，有超过70%的中成药是由西医师开出的。因此，中成药没有按辨证施治原则使用的情况还不少，中药处方点评工作应重点关注。

(二)点评药物配伍是否合理

当应用一种药物疗效不佳时，就需要选择其他的药物进行合理的配伍。配伍是指有目的地按病情需要和药性特点，有选择地将两味以上药物配合同用。不合理配伍也称配伍禁忌，主要是指某些药物在配伍中能产生毒性或较强的副作用，或使药物疗效降低，而不能同时服用。目前有较多的药物不合理应用是配伍不当造成的，因此，开展中药处方点评工作应重视药物配伍问题。点评不合理配伍主要包括以下几个方面：

1.中药与中成药、中成药与中成药的配伍禁忌

应遵循“十八反”与“十九畏”的原则。

2.中药、中成药与西药的配伍禁忌

中西药物科学合理地配伍应用确实能提高疗效，降低药物毒副反应。但长期的临床实践及药理研究表明，有些中西药配伍应用能使药物疗效降低，毒副反应增加。中西药联用发生化学反应出现沉淀、形成络合物、螯合物、缔合物等而降低药物的吸收。我们对常见不合理联用的中西药物配伍后出现的不正常的现象、结果及配伍机制进行了总结，发现导致毒副作用增加的原因主要有5个方面的问题。

(1)两类药物毒性相类似，合并用药后出现毒副作用的同类相加。如地榆、虎杖、五倍子等含鞣质的中药与四环素、利福平等西药，两者均有肝毒性，可引起药物性肝炎。

(2)中西药联用后产生有毒的化合物。雄黄、信石等含砷中药及制剂，如含有雄黄的中成药牛黄解毒丸、六神丸等与硝酸盐、硫酸盐同服，在体内砷能被氧化成有毒的三氧化二砷，可引起砷中毒。

(3)中药能增加西药的毒副作用。如杏仁、桃仁、白果等含氰苷的中药可加重麻醉、镇静止咳药，如硫喷妥钠、可待因等呼吸中枢抑制作用，使副作用增加，严重的可使患者死于呼吸衰竭；麻黄，含钙离子的矿物药，如石膏、海螵蛸等能兴奋心肌加快心率，增强心脏对强心苷类药物的敏感性，从而增加对心脏的毒性。

(4)中西药联用后加重或诱发并发症，诱发药源性疾病及过敏反应。鹿茸、甘草具有糖皮质激素样成分，与刺激胃黏膜的阿司匹林等水杨酸衍生物合用，可诱发消化道溃疡；板蓝根、穿心莲及鱼腥草注射液、鹿茸精注射液等与青霉素G配伍，会增加过敏的危险。

(5)改变体内某些介质成分含量或环境也能增加毒副作用。某些中药能促进单胺类神经介质的释放，与单胺氧化酶抑制剂合用可使毒副作用增强，严重时可致高血压危象。如麻黄、

中药酒剂与呋喃唑酮、格列本脲、甲硝唑等；含钾离子高的中药，如萹蓄、金钱草、丝瓜络等与留钾利尿药螺内酯、氨苯蝶啶等合用可引起高钾血症；含有机酸类中药山楂、乌梅、五味子等能酸化体内环境，与磺胺类药合用可降低其溶解度而在尿中析出结晶，引起血尿；与呋喃妥因、阿司匹林、吲哚美辛等联用可增加后者在肾脏的吸收而加重对肾脏的毒性。

3.含西药成分的中成药与西药的配伍禁忌

含西药成分的中成药不宜与相同的西药联用，否则会加重不良反应。例如消渴丸中含格列本脲，不宜与其他磺胺类药物合用。与下列药物合用，可增加低血糖的发生：治疗痛风的丙磺舒、别嘌醇，乙醇，H2 受体阻断剂（西咪替丁、雷尼替丁）、氯霉素，抗真菌药咪康唑，抗凝药，水杨酸盐、贝特类降血脂药，胍乙啶、单胺氧化酶抑制剂、奎尼丁，胰岛素、二甲双胍、阿卡波糖、胰岛素增敏剂，β 肾上腺受体阻断剂等。与糖皮质激素、雌激素、噻嗪类利尿剂、苯妥英钠、利福平，β 肾上腺受体阻断剂等药物配伍使用，可增加高血糖的发生。三九感冒灵颗粒、扑感片、速感康胶囊、维 C 银翘片、感冒清、感冒灵、抗感灵、强力感冒片等中含有对乙酰氨基酚，应避免和泰诺林缓释片、氨酚待因片、泰诺、散利痛片、白加黑片、日夜百服宁、对乙酰氨基酚片等含有对乙酰氨基酚的西药合用。在我国批准注册的中成药中，有二百多种是中西药复方制剂，即含有化学药的中成药。中西药复方制剂的合理使用已成为当前必须重视的一个合理用药问题。临床医师、药师及患者必须在充分了解含西药成分的中成药的组方特点的基础上才能做到合理使用。

4.点评是否超剂量用药

剂量是指药物的用量，包括一般指汤剂处方中每一个单位药饮片成人内服一日用量；指方剂中各药物的相对剂量比例；指制剂的实际服用量。要做到合理用药就应根据中成药的特点和所治疾病的病情及患者的个体差异等具体情况严格控制药物使用的剂量，超剂量使用都会导致不良反应的发生。

中成药的剂量与临床疗效紧密相关。如果用药剂量不足，其药物中有效物质的生物利用度不能达到有效状态，就不能达到治疗效果。如果中成药用药剂量过大，也可能对患者身体造成伤害。特别是有些中成药组方含有药性比较峻猛的药物，用量过大，就会克伐人体正气。如有资料提到的华南农业大学的一位学生因超量服用云南白药中毒所致死亡的案例。云南白药药品使用说明书明确载明：每次 0.25～0.5g，每日 3～4 次，而患者 10 小时之内服用云南白药 11g，属于严重超剂量使用。云南白药中含有乌头碱类生物碱成分。含有乌头碱成分的药材在炮制前后毒性的变化与双酯型乌头碱的含量有密切关系、毒性完全不同。通过炮制，乌头碱水煎成乌头次碱并进一步水解成苯甲酸乌头原碱，可使毒性极大降低。云南白药通过独特的炮制、生产工艺，在加工过程中，已使乌头碱物质的毒性得以消解或减弱。剂量多大毒性成分的含量也会增大。

所以，中成药服用剂量应按规定服用。即使疗效不明显，需要调整剂量，也要在医嘱指导下服用，不可自行随意增减剂量，尤其对那些含有毒性或药性峻烈的药物更应如此。目前，临床上中成药超剂量使用的现象是比较常见的，所以，点评是否超剂量用药是中药处方点评工作中的重点。

5.点评是否超时间用药

对于药物的使用时间也要根据中成药的特点和所治疾病的病情及患者的个体差异等具体情况严格制订合理的疗程。中医治病是很重视“合理的疗程”，中医理论自古以来强调用药物治病应“中病即止”。《素问·五常政大论》中说：“大毒治病，十去其六；常毒治病，十去其七；小毒治病，十去其八；无毒治病，十去其九。”例如震惊中外的马兜铃酸事件就是服药时间不当造成的。比利时中毒的患者错服广防己平均时间长达12个月。国内有报道有患者长年服用如龙胆泻肝丸，最长20余年。国内外的药理试验用量均超过《中国药典》用量的20～50倍，药理研究表明导致肾衰竭的主要成分是马兜铃酸，该成分在人体内具有蓄积毒性，只有在大量长期服用时才可引起肾功能衰竭尿毒症的出现。

还有很多的中成药含有一些成分如砷、汞、铅等重金属等，并不产生急性中毒症状，而是通过长期用药后产生蓄积作用，当在体内蓄积到一定的剂量后就会对人体产生毒副作用，所以应用中成药应控制合理的疗程，不可长期服用。因此，点评中药处方是否有超时应用，对于确保中药的安全合理使用具有重要意义。

6.点评是否超禁忌用药

(1)点评证候禁忌用药：证候禁忌是指某类或某种中药不适用于某类或某种证候，在使用时应予以避忌的，又名病证禁忌。如体虚多汗者，忌用发汗药，以免加重出汗而伤阴津；阳虚里寒者，忌用寒凉药，以免再伤阳生寒；阴虚内热者，慎用苦寒清热药，以免苦燥伤阴；脾胃虚寒、大便稀溏者，忌用苦寒或泻下药，以免再伤脾胃；阴虚津亏者，忌用淡渗利湿药，以免加重津液的耗伤；火热内炽和阴虚火旺者，忌用温热药，以免助热伤阴；妇女月经过多及崩漏者，忌用破血逐瘀之品，以免加重出血；脱证神昏者，忌用香窜的开窍药，以免耗气伤正；邪实而正不虚者，忌用补虚药，以免闭门留邪；表邪未解者，忌用固表止汗药，以免妨碍发汗解表；湿热泻痢者，忌用涩肠止泻药，以免妨碍清热解毒、燥湿止痢。又如体虚多汗者忌用发汗力较强的麻黄；虚喘、高血压及失眠患者，慎用麻黄；湿盛胀满、水肿者，忌用甘草；麻疹已透及阴虚火旺者，忌用升麻；有肝功能障碍者，忌用黄药子；肾病患者，忌用马兜铃；授乳期妇女不宜大量使用麦芽等等。

对于中成药的使用也要根据证候用药，如安宫牛黄丸药品说明书中功能清热解毒，豁痰开窍，属于凉开宣窍、醒神救急之品，主治中风、热厥、小儿急惊风，用于心肝有热、风痰阻窍所致的高热烦躁，面赤气粗，舌绛脉数，两拳紧握，牙关紧闭的热闭神昏证；若见面青身凉，苔白脉迟，属于寒闭神昏者，则应禁用本药，应选用温通开窍的苏合香丸。半夏止咳糖浆、桂龙咳喘宁胶囊主治风寒感冒咳嗽，对于肺热咳嗽、痰黄黏稠者不宜应用；而蛇胆川贝胶囊、川贝枇杷露、复方枇杷膏主治风热或肺热咳嗽，对于寒证亦不适用。荆防颗粒、扑感片、伤风感冒颗粒用于风寒感冒，禁用于风热感冒；而银翘解毒片、三金感冒片、双黄连口服液适用于风热感冒，对于风寒感冒则不适用。违反证候禁忌用药，不仅会耽误治疗，更主要的是会加重病情，因此，证候禁忌也是处方点评的重点之一。

(2)点评妊娠禁忌用药：某些中药具有损害母体及胎元以致引起堕胎的副作用，属于妊娠禁忌使用范围。根据药物对母体及胎元损害的程度不同而分为禁用药和慎用药两类。大毒的药物、引产堕胎药、破血消癥药、峻下逐水药都属于禁用药。慎用药包括通经祛瘀类、行气破滞类、辛热燥烈类、滑利通窍类等。所含上述成分的中成药也就相应被视为妊娠禁用药和妊娠慎用药。

凡禁用药妊娠期间绝对不能使用，慎用药可根据孕妇体质及病情需要审慎使用，如果病情需要，则应注意辨证准确，掌握剂量和疗程，中病即止。一般应尽量避免应用妊娠禁忌药，以免发生医疗事故。妊娠禁忌中药是中医两千多年来临床实践的归纳，是一份宝贵的遗产。关于妊娠禁忌中药的范围，除了古代有关妊娠禁忌药的歌诀中简单药名的诠释以外，很多文献中记载的内容互不统一，互有出入，尚缺乏一个公认的标准。《中国药典》是我国最高的药品质量和使用法定标准，在保证药品质量、保障人民用药安全有效等方面起着重要的、不可替代的作用，而且具有法律效力，故《中国药典》所规定的妊娠禁忌用药应严格遵守。药品说明书是指导临床用药的基础，也是具有法律效应的文件，所以《中国药典》未收载的品种，说明书上有禁忌要求的，临床应用也应遵守。

目前临床上超妊娠禁忌用药的现象时有发生，2010 年梅全喜教授曾作为医疗事故鉴定专家参加过一次鉴定：一湖南来中山打工的孕妇，怀孕 3 个多月，因患妇科炎症到中山市某医院就诊，医师处以妇科千金片内服，高锰酸钾坐浴，服药 3 天，患者出现腹痛，第 4 天流产。妇科千金片说明书清楚地记载着：孕妇忌用。患者申请医疗事故鉴定，鉴定结果自然是要医院承担责任。出了这样的事故其实我们药师是有责任的，我们的处方点评（或者说审方）工作没有开展好。

最近梅全喜教授曾接受过一广东的三甲中医医院的临床药师咨询：一个孕妇因肺肾阴虚咳嗽，医师开具百合固金汤（百合 10g，地黄 20g，麦冬 15g，玄参 8g，川贝母 10g，当归 10g，白芍 10g，桔梗 8g，甘草 10g）汤剂服用，服药 2 天，孕妇流产，引发医疗纠纷。患者家属找到一本高校中医专业教材《中医妇科学》，书中提到：百合固金汤在给孕妇服用时应将当归减量或去掉。患者此而认为是当归致使患者流产，要求追究医院的责任。他给临床药师的解释是：虽然有少数专著提到孕妇不宜应用当归，但在《中国药典》当归项下并没有载明当归是孕妇禁忌药或慎用药，而《中国药典》收载的百合固金丸也不是禁忌药或慎用药，所以，患者的主张是站不住脚的，即使患者申请医疗事故鉴定也是得不到专家的支持的。临床药师将梅教授的观点转告给患者家属后，患者家属最终放弃了原来诉求。

因此，虽然有常见的禁用、忌用及慎用的中药及中成药在各种中药专著中的记载不一致的情况出现，但我们在开展处方点评时依据的是《中国药典》、《部颁标准》及各中成药的说明书，其他教科书、专著只是作为参考。但也建议中药临床药师将专著和教科书中关于当归应减量或去掉的信息反馈给临床医师，提示在下次使用该汤剂时应当注意，尽量避免引起不必要的纠纷。

多年的经验告诉我们，违反妊娠禁忌用药的情况在临床上仍较为多见，而且其后果多较为严重，所以点评妊娠禁忌用药应作为中药处方点评工作的重中之重。

7.中药处方点评应关注特殊人群用药问题

中药及中成药在临床应用中较少关注特殊人群的情况，特别是老年人、婴幼儿及肝肾功能不全者的用药合理性较少关注，所以在中药处方点评时也应关注特殊人群的用药问题。

(1)点评老年人中药的合理使用：老年人因各脏器的组织结构和生理功能都有不同程度的退行性改变，老年人肝肾功能多有不同程度的减退或合并多器官严重疾病，因而影响了药物在体内的吸收、分布、代谢和排泄过程。因此，老年人使用某些中药要酌情减量。一般应从“最小剂量”开始。尤其对体质较弱，病情较重的患者切不可随意加药。特别是一些毒性药物，不可久服和多服。

(2)点评婴幼儿患者中药的合理使用：应围绕小儿用药的原则：①用药及时，用量宜轻；②宜用轻清之品。小儿脏气清灵，对大苦、大辛、大寒、大热、攻伐和药性猛烈的药物要慎用；③宜佐健脾和胃之品；④宜佐凉肝定惊之品；⑤不宜滥用滋补之品等进行处方点评。

(3)点评肾功能不全者中药的合理使用：肾功能不全时，药物代谢和排泄会受到影响。对于同一药物、相同剂量.肾功能正常患者使用可能是安全的，但对肾功能不全患者则可能会引起蓄积而加重肾脏损害。特别注意在品种和剂量上的选择应慎重，用药时要按肾功能损害程度递减药物剂量或延长给药间隔时间，及时监控肾功能。对于肾毒性较强的药物如雷公藤、草乌、益母草、蓖麻子、麻黄、北豆根、巴豆、土荆芥、苍耳子、斑蝥、蜈蚣、蜂毒、雄黄、朱砂以及含马兜铃酸的马兜铃、天仙藤、寻骨风等均应忌用。

(4)点评肝功能不全者中药的合理使用：肝脏是药物体内代谢的主要场所，肝功能不全者应谨慎用药，如因病情需要必须使用时，应适当减少药物剂量，密切监控肝功能，同时采取相应的保护措施。对已知有肝毒性的中药或中成药如黄药子、苍耳子、千里光、雷公藤、棉花子、艾叶、蓖麻子、苦杏仁、木薯、广豆根、北豆根、苦楝子、石榴皮、地榆、鱼胆、蟾酥、斑蝥、蜈蚣、朱砂、雄黄、密陀僧、铅丹等，应尽量避免使用。

8.点评中药注射剂的使用是否合理

为促进临床合理使用中药注射剂，2008 年，原卫计委发布了《中药注射剂的临床使用基本原则》，指出，使用中药注射剂时应做到：①选用品种严格掌握适应证，合理选择给药途径；②辨证施药，严格掌握功能主治；③严格掌握用法用量及疗程；④严禁混合配伍，谨慎联合用药；⑤用药前仔细询问过敏史，对过敏体质者慎用；⑥对老人、儿童、肝肾功能异常患者等特殊人群和初次使用中药注射剂的患者慎重使用，加强监测；⑦加强用药监护。

在实际临床治疗过程中，中药注射剂的使用主要存在着以下几个问题：剂量选择不当，过量使用；未辨证用药；联合用药方法不当；溶媒选择不适宜；操作不当引起污染；给药途径选择错误；用药监测执行不到位或未开展；用药疗程过长等问题。

为促进中药注射剂等中成药的合理使用，2010 年，国家中医药管理局发布《中成药临床应用指导原则》，制定“中成药临床应用基本原则”、“联合用药原则”、“孕妇使用中成药的原则”、“儿童使用中成药的原则”，提出“开展中成药临床应用监测、建立中成药应用点评制度”。同年，原卫计委发布《医院处方点评管理规范》(试行)，将中药注射剂纳入专项点评范畴，点评表格见附件 2、附件 3。点评中药注射剂处方，改进中药注射剂的临床使用，减少不良反应，促进合理用药。

对于中药注射剂的点评应该从以下几点进行：

(1)点评适应证或证型是否适宜：中药注射剂是现代制剂技术和中医药理论结合的产物，具有现代注射剂的优点，又在一定程度上保留着中药的特性。因此中药注射剂的使用也要遵循中医理论的指导，做到辨病与辨证相结合。若不辨证用药，仅按照现代药理学的理论来使用，不仅影响疗效，也可能增加发生不良反应的风险。

如对于发热的患者，多使用清热解毒类的中药注射剂，如果药证不符，对虽有体温升高但属中医风寒束表或风寒束肺的患者，可使患者卫阳闭束、表寒不解，反而出现寒战、发热、体温上升的情况。对于腹痛及胃肠道反应的患者，多用清热解毒类注射液，对素体阳虚或脾胃虚寒的患者使用药性寒凉的注射液，可致寒凝经脉气血、阳气受损，脾胃气机升降失调而出现腹痛、呕吐等症。而对于心悸、眩晕等患者，多用补益类注射液，对无体虚症状的患者使用补益类注射液则会出现心悸、眩晕、血压升高等不良反应。

某张处方中患者诊断为“上呼吸道感染”，处方开具了丹参注射液。丹参注射液具有活血化瘀、通脉养心功效，主要用于冠心病胸闷、心绞痛的治疗，无资料显示可用于“上呼吸道感染”的治疗。此种情况就属于无适应证用药。

(2)点评配伍是否合理：中药注射剂临床单独使用较少，多与输液及其他药物(中西)联合使用，由于中药注射液的成分复杂，与输液及其他药物配伍不当，会产生一系列变化，包括溶液的 pH 改变、澄明度变化、絮状物或沉淀出现、颜色改变及药效的协同和拮抗作用，进而影响药效，甚至产生不良反应。

复方丹参注射液与葡萄糖酐-40 葡萄糖注射液配伍 6 小时，内外观虽无明显变化，但临床上两者配伍导致的不良反应发生率较高，特别以过敏反应性休克的危害最大。与氧氟沙星、环丙沙星、甲磺酸培氟沙星、诺氟沙星等喹诺酮类药物配伍时，会立即出现浑浊，有时有絮状沉淀，有时析出结晶等。

因此，目前中药注射剂临床使用指导原则规定：所有的中药注射剂都不可以和任何其他中西药注射剂配伍使用。若一定要同时使用的，也要在二药输注之间用溶媒做冲管处理。

(3)点评用法用量是否合理

1)选用溶媒不合理：在临床使用中，中药注射液与某些溶媒稀释后常会引起溶液的 pH 改变，或发生氧化、聚合等化学反应而形成不溶性微粒，因而变态反应的发生率很高，严重时易引起过敏性休克，甚至导致死亡(表 3-3、表 3-4)。

2)单次用量过大或不足，超出允许范围：上市中成药的说明书中已明确规定使用剂量，所标剂量是按照国家研发规定严格制定的，有科学可信的试验数据支持，无论医师临床用药或患者自己购用都应按照说明书中的规定剂量用药。但是临床用药是千变万化的，由于病情轻重、病史缓急、病程长短、患者体质强弱、发病季节不同，医师可以酌情增减用量。但剂量的确定要适中，剂量过小，病重药轻达不到治疗目的；剂量过大，则损伤正气或造成不必要的浪费，总之以安全有效为目的。

表 3-3　8 种中药注射剂基本药物溶媒选择

溶媒	中药注射液	给药途径
注射用水	注射用血栓通	肌内注射
0.9%氯化钠注射液	清开灵注射液、血塞通注射液(或粉针)、脉络宁注射液	静脉滴注
	注射用血栓通(冻干)	静脉注射
葡萄糖注射液	清开灵注射液、参麦注射液、生脉注射液、血栓通注射液、注射用血栓通、血塞通注射液(或粉针)、丹参注射液、脉络宁注射液	静脉滴注

表 3-4　只能用某一种溶媒的注射剂

溶媒	中药注射液
只能用葡萄糖为溶媒	银杏叶提取物注射液、参附注射液、红花注射液、茵栀黄注射液、香丹注射液、哌克昔林注射液、消癌平注射液等
只能用 0.9%氯化钠为溶媒	复方苦参注射液、鸭胆子油乳注射液、血必净注射液、灯盏细辛注射液等

受“中药安全无毒副作用”思想的影响,临床中常出现随意加大中药注射液用量的情况。近年来报道的 41 例黄芪注射液所致不良反应中有 19 例的临床一次使用量超出说明书规定的最高剂量,占总比例数近一半。建议临床使用中药注射剂应严格按照说明书推荐剂量使用,不可随意加大剂量。在处方点评过程中应注意这一点。

3)给药频次过多或过少,超出允许范围或导致单日用量超出允许范围;

4)输注浓度不适宜:溶媒量过多或不足,导致输注浓度过低或过高;

5)滴注速度过快:根据《中华人民共和国药典》(2010 年版)规定,人每千克体重每小时最大可接受的内毒素的剂量以 EU/(kg·h)表示,注射剂是 SEU/(kg·h),放射性药品注射剂 2.5EU/(kg·h),鞘内用注射剂 0.2EU/(kg·h)。如果给药速度过快,使单位时间内进入人体的内毒素超过阈值,这样个体对细菌内毒素敏感的患者,就会发生输液反应。

关于中药注射液的输液速度一般宜控制在 40～60 滴/分,活血化瘀类注射液以及有刺激性成分的中药注射液更应减缓滴速。因为输液速度过快或药物浓度过高可导致胃肠道刺激反应,易出现静脉炎,表现为注射部位不同程度的疼痛、红肿和静脉变硬,输液量过多,致心脏负荷过重。应根据患者年龄、病情、药物性质等调节滴速,老年人、儿童、心功能不全者滴速宜慢。

6)使用疗程过短或过长,起不到治疗作用或产生毒副作用。

7)对于特殊人群需调整用法用量的而未调整:老年患者使用剂量应取使用剂量范围偏小值;妊娠期妇女应根据治疗效果,尽量缩短用药疗程,及时减量或停药;儿童患者应根据治疗效果,尽量缩短用药疗程,及时减量或停药。

(4)点评给药途径是否合理：中药注射剂给药主要分为皮下、肌肉、静脉、穴位及患处局部等不同给药方法。其中静脉注射又分为静注和静滴两种，注射法的无菌操作要求和西药注射剂完全相同。由于不同的输注方式对中药注射剂的质量要求不同，因此不能随意变更注射途径。临床上有少数医师擅自将肌内注射的针剂加到输液中静滴，这是严格禁止的。

一般处方点评给药途径不适宜有以下几种情况：

1)能口服给药的，选用注射给药。对于妊娠妇女、儿童尽量采取口服途径给药，慎重使用中药注射剂。

2)能肌内注射给药的，选用静脉注射或滴注给药。

3)只可肌内注射的，开成静脉注射。

4)只可静脉注射的，开成肌内注射。

5)只可缓慢滴注的，开成快速推注。

6)非注射方式使用注射剂时，给药途径仍写为注射。

(5)点评注射剂应用忽视特殊人群用药禁忌：特殊人群是指妊娠和哺乳期妇女、新生儿、婴幼儿、儿童及老年人。特殊人群的生理、生化功能与一般人群相比存在着明显差异.这些差异影响着特殊人群的药动学和药效学。

妊娠期或哺乳期妇女妊娠期妇女必须用药时，选用药物应对胎儿无损害，禁止使用可导致妊娠期妇女流产或对胎儿有致畸作用的药物；含有毒性较强或药性猛烈的药物的注射剂禁用于妊娠期与哺乳期妇女，如砒霜、雄黄、轻粉、斑蝥、蟾酥、麝香、马钱子、乌头、附子、土鳖虫、水蛭、虻虫、三棱、莪术、商陆、甘遂、大戟、芫花、牵牛子、巴豆等。

儿童或婴幼儿宜优先选用儿童专用药，对于含有较大毒副作用成分的中药注射剂，或者含有对小儿有特殊毒副作用成分的中药注射剂，应充分衡量其风险/收益，除无其他治疗药物或方法而必须使用外，其他情况下不应使用。对于有儿童专用药(或其他治疗药物)，而选择成人用药(或对儿童有毒副作用的药物)，可判定为“遴选的药品不适宜”。

另外还要注意老年患者；肝肾功能异常者；有此类药物或其中某种成分过敏史或严重不良反应者；处于特殊生理状态或患有特殊疾病者的禁忌用药情况。

8种中药注射剂基本药物禁忌情况如下：①孕妇禁用：清开灵注射液；②对本品过敏或严重不良反应病史者禁用：柴胡注射液、清开灵注射液、生脉注射液、丹参注射液；③有药物过敏史或过敏体质者禁用：参麦注射液、脉络宁注射液；④对本品某种成分过敏者禁用：血栓通注射液(或粉针)、血塞通注射液(或粉针)当患者对人参、三七过敏者或对乙醇高度过敏时禁用；⑤特殊疾病者禁用：血栓通注射液(或粉针)、血塞通注射液(或粉针)在脑出血急性期禁用；⑥特殊生理状态者禁用：丹参注射液在月经期及有出血倾向的禁用。

(6)点评联合用药不适宜或有不良相互作用的

1)中药注射剂与中药联用不适宜或有不良相互作用：需同时使用两种或两种以上中药注射剂，严禁混合配伍，应分开使用，除有特殊说明的中药注射剂不宜两个或两个以上品种同时共用一条输液通道。联合使用药性峻烈、功效相似或均含有毒性成分的药物。丹参注射液与红花注射液、银杏叶注射液与苦碟子注射液等均为活血化瘀类中药注射剂，功效相似，避免联合使用。未遵循主治功效互补及增效减毒原则，无正当理由联合使用功能相反的药物，或两种药物联合使用后，出现功效减弱、副作用（或毒性）增强、严重不良反应发生等不良后果。如参附注射液因含有附片，而附子与半夏、瓜蒌、贝母等属相反药物.因此禁止与含有半夏、贝母的中成药联合使用。

2）中药注射剂与西药联用不适宜或有不良相互作用：中西注射剂联用，尽可能选择不同的给药途径，必须同一途径用药时，应将中西药分开使用，谨慎考虑两种注射剂的使用间隔时间，且中间要有间隔液（即要冲管），同时要考虑药物间的相互作用，严禁混合配伍。中药注射剂中的主要成分与西药作用相似，联合使用后治疗作用过度增强，超出了机体所能耐受的能力，引起不良反应，如：丹参注射液与阿司匹林、华法林等抗凝血药物合用时，可使溶栓作用增强，可导致出血，因此，两种药物联合使用时需调整剂量。中药注射剂中的主要成分与西药作用相反，联合使用后，功效降低。如丹参可抑制血小板及凝血功能，激活纤溶酶原一纤溶酶系统，促进纤维蛋白原溶解，故丹参注射液不宜与维生素 K、凝血酶等合用，否则会降低止血药的疗效。中药注射剂与西药联合使用后，副作用（或毒性）增强，产生不良反应。

（7）点评是否有重复给药的情况：药物成分相同但通用名不同，如：血栓通注射液与血塞通注射液均由三七总皂苷构成，同一张处方或同一患者的医嘱中不能同时使用这两种药物。

第四章 中药不良反应

中药在我国临床应用具有悠久的历史。一般而言,按传统方法应用,多数中药是安全的。但绝不能就此认为中药"无毒副作用",在中医药界自古就有"是药三分毒"的说法,可见中医药学对于中药的毒副作用早就有了充分的认识。近几年来,随着中药、中成药的广泛应用,在获得可喜的治疗效果的同时,也出现毒副作用和过敏问题,接二连三的中药引起的严重不良反应事件,甚至有不少的中毒和死亡病例的报道,引起了患者及广大医务人员对中药毒副作用的广泛关注,作为中药临床药学人员更应该关注中药的毒副作用和不良反应。

第一节 中药不良反应概述

一、中药不良反应的概念

药物不良反应(adverse drug reaction,ADR)在广义上是指因用药引起的任何对机体的不良作用。世界卫生组织(Word Health Organization,WHO)将使用正常剂量的药物进行治疗时出现的非预期有害反应,称为药品不良反应。原卫计委令第 81 号《药品不良反应报告和监测管理办法》中将药品不良反应定义为合格药品在正常用法用量下出现的与用药目的无关的有害反应。其中严重的药品不良反应,是指因使用药品引起以下损害情形之一的反应:导致死亡;危及生命;致癌、致畸、致出生缺陷;导致显著的或者永久的人体伤残或者器官功能的损伤;导致住院或者住院时间延长;导致其他重要医学事件,如不进行治疗可能出现上述所列情况的。

中药不良反应是指在中医药理论指导下预防、诊断、治疗疾病或调节生理功能过程中,人接受正常剂量的药物时出现的任何有伤害的和与用药目的无关的反应。引发不良反应的药物既可以是中药饮片,也可以是中成药。

二、中药不良反应的认知历程

在人们与疾病斗争的数千年过程中,中医药以其独特的理论体系和实践经验,为中华民族的繁衍昌盛和人民健康做出了巨大的贡献。但中药也同西药一样,能够改变生物学的基本过程,在起到有利的疾病防治作用的同时,不可避免地会有发生不良反应的可能。

古人将"毒"与"药"并称,认为凡药皆有"毒",凡药皆可称"毒",《周礼·天官冢》中记载:"医师掌医之政令,聚毒草以供医事。"《景岳全书》中记载:"药,谓草、木、虫、鱼、禽、兽之类,以能治病,皆谓之毒。"可见古人已经认识到中药的双重作用。总的来说古人对中药"毒"的认知可分为两种:一是用"毒"指药物的偏性,性味、归经、升降浮沉及有毒、无毒等,统称为药物的偏性，张仲景《类经》中记载“药以治病，因毒为能，所谓毒者，以气味之有偏也。盖气味之正者，谷食之属是也，所以养人之正气；气味之偏者，药饵之属是也，所以去人之邪气”；二是用“毒”指药物的毒副作用，如《淮南子·修务训》中有“神农尝百草之滋味、水泉之甘苦，令民知所避就，一日而遇七十毒”的记载，《诸病源候论》则概括“凡药物云有毒及大毒，皆能变乱，于人为害，亦能杀人”。

在远古时期中药的不良反应就已经受到人们关注，可以说人们对中药不良反应的认知是伴随着中药学的发展而逐渐深入的。我国现存最早的一部药学专著《神农本草经》将中药分为上、中、下三品，上品主养命以应天，无毒，多服久服不伤人；中品主养性以应人，无毒有毒，斟酌其宜；下品主治病以应地，多毒，不可久服，并提出中药配伍的“七情和合”理论，“当用相须相使者，勿用相恶相反者”。梁代陶弘景《本草经集注》则增列了“畏恶反忌表”、“解百毒及金石等毒例”、“服药食忌例”等篇文，专门论述了药物使用不当所致的不良反应、药源性疾病及其防治措施。南北朝刘宋时期《雷公炮炙论》论述了药物如何通过适宜的炮制，减轻毒副作用和提高疗效的方法，其中许多炮制方法沿用至今。其后历代中医药学家对药物的毒副作用和不良反应都十分重视，唐代《新修本草》《药性本草》对药物的有毒无毒、配伍禁忌进行了专门的论述。金元时期人们已经明确认识到不恰当的配伍是引起药物不良反应的重要原因，并将此类配伍禁忌归纳总结，提出了“十八反”“十九畏”。《本草纲目》中对一些比较著名的医药书籍中的药物配伍宜忌、服药禁忌、妊娠禁忌、饮食禁忌等进行了整理，对药物的畏恶反忌、毒副作用及不良反应的论述颇为详尽。

近代以来，随着中药、中成药的广泛应用，在获得可喜的治疗效果的同时，也出现了不少关于中药毒副作用和过敏的问题，中药不良反应的报道也在逐年增多，这不能不引起我们的关注。大量的实例还证明，某些古代医药典著和近代药学书籍中未标明有毒性的药物在使用过程中也出现了一些中毒和不良反应病例。1978 年 10 月 6 日新加坡政府宣布小檗碱为违禁品，不得入口、储存与销售，认为葡萄糖-6-磷酸脱氢酶低下的婴儿发生黄疸、贫血与应用含小檗碱的制剂有关。此后，含有黄连、黄檗与延胡索等的七十几种传统中成药，便在新加坡市场上销声匿迹了。此法令宣布之后，中药界一时哗然，黄连是一种重要的中药，与之配伍的中药也很多，这项禁令对中医、中药产生了极为严重的影响。1993 年比利时报告了 9 例接受减肥治疗的女患者出现快速进展的肾间质纤维化、肾功能衰竭，该诊所减肥处方中含有防己和厚朴两味中药，经流行病学调查发现这些患者的肾损害与这两味中药有关，称之为“中草药肾病”，后对该诊所所用中药进行鉴定，发现所用防己为马兜铃科植物广防己，而非处方所要求的防己科植物汉防己，广防己中含有马兜铃酸，马兜铃酸有肾毒性。1994 年日本厚生省对小柴胡汤改善肝病患者的肝功能障碍之功效予以认可，于是日本出现百万肝病患者同服小柴胡汤的盛况，小柴胡汤成了肝病患者治疗的首选药物。1996 年 3 月，就有媒体披露自厚生省认可小柴胡汤治疗肝病功效以来的 2 年内，有 88 名慢性肝炎患者因服用小柴胡汤而致间质性肺炎，更有 10 例死亡。因此我们在使用中药时不能掉以轻心，对中药的认识要有一个实践、认知、再实践、再认知的过程。

近年来,随着中医药研究的日益深入,以中药为原料的各类制剂在临床的更广泛应用以及国家对药品不良反应监测的力度加强,出现了中药不良反应事件报告逐年上升的状况,其中2010年度国家药品不良反应监测中心公布的全国药品不良反应报告总数为692904份,中药的不良反应报告占13.8%;2011年度不良反应报告总数为852799份,而中药注射剂就有65572份,约占总数的7.7%;2012年度不良反应报告总数为120万余份,中药不良反应报告占17.1%。加上近年来的马兜铃酸事件、中成药中重金属砷汞超标事件等,中药的安全性问题已引起国内医药界的高度重视和世界各国的关注。中医药要走向世界,就一定要以科学的、实事求是的态度研究中药的不良反应,加强中药的药理学、毒理学研究,阐明药物作用机制、药效、毒副作用,明确药物的适宜剂量,以科学方法客观地阐述药物的安全性。对于古代医药学家已认知到的中药毒副作用予以科学的解释,对古代医药学家尚未认知的毒副作用做深入的研究,在继承祖国传统医药学的基础上发展和提高,发扬祖国医药学,加快与国际医药学研究接轨,加速中医药走向世界。

三、中药不良反应的分类

(一)根据不良反应与药物剂量有无关系分类

1.与药物剂量有关的A型药物不良反应

A型药物不良反应是可以预知的药物不良反应,是药物已知的药理、毒理导致的临床反应和表现,是由于药物本身的固有成分或代谢产物所致。此类不良反应与剂量大小有直接关系,呈剂量依赖性,多能预知,发生率高,死亡率低。A型不良反应是药物药理学作用的延伸,或者是由药物或其代谢产物引起的毒性作用,通常可在动物毒理学研究中发现,成为预测人体可能发生某些不良反应的依据。如具有止咳平喘作用的苦杏仁,主要成分苦杏仁苷,含量约为3%,治疗量的苦杏仁苷在体内消化分解后会产生少量的氢氰酸,对呼吸中枢呈轻度的抑制作用,从而达到止咳平喘的疗效。但是当大剂量服用时,产生的大量氢氰酸能够抑制细胞内的呼吸循环,使细胞内的氧化反应停止,形成“细胞内窒息”组织缺氧,由于中枢神经系统对缺氧最为敏感,故脑部首先受到损害,呼吸中枢麻痹常为氰化物中毒致死的原因。

2.与药物剂量无关的B型药物不良反应

B型药物不良反应是与药物剂量无关的不良反应。B型药物不良反应较少见,发生率低,这类不良反应由患者的敏感性增高引起,通常表现为对药物反应发生质的改变,可能是遗传药理学变异引起,或者为获得性药物变态反应。大多数具有遗传药理学基础的反应只能在患者接触药物后才能发现,因而难以在首次用药时预防这类不良反应发生。例如,青黛有清热解毒,凉血消斑,泻火定惊之功效,用量1～3g,其不良反应不严重,仅少量患者用药后有轻度恶心、呕吐、腹痛、腹泻、腹胀等胃肠道刺激症状,但仍有极少数的高敏患者会出现严重的不良反应,如转氨酶升高、头痛、水肿、红细胞减少、血小板减少,甚至骨髓严重抑制等。

区别药物不良反应的分类是治疗和防止不良反应发生的基础。A型和B型不良反应的主要特点和区别主要概括于表4-1。

表 4-1　A 型与 B 型不良反应的特点

	A 型不良反应	B 型不良反应
反应性质	定量	定性
可预见性	可预见	不可预见
发生率	高	低
死亡率	低	高
肝脏或肾脏功能障碍	毒性增加(主要消除途径时)	不影响
预防	调整剂量	避免用药
治疗	调整剂量	停止用药

(二)根据不良反应的性质分类

1.副作用(side effect)

药物在治疗剂量时与治疗目的无关的药理学作用所引起的反应。临床上通常使用的中药、中药复方以及中成药物有效成分种类较多,成分极其复杂,作用也较为广泛。如中药千金子,辛、温,有毒,归肝经、肾经、大肠经,有逐水消肿的功效,可治疗水肿胀满,二便不通;有破血通经的功效,可治疗血瘀经闭不通;有攻毒杀虫的功效,外用可以治疗顽癣、疣赘等。当我们以其中一种功效作为治疗目的时,其他的作用功效就成了药物的副作用,即作用广泛的药物副作用可能会多。

2.毒性作用(toxic effect)

药物剂量过大或用药时间过长对机体产生的有害作用。毒性反应可以是药理学毒性、病理学毒性和基因毒性(基因损伤)。如麻黄,一般中药书籍规定为一日用量 1.5～9g,服用过量时,常常会发生心搏加快、烦躁不安、血压升高、失眠等副作用,是药理学毒性;黄药子所含有毒成分直接作用于肝脏,损害肝细胞而发生黄疸,是病理学性毒性;从夹竹桃科植物长春花(Catharanthus roseus)中提取的长春碱类化合物,可干扰细胞周期的有丝分裂阶段(M 期),从而抑制细胞的分裂和增殖,是其基因毒性的结果。

毒性反应可以表现为急性毒性和慢性毒性,急性毒性多发生在循环、呼吸和中枢神经系统,而慢性毒性多发生在肝脏、肾脏、骨髓、血液和内分泌系统。毒性反应通常与药物的剂量和用药时间有关,减少剂量或缩短给药时间可以防止毒性反应的发生。而且,如果毒性作用部位的药物浓度没有超过太多,毒性反应一般是可逆的。药理学毒性通常可因药物的代谢和排泄而消失,病理学和基因毒性也可能得到修复。

3.后遗效应(residual effect)

停药后仍残留在体内的低于最低有效治疗浓度的药物所引起的药物效应称后遗效应。药物的后遗效应可以是短暂的或是较持久的。

4.依赖性(dependence)

反复使用某种药物后,如果停药可能出现一系列的症候群,从而患者强烈要求继续服用以避免因停药而引起的不适，这种现象称药物依赖性。依赖性可表现为精神依赖性和躯体依赖性。精神依赖性是指反复应用某一药物停药后产生一种强烈要求继续服药，以达到精神上的欣快。躯体性依赖是在反复用药而停药后引起生理功能的障碍，发生戒断综合征。中枢作用的药物如镇静药、催眠药、安定药、抗抑郁药、镇痛药、中枢兴奋药和其他能产生精神作用的药物都可能引起依赖性。

中药罂粟壳为罂粟科生草本植物的干燥果壳，性味酸、涩、平，归肺、大肠、肾经，有毒。专治久咳、久泻、脱肛、脘腹疼痛。现代药理及化学研究表明，罂粟壳药材主要药效成分是鸦片类生物碱，其主要成分为吗啡、可待因、罂粟碱等，具有显著的镇痛、镇咳作用，含有这类物质的药物反复应用，能引起对精神作用的耐受，因而要不断增加剂量，并强烈要求继续服用以产生欣快感，同时避免终止服药的不适。中枢兴奋药如咖啡因、尼古丁、可卡因、苯丙胺等也可引起精神依赖性和生理依赖性，特别是苯丙胺类药物可以引起典型的戒断综合征，表现为嗜睡、食欲亢进、精疲力竭、精神抑郁，这些症状可以在停药后维持数天。

5.特异质反应(idiosyncratic reaction)

也称特异反应性(idiosyncrasy)，是药物引起的一类遗传学性异常反应，发生在有遗传性药物代谢或反应变异的个体，特异反应性反应在性质上和药物在正常人中引起的反应可能相似，但这类反应可能表现为或者是对低剂量药物有极高的敏感性，或者是对大剂量药物极不敏感。

6.变态反应(allergic reaction)

也称过敏反应(hypersensitive reaction)，是机体因事先致敏而对某药或结构与之相似的药物发生的一种不良反应，由免疫系统介导。由于中药成分复杂，种类繁多，本身多为大分子物质，这些大分子如蛋白质、多肽、多糖等都具有免疫原性。中药过敏反应的临床类型多种多样，如各种药疹、紫癜性肾炎、胃肠道反应、神经系统症状等，严重者可出现过敏性休克。

7.致癌作用(carcinogenesis)

致癌作用、致畸作用和致突变作用为药物引起的三种特殊毒性，均为药物和遗传物质或遗传物质在细胞的表达所发生的相互作用的结果。由于这些特殊作用发生延迟，在早期不易发现，而且由于其表现可能和非药源性疾病相似，很难将它与引起的药物联系起来，因此应特别引起注意。

药物可引起恶性和良性肿瘤，但以引起恶性肿瘤的作用，即致癌作用更为重要。一些药物只是前致癌物，须经体内代谢后生成有致癌作用的代谢产物后，才能和亲核靶物质结合。某些药物如烷化剂本身有致癌作用，具有和亲核物质直接结合的能力。这种结合能力使得烷化剂一方面可杀死肿瘤细胞，另一方面又可诱发肿瘤。大多数有致癌作用的药物作用的靶物质是DNA，某些RNA和蛋白质也可能是其靶物质，但迄今肯定的主要还是DNA。

用于测试药物是否有致癌作用的实验方法有：长期的体内试验，包括临床观察和药物流行病学研究；短期体外试验，包括四种试验方法：一是将受试药物经体内或体外代谢转化后，测试代谢产物和DNA共价结合的能力，二是检查受试药物对染色体的损伤能力，三是突变试验，四是哺乳动物细胞培养观察肿瘤生成。

8.致畸作用(teratogenesis)

药物致畸作用最终的结果是导致胎儿死亡、婴儿出现机体功能或结构异常。药物的致畸作用可归纳为四个过程:一是药物通过不同机制首先引起发育细胞或组织发生改变:①基因突变;②染色体断裂、染色体不分离;③干扰有丝分裂;④改变核酸的结构和功能;⑤使正常前体和底物缺乏;⑥封闭能源,减少能量产生;⑦改变细胞膜特性;⑧使渗透平衡失调;⑨抑制酶活性。二是通过上述一种或多种机制引起不同类型的病理性异常:①胚胎发育异常;②细胞死亡过多或过少;③不能发生细胞相互作用;④生物合成障碍;⑤形态发生运动不良;⑥组织机械破碎。三是由于这些病理异常,使细胞或细胞产物生成过少而影响局部形态发生或功能成熟,或者引起其他一些生长和分化障碍。四是最终导致胎儿畸形。

有胚胎毒性的药物引起的胎儿异常可能是可逆的,因而新生儿正常。不可逆的异常少数引起胎儿出生前死亡。大多数则可使娩出的新生儿出现功能异常,如内分泌和免疫系统功能异常、大脑和器官功能异常等;结构异常,如全身发育异常;新生儿也可出现体细胞突变,引起致畸作用或跨胎盘致癌作用,这种缺损可以遗传。例如胎儿接触含有雌激素类药物后,产出后如为女性,在青春期发生罕见的阴道腺癌。男性则发生功能性生殖异常。虽然致突变作用和致癌作用相关的可能性为67%～90%,但和致畸作用的关系程度尚不清楚。致畸作用比致突变作用更为复杂,不是所有具致畸作用的药物就一定有致癌作用或致突变作用。

妊娠第3周至第8周内较易因用药引起畸胎,因此在妊娠三个月内应避免使用药物。如果因其他疾病而必须用药,应尽可能选用有确定证据无致畸作用的药物,特别是一些经过较长年代的临床应用的药物。应劝导有妊娠呕吐的孕妇不要随意服用止吐的药物,尤其是有显著镇吐作用的中枢神经药物,因为这些药物均可能有致畸作用。

9.致突变作用(mutagenesis)

药物可能引起细胞的遗传物质(DNA,染色体)异常,从而遗传结构发生永久性改变(突变)。如果突变发生在精子或卵子等生殖细胞,即可导致遗传性缺损。这种缺损可以出现在第一代子代,也可能仅仅成为隐性性状,只有当两个具有由药物引起的突变个体结婚后的子代才有明显表现。因此,药物的致突变作用不是几个月或几年可以发现的。间隙期越长,越难找到致病药物,故应特别警惕。如果突变发生在体细胞(即非生殖细胞),则可使这些组织细胞产生变异而发生恶性肿瘤。例如骨髓细胞的突变可导致白血病。药物流行病学研究比实验室研究对发现药物的致突变作用有更重要的作用,它可以发现已经出现的不良反应,而实验室结果只是预测可能会出现的不良反应。

由于中药不良反应研究尚处于起步阶段,关于中药及中成药物有效浓度、作用机制、不良反应发生结果及不良反应发生率等方面的研究还不够系统,甚至关于有些药物的研究尚未起步,有关中药不良反应的研究还有很长的路要走。

第二节　中药不良反应发生的因素

一、药物方面的因素

(一)品种混淆

中药的品种繁多，现今药用基源已达8000多种，品种混乱是一种普遍存在的情况，特别是在不同的地区，地方习用药与《中华人民共和国药典》收载品种有很大差异。不同品种的药物之间相互替用和乱用可能会导致不良反应的发生。

1.品种混乱造成不良反应

由于中药品种的混乱和混淆，代用品及错用品有的具有很强的毒性，从而导致临床产生严重不良反应。如正品中药沙苑子为豆科植物扁茎黄芪的干燥成熟种子，有些地方以豆科野百合属的崖州野百合、凹叶野百合或猪屎豆的干燥成熟种子代用，百合属的崖州野百合碱，对肝脏有损害，服用后患者普遍头晕、头痛、恶心、呕吐，严重的出现腹水和肝性脑病而死亡。华山参与野山参由于名称一字之差，常造成误解，但两者是不同的两种植物，野山参是五加科植物人参，华山参是茄科植物。华山参有毒性，含阿托品、东莨菪碱等生物碱，中毒反应与阿托品类中毒相似，严重者表现为精神抑郁，甚至中度昏迷，直至引起尿潴留、呼吸麻痹以至昏迷而死亡。

2.古方用药变迁、用药混淆引起不良反应

本草记载"木通能通乳"之木通为木通科植物木通，用量可达60g，而现代所用木通则是马兜铃科的关木通，主要含马兜铃酸，常用量为10g，过量则引起中毒。关木通中毒可使内脏发生毛细血管病变，有出血灶形成并发水肿，肾脏发生普遍损坏，肾小管坏死，长期大量使用可出现食欲减少，全身衰竭，此外，马兜铃酸尚有蓄积作用。目前市场上木通生药品种混乱现象十分严重，常见的有关木通、川木通、淮木通和白木通4种。据《中药大辞典》记载"历代本草所记载的木通则为木通科木通，目前很少使用"，可见，古代和现代所用的木通并不是同一种品种。

(二)炮制不当

中药的炮制是中医用药的绝妙之处。在长期的用药实践中，积累了许多减毒增效，改变药性的炮制经验。一些有毒药材经炮制后可缓和药物的毒副作用，达到应用安全、有效的目的。炮制有毒药物时一定要注意去毒与存效并重，不可偏废，并且应根据药物的性质和毒性表现，选用恰当的炮制方法，才能收到良好的效果。不严格执行炮制规范，粗制滥造，顾此失彼，可能造成毒去效失，甚至效失毒存的结果，达不到炮制目的，不仅不能发挥中药的疗效作用，且易导致不良反应的发生。如苍耳子有小毒，生品对肝脏有损害，需炒黄去刺用，炒后可使其有毒的植物蛋白变性凝固。再如附子，为毛茛科植物乌头的子根，含有乌头碱类生物碱，经过炮制后附子的生物碱含量仅为生品的15%。目前，有不少单位在加工中药饮片时不按《炮制规范》的相关要求操作，另一方面，单靠药品监管部门的抽样检查难以控制药品质量，这些都为炮制不当引发药品不良反应埋下了隐患。

(三)超量使用

超量使用中药是中药不良事件发生的原因之一。超量使用中药指中药的处方剂量超过该药的权威规定剂量的上限范围。权威规定剂量是指公认或法定剂量，收载于《中华人民共和国药典》一部的中药，其权威规定剂量以《中华人民共和国药典》为依据，未收载的中药，其权威规定剂量以统编教科书《中药学》或《中药大辞典》为依据。虽然古籍中有记载“乱世用重典，重剂起沉疴”，面对疑难危重病证，历代名家医案中不乏大胆使用大剂量而获力挽狂澜之功，但也不能为达到治疗目的而盲目地加大药物的剂量。

导致中药用药剂量不规范的原因大概有以下几个方面：一是由于古代的计量方法与现在相差较大，只能进行近似换算；二是某些动物用药剂量欠规范，临床上有些医师惯以条计算用量，这就会因为动物大小差异导致用药超量，如白花蛇大小相差悬殊，小的一般 2.5g，大的可达 9g，白花蛇为毒蛇，剂量过大易发生中毒反应；三是中药质量差异较大，不同品规中药饮片的有效成分和毒性成分的含量并非完全一样，因而很难依靠用药剂量来控制药物的有效成分和毒性成分的剂量；四是用药者的主观随意性大。部分医师习惯于凭自己的经验用药，缺乏科学验证，还有患者自购自服中药，在用药剂量方面存在很大的问题。上述种种原因导致用药剂量过大，超出了药物的安全范围，因而引发了药物的不良反应。

(四)疗程过长

中药与化学药一样，具有疗效和毒性的双重性。有的中药本身就有毒性，因此长期使用一些中药，也是引起中药不良反应或药源性疾病的因素。长期使用某种药物，尤其是代谢速率缓慢的药物，会造成药物在体内的蓄积，从而引发不良反应。不仅有毒中药品种如此，即使一些药性平和的药物，长期使用后也会导致不良反应的发生，如甘草，味甘，性平，无毒，主要成分甘草酸和甘草次酸有类似肾上腺皮质激素样作用，如每日 5～10g 煎服，1 年后即会出现水肿、高血压、低血钾等假性醛固酮增多症。可见临床用药不仅应考虑单次用药剂量，还应考虑用药时间和用药总量，从而避免药物蓄积引发的不良反应。

(五)煎服不当

中药汤剂是中药传统剂型之一，历代医家都十分重视中药汤剂的煎煮方法，明代李时珍在《本草纲目》中提出：“凡服汤药，虽品物专精，修治如法，而煎药者鲁莽造次，水火不良，火候失度，则药亦无功。”汤剂的质量与煎煮药物的用具、水量、火候、时间和方法有着密切的关系。正确的煎煮方法，一方面能够使药物的有效成分溶出而得以充分发挥疗效，另一方面能够降低药物的毒副作用。如附子先煎，其有毒成分乌头碱，性质不稳定，久煎可使其水解成乌头原碱和乌头次碱，所以其人汤剂必须先煎 30～60 分钟以减弱其毒性。

另外，由于服用不当，也易引起药物的不良反应。如对胃有刺激性的药物远志、桔梗等，均应在饭后服用，否则极易出现胃肠的不适反应；辛热、大寒的药在服药温度上应有所讲究，前者宜冷服，后者宜热服。

(六)药不对症

中医药学历来强调辨证求因、审因论治、以法统方,辨证论治是中医认识疾病和治疗疾病的基本原则,因辨证失准,寒热错投,攻补倒置而引起不良反应或药源性疾病时有发生。临床若辨证失误,热证误用温热药物,阴证寒证乱投寒凉药物,则最易致耗损阴津、损伤阳气之类的不良反应,故有"桂枝下咽,阳盛则毙;承气下咽,阴盛以亡"。中药有寒热温凉等药性特点,热者用热药,火上加油;寒者用寒药,雪上加霜,因此用药时不经过辨证施治,仅凭药名望文生义,主观臆测其主治,极易引发不良反应。

另一方面滥用补虚类药物也是引发不良反应的原因。许多人都认为补益的药物就是补养身体的药物,能起到"有病治病、无病强身"的功效,对身体是"有百利无一害",如果不加限制的长期大量滥用,补虚类的药物也会引起多种的不良反应,甚至对生命造成威胁。俗话说"药症相符,大黄也补;药症不符,参茸也毒"。如人参,《神农本草经》列为上品,具有"延年益寿"之功,但若长期大剂量服用,会引起高血压伴神经过敏、失眠、皮疹和腹泻,甚至出现兴奋和不安定等不良反应,对人参较敏感者大剂量服用,还会出现急性中毒症状,主要表现为鼻出血,胃肠道及脑出血,被称为"人参滥用综合征"。人们必须了解个人体质特征,同时知晓补虚药的药性,对症下药,才能有益身体。

(七)配伍失度

中药配伍讲究"宜"和"忌"。《神农本草经》说:"药有单行者,有相须者,有相使者,有相畏者,有相恶者,有相反者,有相杀者。凡此七情,和合视之。当用相须相使者,勿用相恶相反者。"除单行(单用一味药)外,都说明了药物配伍应用的相互作用关系:相须指两种作用相似的药配伍,有相互协同的作用,如大黄与芒硝,乳香与没药,当归与白芍;相使指两种作用不同的药配伍,可相互促进,如黄芪与茯苓,白术与防风,巴戟天与覆盆子;相畏指一种药能抑制或减轻另一种药的烈性,如桔梗畏白及,远志畏珍珠,丁香畏郁金;相杀指一种药能减轻或消除另一种药的毒性,如大黄与附子,甘遂与赤芍,石膏与粳米;相恶指两种药合用会降低或丧失药效,属配伍禁忌,如元参恶干姜,巴戟恶雷丸,狗脊恶败酱;相反指两种药合用能产生毒副作用,属配伍禁忌,如乌头反半夏,大戟反芫花,细辛反藜芦。

药物配伍不当会引起药物的不良反应,临床处方用药一定要讲究配伍的法度.辨证施治,以法统方,君臣佐使合理配伍,切忌胡乱拼凑处方,更不能违反配伍禁忌。另外,药物配伍合用绝不是越多越好,组方在于精巧,配伍在于合法,应该力图小方轻剂解决问题,药物的不良反应发生率与药物的总剂量是相关的。因此,配伍用药需以精练为益,切忌方剂庞大、杂乱。

(八)给药途径

中药的不良反应发生情况与其给药途径相关。中药及其制剂的给药途径多为经皮给药、口服给药和注射给药三种,其中口服给药,口服制剂有经济、方便、安全的优点;与口服制剂相比,中药注射剂则具有起效快、吸收快、无首过效应的优点。但是中药注射剂为天然药物,成分复杂,其有效成分通常为大分子物质,其品质很难达到化学药品注射剂那样精纯,具有免疫原性,极易发生药物不良反应。当中药注射液直接进入体内后,迅速激活体内的过敏反应,中药注射剂引发的不良反应在中药不良反应中占有很大比例。例如双黄连、清开灵等制剂，其各种口服制剂一般比较安全，很少有不良反应发生，而其注射剂的不良反应发生率则较高。

(九)中西药联用

中西药联用在临床上越来越普遍，一方面，中西药联用能够提高疗效，促进患者早日康复；另一方面，由于中药、西药分属于不同的医学体系，其用药指导思想不同。因此，两种药物的联用是一个较为复杂的问题，特别是由于两种药物的相互作用，有时会产生一些不可预知的不良反应。

有关中西药联用的相互作用，目前研究较少，主要分为以下几个方面。一是药物理化性质的变化，如含有黄芩、黄连成分的注射剂与青霉素注射剂配伍后可产生沉淀。二是药物的代谢过程受到影响，引发不良反应，如磺胺类药物与有机酸含量较高的中药(如乌梅、山楂、五味子等)合用时，大量的有机酸使得尿液呈偏酸性，导致磺胺类药物的乙酰化产物在尿液中的溶解度降低，易在肾小管析出结晶，造成肾损伤。三是药效学的相互作用引起药效降低，或发生不良反应，如具有单胺氧化酶抑制作用的西药，不宜与扁豆、枳实、麦芽等含有丰富酪氨酸的中药同服，在单胺氧化酶被抑制的条件下，酪胺不能被充分分解灭活，引起交感神经末梢释放去甲肾上腺素增加，导致交感神经兴奋性增强，血压升高，甚至出现高血压危象，对于高血压患者，这一不良反应是十分危险的。

二、机体方面的因素

(一)年龄性别差异

年龄性别不同的人群生理特点会有较大差异，因此在中药的使用过程中若忽视年龄因素的影响，则极易引发药物的不良反应。

在年龄方面，婴幼儿的脏器功能发育不健全，对药物作用的敏感性高，药物代谢速度慢，肾脏排泄功能差，药物极易通过血一脑脊液屏障，所以婴幼儿不良反应发生率较高，其临床表现也可能与成年人不同，儿童往往对中枢抑制药物、影响水盐酸碱代谢平衡的药物比较敏感，较易出现不良反应。老年人存在不同程度的脏器功能退化、药物代谢速度慢、血中血浆蛋白含量降低等生理特点，药物不良反应的发生率也较高。儿童在用药时可按年龄或体重进行折算，老人则可用成人剂量的3/4。

在性别方面，女性一般对药物比较敏感，并且生理状态在月经期、妊娠期、哺乳期也会有差异，因此在不良反应方面还有些特殊情况需要注意。如经期、妊娠期妇女对泻下药敏感，作用峻猛的泻下药如大黄、芒硝、番泻叶、甘遂、大戟、芫花、商陆、牵牛、巴豆等，可导致盆腔器官充血而引起月经过多或流产；经期、妊娠期的妇女对活血化瘀药也非常敏感，易导致月经过多和流产，应尽量避免应用；妊娠期特别是怀孕最初3个月的妇女，必须禁用有致畸危险的中药，否则会影响胚胎的正常发育，导致胎儿畸形；哺乳期妇女应避免使用可经乳汁分泌排泄的药物，防止部分药物通过乳汁分泌进入婴儿体内；哺乳期妇女还需禁用、慎用有回乳作用的药物，如炒麦芽、炒谷芽等，避免抑制乳汁的分泌。

(二)个体差异

在药物应用的过程中，一般而言，年龄、性别相近的群体，对某种药物的反应应是相同或相似的，但也有极少数对药物的反应不同，这种差异称为个体差异。药物的个体差异，有量和质的两种表现，导致这些差异的原因主要是遗传因素。个体差异既有药理学上所谓高敏性、耐受性，有少数人对某些药物特别敏感，仅用较小的剂量就会产生较强的药理作用，剂量稍大即会出现明显的不良反应，如附子的中毒剂量一般在 30g 以上，但有在复方中使用 3g 附子发生中毒的情况；也有少数人对药物极不敏感，需要较大剂量才会产生相应的药理作用。个体差异还存在先天性酶缺陷人群的特异质，如有患者服用常规剂量的板蓝根糖浆后发生溶血反应，分析可能与先天性缺乏葡萄糖-6-磷酸脱氢酶有关。另一方面，不同种族、人群对同一剂量相同药物的敏感度不同，产生的作用与反应也不同。如许多药物进入体内后需要经过乙酰化过程代谢转化，乙酰化过程有慢性和快性之分，日本、因纽特人多为快乙酰化者，中国人中慢乙酰化者占 26.5%，欧美白种人中慢乙酰化者高达 50%～60%。

(三)病理状态差异

在病理状况下，由于药物在体内的代谢反应可能发生质与量的变化，用药者的病理状况可能影响或改变药物的药理作用，甚至引发不良反应，临床用药时必须充分认识这一影响因素，多注意患者病理特点，避免不良反应的发生。

例如患便秘者，口服药物在消化道内停留时间长，吸收增加，易引发不良反应。

慢性肝脏疾病时，常伴有部分肝细胞的坏死和不同程度的肝细胞纤维化，肝细胞微粒体内的药物代谢减少，肝脏的血流量降低，可使药物的清除速率降低，使药物的血浆半衰期延长，造成经肝脏排泄的药物在体内蓄积，引发不良反应。同时长期的肝脏疾病可造成肝脏蛋白合成作用减弱，血液中的血浆蛋白含量降低，药物与血浆蛋白的结合率下降，引起血液中的游离药物浓度升高，从而引发不良反应。

肾脏是药物及其代谢产物的重要排泄途径，一方面在肾脏疾病或肾功能不全时，经肾脏排泄的药物的排泄速度减慢，容易造成药物在体内蓄积，引发不良反应。另一方面，肾病患者血液中的蛋白质可因蛋白尿而丢失，肾脏疾病时还常伴有氨基酸吸收障碍，容易发生低蛋白血症，血浆中药物的蛋白结合率低，游离药物浓度高，血药浓度增加，引发不良反应。

三、环境方面的因素

生产、生活环境中的许多物理、化学因素能够直接影响人体的生理功能，引起代谢酶类的变化，从而影响药物在人体的代谢过程，增加或减少药物不良反应的发生。如炎热夏季或热带地区发汗解表药物应用量应比冬季或寒冷地区小，否则易引起汗出过多导致的虚脱。再如冬季或高寒地区应用苦寒清热泻火药则易损伤脾胃，导致食欲减退、腹痛便溏等症。所以，临床用药一定要认识到环境因素对药物作用的影响，充分利用环境的有利影响，避免环境的不利影响，防止因忽视环境因素而导致或加重不良反应。

第三节　中药不良反应评价方法与常见临床表现

一、中药不良反应评价方法

药品不良反应个例因果关系评价一直是药品不良反应监测中的关键问题和困难问题。而中药具有成分复杂、有效成分与毒性成分不明确的特点，加之中药在临床上多以辨证施治为指导，以复方形式使用，增加了中药不良反应判断和评价的难度。

我国现行的药品不良反应评价方法是国家食品药品监督管理总局推荐的方法，主要根据以下 5 个问题进行评价（表 4-2）：

（1）用药与不良反应/事件的出现有无合理的时间关系；

（2）反应是否符合该药已知的不良反应类型；

（3）停药或减量后，反应/事件是否消失或减轻；

（4）再次使用可疑药品后是否再次出现同样反应/事件；

（5）反应/事件是否可用并用药的作用、患者病情的进展、其他治疗的影响来解释。

表 4-2　SFDA 推荐的不良反应分析方法

	肯定	很可能	可能	可疑	不可能
与用药有合理的时间顺序	+	+	+	+	-
已知的药物反应类型	+	+	+	-	-
无法用药物合用、疾病等解释	+	+	±	±	-
停药后反应减轻或消失	+	+	±	±	-
再次给药后是否重复出现	+	?	?	?	-

注解：肯定、很可能、可能都认为是此种药物发生不良反应

国际上比较常用的药品不良反应的评价方法是 Naran Jo 提出的 APS(adverse drug reaction probability scale)评价方法，包含 10 个问题（表 4-3）。

二、消化系统不良反应临床表现

消化系统的中药不良反应是指由于应用中药所引起的食道、胃、肠道、肝脏、胆囊、胰腺等消化器官功能失调或实质损害类疾病。引起消化系统不良反应的多为口服药物，口服药物通过消化系统的吸收进入体循环，从而发挥效用。很多中药都具有一定的胃肠道刺激性，中药剂型又多以汤剂、丸剂、散剂、膏剂、片剂等口服制剂为主，所以中药引起的不良反应中消化系统的较多。

药物引起的消化系统不良反应的临床表现与其他病因（病毒、细菌、饮食、肿瘤等）所致的消化系统临床症状基本相似，几乎涉及消化系统疾病的所有症状，主要包括恶心、呕吐、腹痛、腹泻、呕血、便血、黄疸、便秘等。如大戟、马鞭草、决明子、苦参等，可引起恶心；半夏、天南星、鸦胆子、白矾等，可引起呕吐；牛蒡子、生地黄、甘遂等，可引起腹泻或排便次数增多；威灵仙、穿

心莲等，可引起腹痛；丹参、苦楝皮、番泻叶、板蓝根等，可引起胃肠出血；黄药子、苍耳子、何首乌等还可引起肝功能损害。除上述消化系统的症状以外，还可出现发热、皮疹、乏力、肌痛、关节痛等消化系统以外的症状，过敏反应所致的消化系统疾病可同时或先后出现上述症状。

表 4-3　Naran Jo 提出的 APS 药品不良反应评价方法

项目	是	否
此反应在过去有无结论性报告	+1	0
此反应是否在应用该药物后发生	+2	-1
停药后或给拮抗药后反应是否减轻	+1	0
再次给药后反应是否又出现	+2	-1
其他的原因也可引起该反应	-1	+2
给安慰剂后该反应是否出现	-1	+1
在体液内是否有引起毒性的药物浓度	+1	0
反应是否随药物剂量增减而增减	+1	0
患者过去暴露于此类药物时是否有类似反应	+1	0
不良反应是否由客观的证据确定	+1	0

药物引起的消化系统不良反应涉及了消化系统的各个主要器官，其中器质性损伤以肝脏居多。药物主要通过肝微粒体药物代谢酶进行生物转化，由于肝脏是药物代谢的主要器官，因此，药物对肝脏的影响不可避免。中药对肝脏的损伤，可发生在无肝病史的患者身上，有肝脏疾病的患者则更易发生药物性肝损伤，在长期或过量使用某种中药后，由于药物的毒性成分或某些有毒性作用的中间代谢产物，可引起不同程度和形式的肝脏损害疾病，其中急性肝脏细胞坏死和急性肝炎最为常见。具有肝脏毒性的中药有很多，其中多为毒性药物或作用峻猛的药物，如黄药子、雄黄、斑蝥、半夏、大黄、番泻叶、苍耳子、细辛、丁香等；也有部分作用平和的药物，如麻黄、柴胡、苍术等，在使用不当的时候也可能会产生不同程度的肝脏损伤。

三、泌尿系统不良反应临床表现

泌尿系统由肾脏、输尿管、膀胱、尿道组成，药物通过不同的途径进入体内，经生物转化后，多以原形或代谢产物的形式通过肾脏排泄，药物引起的泌尿系统损害日益增多。由于某些中药所致的肾损害多缺少特征性的临床表现，再则肾脏具有巨大的储备能力，因而药源性肾损害不易及早发现，因此应当提高对中药肾毒性的认识。

药物引起的泌尿系统不良反应的临床表现有水肿、少尿、无尿、尿频、尿急、尿痛、血尿、蛋白尿、尿潴留等。肾脏不良反应引起的水肿可表现为颜面或下肢的水肿，严重者甚至全身浮肿，同时伴有少尿或无尿；药物引起急、慢性肾小球病变，导致肾小球滤过率降低，或药物损伤肾小管引起的肾小管坏死，都能导致少尿、无尿，如雷公藤、斑蝥对肾脏的损害即可引起少尿，严重者甚至无尿。

引起肾脏损伤的中药很多具有一定的毒性，由于肾血流量丰富，循环血药浓度高，且肾脏是药物排泄的主要途径,另外,肾小管的排泄和重吸收作用使药物成分及其代谢产物在肾小管上皮细胞内或刷状缘部位的浓度比药物血浆浓度高出几倍甚至几十倍,容易引起肾小管细胞缺氧、通透性改变,使肾小管和乳头广泛坏死。具有肾脏毒性的中药有很多,如土贝母、胖大海、侧柏叶、泽泻、肉桂等。

四、血液系统不良反应临床表现

血液系统由血浆和细胞组成,与呼吸系统、循环系统、消化系统及泌尿系统进行物质交换,共同维持人体内环境的稳态,保障机体的正常功能。药物在体内的吸收、转运、分布、排泄都必须依靠血液循环,因此药物会对血液系统产生影响,引发血液系统的不良反应。药物引发的血液病比较常见,而且某些药源性的血液疾病病情严重,死亡率较高。

药物引起的血液系统不良反应的临床表现有贫血、出血性倾向、过敏性紫癜甚至药源性白血病。根据病因,贫血可分为溶血性贫血、缺铁性贫血、再生障碍性贫血,其中继发型再生障碍性贫血发生的首要原因就是药物引起的不良反应;药物引起的出血性倾向表现为容易出血,且不易控制,多出现皮肤瘀点、瘀斑,局部黏膜出血,少见某些脏器出血;过敏性紫癜是一种变态反应性出血疾病,机体对某中药发生变态反应后,引起广泛性小血管炎,使小动脉和毛细血管通透性和脆性增高,血液和淋巴液向组织间隙渗出,引起皮下组织、黏膜和内脏器官出血和水肿。

血液系统的中药不良反应的发生率虽然较低,但是血液系统的不良反应死亡率一般较高,因此要防患于未然。对血液系统有直接损伤的药物,如对骨髓造血功能有抑制作用的雷公藤、长春花等,可造成继发型的再生障碍性贫血,甚至白血病。一些有支气管哮喘、花粉症等病史的患者,在使用含异体蛋白成分较多的中药时,如海马、麝香、蟾蜍等,应减量使用,密切观察,防止引发过敏性紫癜。

五、神经精神系统不良反应临床表现

由于血脑屏障除了氧气、二氧化碳和血糖以外,几乎不让所有的物质通过,大部分的药物和蛋白质由于分子结构过大,都不能通过。由于中药中大多数有效成分分子量大、脂溶性低、极性高,不能进入中枢神经系统,一般发生该系统不良反应较少。也存在少数分子量小或极性低的中药成分或代谢产物可透过血脑屏障,进入中枢神经系统,产生治疗作用,但是此类药物应用不当就会引发中枢神经系统的不良反应。还有些中药,虽然其有效成分不能直接作用于神经系统,但是通过作用于其他器官,间接影响神经系统的功能,这类药物若使用不当也会引起神经精神系统不良反应。

药物引起神经精神障碍的种类繁多,既可以单独出现精神方面的症状,也可伴随其他系统的疾病同时出现,临床上中药药源性精神障碍以后者居多,多表现为意识模糊、谵妄、嗜睡、昏睡、昏迷、幻觉、记忆障碍、失眠。如火麻仁、元胡可引起嗜睡;樟脑、曼陀罗、防己、冬葵子可引起谵妄;朱砂、南星可引起痴呆。

神经精神系统功能复杂,意识、思维、情感、知觉、语言、记忆等不仅是中枢神经系统正常与否的反应,而且与机体其他系统密切相关。再则,中药成分也较为复杂,因而中药引发的神经精神系统障碍的发生机制目前尚不明确。

六、呼吸系统不良反应临床表现

人体通过呼吸系统实现气体交换过程，呼吸系统与循环系统在结构上和生理上有着紧密联系，非呼吸道给药的药物吸收入血后，可以随血液循环到达呼吸系统。中药引起的药物不良反应不常见，但一般比较严重，有时候会危及生命。

药物引起的呼吸系统不良反应具有潜在危险性，必须早期诊断，但由于其临床表现与自然存在的呼吸系统疾病症状相似，很难鉴别。呼吸系统药物不良反应的症状不典型，常见有咳嗽、咳痰，严重的有咯血、呼吸困难以及肺功能改变等。

引起呼吸系统不良反应的中药种类较多，各种药物均可引起呼吸系统的不良反应，所致不良反应的临床表现各不相同，其病理变化也不尽相同，十分复杂。

七、药物变态反应

变态反应是指外源性抗原（变应原）在机体内引起抗体或致敏淋巴细胞形成，并与相应的抗体或致敏淋巴细胞发生特异性结合，从而引发对机体有害的反应，导致组织损伤或功能紊乱。药物作为抗原或半抗原引发的变态反应，称为药物的变态反应。药物变态反应是 B 型药物不良反应的一种特殊类型，具有 B 型不良反应的共同特点；另一方面，药物变态反应是一种由免疫机制介导的特异质药物反应或高敏反应。由于中药成分复杂，种类繁多，本身多为大分子物质，这些大分子如蛋白质、多肽、多糖等都具有免疫原性，当敏感性强的个体吸入、口服、注射或接触后，可引起药物变态反应。

药物变态反应临床表现各种各样，因人而异，同一药物引起的变态反应临床表现也不尽相同，其产生原因不甚清楚，可能有以下几种原因：一是引起药物变态反应的抗原剂量和给药途径不同，造成抗原在体内的散播程度也不同；二是药物在体内代谢产生的半抗原决定簇的部位不同；三是机体产生不同的器官异性抗体。重要的药物变态反应临床表现见表 4-4。

表 4-4　重要的药物变态反应临床表现

类型	表现
全身反应	全身过敏症（过敏性休克）、血清病样综合征、药热
皮肤表现	接触性皮炎、药疹
胶原-血管病变	红斑性狼疮样综合征、结节性多动脉炎、结节性红斑及其他血管病变
血液病变	血小板减少、溶血性贫血、粒细胞减少症、嗜酸性粒细胞增多症
内脏器官病变	肝肾损伤、心脏病变、呼吸系统病变
关节病变	类风湿性关节炎
神经系统病变	伴发于过敏性休克的脑病、多发性及神经根炎

由表 7-4 可知药物的变态反应几乎可使各器官、各系统发生病变，涉及多系统、多器官的病变，这些病变有时可单独发生，有时可有两种或两种以上的系统或器官同时发生。

第四节　常用有毒中药的中毒反应和基本救治原则

一、乌头类药物及相关中成药

(一)乌头类相关药物

1.中药材

附子、川乌、草乌、雪上一枝蒿、关白附、铁棒锤等。乌头类中药有祛风除湿、活血祛瘀、温里散寒等功效,可用于治疗跌打损伤.关节炎、神经性疼痛、中风瘫痪、胃冷痛、胃肠炎、月经不调、痈疽疮毒等疾病。

2.中成药

舒筋活络丹、大活络丹、三七伤药片、附子理中丸、二十五味珊瑚丸、十二味翼首散、人参再造丸、小儿至宝丸、小金丸、小活络丸、天麻丸、木瓜丸、祛风止痛片、祛风舒筋丸、味麝香丸、中华跌打丸、风湿骨痛胶囊、玉真散、正骨水、四逆汤、再造丸、安阳精制膏、阳和解凝膏、医痛丸、抱龙丸、狗皮膏、骨刺消痛片、前列舒丸、济生肾气丸、桂附地黄丸、桂附理中丸、益肾灵颗粒、人参再造丸、再造丸、参附注射液等。

(二)中毒机制

乌头类中药的主要毒性成分是二萜类双酯型生物碱,如乌头碱、中乌头碱、次乌头碱等,其中乌头碱对心脏有明显毒性,极易引起心律失常,中毒量为0.2mg,致死量为2.0～4.0mg。

乌头类中毒主要是对神经系统,尤其是迷走神经,使其先兴奋,后抑制,并可直接作用于心脏,产生异常兴奋,导致心律失常,甚至引起室颤而死亡。具体表现为:①知觉神经与运动神经的麻痹作用;②迷走神经的兴奋作用;③通过胆碱能神经外周机制,抑制窦房结,引起异位节律;④乌头碱能直接作用于心肌细胞。

(三)中毒症状

乌头碱类中药的临床中毒主要表现在神经系统、心血管系统、消化系统。神经系统症状:皮肤蚁行感、刺痛和麻木,以四肢末端和口唇最明显,头晕、头痛、精神恍惚、语言不清、视物不明、昏迷,口舌、四肢及全身麻木,痛、温觉减退和膝反射减退,甚至呼吸衰竭等;心血管系统症状:心悸气短、心律失常、血压下降、面色苍白、口唇发绀、四肢厥冷、室性心动过速、心搏骤停、阿一斯综合征等,严重的心律失常、心动过速会引起死亡;消化系统症状:流涎、恶心、呕吐、腹泻、腹痛、肠鸣音亢进、胃部烧灼感等。此外还有可能出现呼吸急促、呼吸困难、皮疹、瘙痒,严重者还可出现呼吸衰竭、肺水肿和肾功能衰竭等。

(四)中毒原因

1.用量过大

乌头类药用剂量与中毒剂量十分接近,原则上,一次用量附子不得超过15g,川乌不得超过9g,草乌不得超过4.5g。

2.药物联用不当

几种同类药品合用，毒性叠加，促进药物吸收利用。

3.配伍不当

川乌及草乌虽然均在中药学规定的安全剂量范围内，但违反了药物配伍禁忌，从而造成中毒，中药的十八反中明确指出“半蒌贝蔹及攻乌”，因为这种配伍可能增加乌头的毒性。

4.煎煮不当

乌头类药物有毒，应先煎久煎，一般应先煎 30～60 分钟，或以口尝至无麻辣感为度。

5.个体差异

个体差异不同，中毒剂量差别较大。

6.产地不同

产地不同的药品毒性差别较大。

（五）中毒救治

乌头类药物中毒后应立即停药，对症实施解救。

1.清除体内毒物

对中毒患者采取催吐、洗胃、导泻、灌肠、大量饮水、口服活性炭、输液等清除毒物的救治措施，以加速毒物排泄，同时给氧。对于出现严重心律失常的患者，应慎用洗胃法，以防兴奋迷走神经。

（1）催吐：一般口服温开水或 1∶5000 的高锰酸钾水溶液，每次 200～400ml，反复进行，直至呕出的洗胃液清亮为止。中毒后洗胃越早，越彻底，抢救成功率越高，但该法适用于仅有消化系统症状的轻度中毒患者。

（2）导泻：洗胃彻底后，经胃管注入 25%硫酸镁溶液 100ml，促进有毒物质从肠道排出。

（3）活性炭：活性炭对乌头类生物碱有较强的吸附作用，中毒后口服或经胃管灌入 50～100g 活性炭，有利于吸附有毒物质。

（4）输液：静脉滴注葡萄糖盐水，并鼓励患者多饮水，增加尿液和稀释毒物在血液中的浓度，加速有毒物质排泄。

2.药物治疗

（1）西药治疗：包括阿托品、利多卡因、普罗帕酮、胺碘酮、东莨菪碱、地塞米松、硫酸镁、异丙肾上腺素等。阿托品能对抗迷走神经的过度兴奋，并能通过胆碱能神经的外周作用解除窦房结和房室结的抑制，从而促进高位起搏点自律性的恢复和提高，达到迅速控制心脏的异位节律，终止快速心律失常的目的。因此乌头类药物中毒的患者应当早期、足量、反复给予阿托品治疗。利多卡因是治疗乌头类中药中毒后出现室性心律失常的首选药物。在利多卡因抑制乌头碱诱发的心律失常无效时，可用普罗帕酮、胺碘酮治疗。

（2）中药治疗：包括解毒药甘草、绿豆、生姜、蜂蜜等；清热解毒药金银花、黄连、苦参等；补益药人参、五味子、黄芪等；中成药包括参麦注射液、双黄连注射液等。

3.其他注意事项

对于合并有肾功能衰竭的患者应进行血液透析和血液灌流联合使用。此外，乌头类药物中毒常引起机体多脏器功能的损害，因此要加强生命体征的监护，尤其是心电监护，密切注意病情变化，以便及时调整用药。

二、马钱子及相关中成药

(一)含马钱子的中成药

九分散、山药丸、舒筋丸、疏风定痛丸、疏络养肝丸、伤科七味片、九转回生丹等。

(二)中毒机制

马钱子的化学成分为生物碱类，主要有番木鳖碱(士的宁)、马钱子碱，番木鳖次碱。其中士的宁是马钱子中最主要的成分，毒性较大，内服士的宁 5～10mg 即可出现中毒症状，30mg 即可致死，其次为士的宁碱，毒性为士的宁的 1/3～1/8。

马钱子中的士的宁，阻止胆碱酯酶对乙酰胆碱的水解，主要作用于中枢神经系统。马钱子首先兴奋脊髓的反射功能，其次提高延髓的呼吸中枢和血管运动中枢的兴奋性，并有刺激大脑皮质感觉中枢的功能。治疗量的马钱子，能提高大脑皮质兴奋过程和抑制过程，中毒量则可使大脑皮质发生各种时相状态(均等相、反常相、抑制相)，并且发生超限性抑制，致使脊髓反射性兴奋显著亢进，引起特殊的强直性痉挛，甚至因呼吸肌强直痉挛而窒息死亡。

(三)中毒症状

马钱子中毒后初期出现头晕、头痛、烦躁不安，面部肌肉紧张，吞咽困难等症状，进而伸肌与屈肌同时极度收缩，发生典型的士的宁惊厥、痉挛，甚至角弓反张，可因呼吸肌痉挛窒息或心力衰竭而死亡。

马钱子中毒在各系统的表现：神经系统表现为头痛、头晕、惊厥、烦躁不安、面部或全身肌肉痉挛、强直性抽搐、牙关紧闭、昏迷、角弓反张、面神经麻痹、精神障碍；呼吸系统表现为呼吸急促、呼吸困难、口唇发绀、呼吸衰竭；心血管系统表现为心动过速、血压升高或下降、左心衰心搏骤停；血液系统表现为粒细胞缺乏伴发热；消化系统表现为恶心、呕吐、腹痛、腹泻、黑便、肝损害；泌尿系统出现镜下血尿明显、急性肾衰。尸检见口唇、指、趾甲青紫，内脏有点状或片状出血点或瘀血，中毒者受外界声、光、风等刺激，立即引起再度强直性痉挛，每次可持续几分钟。如连续几次发作，最终可因呼吸肌麻痹死亡，神志始终清楚。

(四)中毒原因

1.误服或服用过量

马钱子治疗量和中毒量接近，超量使用为最常见的中毒原因。将剂量控制在《中国药典》规定范围，是避免中毒的有效措施。患者有耐受性、体质情况等差异，若超剂量使用，必须从小剂量开始，谨慎增量。

2.服用不合格马钱子炮制品

生马钱子有剧毒，不宜生用，应使用安全范围较大的炮制品。砂烫时间 3～4 分钟，砂温 240～250℃为宜，油炸时油温以 250℃为宜，炮制后的马钱子毒性降低较多，临床使用的安全性增加。

3.马钱子品种差异

临床所用的马钱子来源有海南马钱、云南马钱及云南长籽马钱等，由于不同品种马钱子的士的宁含量不同，因而临床应用时会因更换品种而导致中毒。

4.配伍不当

酒、汉防己、罂粟壳、麝香、元胡等能增强士的宁的毒副反应，因此马钱子应避免与这些药物一起使用。

(五)中毒救治

1.安置患者

首先将患者安置在黑暗安静的环境中，避免外界刺激，引起反射性惊厥发作。

2.清除体内毒物

用高锰酸钾水溶液将胃内容物洗出，灌入50%硫酸镁40～50ml导泻，以加速肠道残留毒物排泄。

3.对症治疗

使用中枢抑制药以制止惊厥，静脉注射戊巴比妥钠0.3～0.5g或地西泮10～20mg，遇到呼吸暂停时应暂停注射。

呼吸肌麻痹者及时行气管插管、人工机械呼吸中毒解救。肉桂煎汤或甘草煎汤饮服也能缓解中毒症状。

三、蟾酥及相关中成药

(一)含蟾酥的药物

含蟾酥的中成药有六神丸、六应丸、喉症丸、蟾酥丸、牛黄消炎片、外科蟾蜍丸、通窍散、牙痛一粒丸、疮毒丸、梅花点舌丹等。

(二)中毒机制

蟾酥为蟾蜍科动物中华大蟾蜍或黑眶蟾蜍等的耳后腺分泌的白色浆液经加工干燥而成的固体物，其化学成分复杂，含有几十种蟾蜍毒素类化合物，主要包括：①蟾蜍毒素及蟾蜍配基，如脂蟾毒配基、华蟾毒配基、蟾毒灵、蟾毒它灵、远华蟾毒精和日蟾毒它灵等化合物，其基本结构类似强心苷，主要作用于心脏迷走神经中枢或末梢，并可直接作用于心肌，引起心率缓慢、心律不齐等缓慢心律失常症状，使房室传导阻滞，最后导致心搏停止于收缩期；②吲哚烷基胺类化合物，有致幻作用，对周围神经有类似烟碱样作用；③儿茶酚类化合物，使血管收缩，血压升高；④其余的蟾蜍毒液成分尚有胃肠道刺激症状，局部麻痹及致惊厥等作用。蟾蜍毒素类化合物既是蟾酥的有效成分，又是其毒性成分，如长期或过量服用可出现循环、消化及神经系统等中毒症状。

(三)中毒症状

蟾酥吸收快，作用消失得也快，蓄积性很小，蟾酥中毒在各系统中的症状表现为：

1.循环系统

轻者心悸、心律过缓或窦性心动过速等;重者可出现窦房传导阻滞,房室分离,心房颤动和室性心动过速等。心电图可显示:ST-T 改变及各种传导阻滞,酷似洋地黄中毒;重者可有房颤、室性心动过速、烦躁、抽搐、血压下降、体温下降、发绀、呼吸困难,最后呼吸停止、循环麻痹而死亡。

2.消化系统

上腹部闷胀不适、流涎、恶心、呕吐,有时可见腹痛、腹泻,严重者可致脱水。

3.神经系统

头痛、头晕、嗜睡、出汗、口唇及四肢麻木,膝反射迟钝或消失,但患者多神志清楚;严重者因急性心源性脑缺血综合征而发生惊厥。

4.呼吸系统

中毒晚期可有呼吸变浅、变慢、不规则、口唇青紫。终至呼吸衰竭。

5.其他症状

重度中毒患者于食后迅速出现烦躁不安、抽搐、昏迷、面色苍白、四肢厥冷、体温不升、出汗、脉搏细弱,甚至循环衰竭而致死。

鲜蟾皮外敷时,除可产生全身中毒症状外,尚可引起荨麻疹样皮疹。蟾酥误入眼中,可引起眼睛红肿、剧痛、畏光、流泪,甚至失明。

(四)中毒原因

使用蟾酥中毒原因主要有:超剂量服用蟾酥制剂;外用蟾酥时浓度过高;误食蟾酥。

(五)中毒救治

1.清除毒物

催吐、洗胃、灌肠、导泻、较大量静脉输液,以减少毒物的吸收,补液以促进毒物的排泄。服用蛋清、牛奶保护胃黏膜并大量饮水或浓茶。

2.对症治疗

注射阿托品、异丙基肾上腺素等药物。心律失常者,肌内或静脉注射阿托品 1～2mg,每隔 0.5～2 小时一次。出现心源性脑缺血综合征时,以异丙基肾上腺素 1mg 加入葡萄糖溶液 250ml 中缓慢静滴,并根据心率调整滴速,若出现心动过速时,可用利多卡因防止发生室颤,若出现惊厥时,可用地西泮、氯丙嗪或苯巴比妥等药物。

中药治疗可用甘草、绿豆煎汤饮用,或以生姜捣汁、鲜芦根捣汁内服。

四、雄黄及相关中成药

(一)含雄黄的药物

含雄黄的中成药有牛黄解毒丸(片)、六神丸、安宫牛黄丸、牛黄清心丸、牛黄镇惊丸、牛黄抱龙丸、砒枣散等。

(二)中毒机制

雄黄主要成分含二硫化二砷(As_2S_2),此外还含有少量三氧化二砷(As_2O_3)。砷盐毒性较大，进入体内后，蓄积和分布于体内各组织，主要分布在肝、肾、脾等内脏及指甲、毛发等部位。砷对机体的毒性作用是多方面的，首先危害神经细胞，使中枢神经中毒，产生一系列中毒症状，并直接影响毛细血管通透性，也可使血管舒缩中枢麻痹，而导致毛细血管扩张，并可引起肝、肾、脾、心脏等血管的脂肪变性和坏死。

(三)中毒症状

雄黄中毒的表现：①消化系统表现为口腔咽喉干痛、烧灼感、口中有金属味、流涎、剧烈恶心呕吐、腹痛腹泻、严重时类似霍乱；②各种出血症状：如吐血、咯血、眼结膜充血、鼻出血、便血、尿血等；③肝肾功能损害而引起转氨酶升高、黄疸、血尿、蛋白尿等；④严重者因心力衰竭、呼吸衰竭而死亡；⑤长期接触可引起皮肤过敏，出现丘疹、疱疹、痤疮样皮疹等。

(四)中毒原因

使用雄黄中毒原因主要有：超量服用药物和饮雄黄酒致中毒。

(五)中毒救治

1.清除毒物

催吐、洗胃、导泻、输液，服用牛奶、蛋清、豆浆、药用炭等吸附毒物，保护黏膜，必要时可应用二巯丙醇类。

2.对症治疗

纠正水液代谢和电解质紊乱，抗休克、肾透析等对症治疗。中药治疗可饮用甘草、绿豆煎汤等解毒。

五、朱砂、轻粉、红粉及相关中成药

(一)含朱砂、轻粉、红粉的药物

含朱砂、轻粉、红粉等的中成药有牛黄清心丸、牛黄抱龙丸、抱龙丸、朱砂安神丸、天王补心丸、苏合香丸、人参再造丸、安宫牛黄丸、牛黄千金散、牛黄镇惊丸、紫雪、活络丸、追风透骨丸、蟾酥丸、更衣丸、复方芦荟胶囊、磁朱丸、紫金锭等。

(二)中毒机制

含汞化合物对人体组织有腐蚀作用，大量的汞经过胃肠道、呼吸道或黏膜吸收入血，对中枢神经有短暂兴奋作用，但很快就为抑制作用所代替，而产生心脏衰弱、休克或神经中枢麻痹而死亡。

(三)中毒症状

含朱砂、轻粉、红粉的药物的中毒表现：①消化系统表现为恶心呕吐、腹痛腹泻、口中有金属味、流涎、口腔黏膜充血、牙龈肿胀溃烂等；②泌尿系统表现为精神萎靡、频繁呕吐、食欲减退、规则发热、抽搐等中毒症状，少尿、蛋白尿，严重者可发生急性肾功能衰竭；③神经系统及精神方面的症状表现为头晕、行走不便，随后迅速出现牙关紧闭、全身僵直、大汗淋漓、呼吸急促、阵发性全身抽搐、昏迷等急性中毒反应。中毒轻者出现口齿咽喉肿痛或腐烂及颈部淋巴结肿胀，口腔唾液分泌明显增加，吞咽困难、头痛发热、心悸、失眠、恐惧、四肢拘挛、皮肤出现疹块等，严重者出现剧烈腹痛、尿血、尿少、呼吸困难、脉搏细小、体温下降，最后心衰而死。

(四)中毒原因

使用朱砂、轻粉、红粉的药物中毒原因主要有:超剂量或长期服用朱砂,长期大量服用含朱砂的中成药。

(五)中毒救治

1.清除毒物

如催吐、洗胃、导泻、输液,服用牛奶、蛋清等;可用活性炭洗胃,以吸附游离汞排出。也可用二巯丙磺钠类、硫代硫酸钠等金属解毒剂,还可采用青霉胺口服。

2.对症治疗

对于急性中毒伴有严重呕吐、腹泻者,需维持体液和电解质平衡,纠正水液代谢和电解质紊乱;肾功能衰竭者,可进行血液透析或腹膜透析治疗。中药治疗可选用甘草、绿豆煎汤饮,或以土茯苓煎汤饮。

六、雷公藤、昆明山海棠及相关中成药

(一)含雷公藤、昆明山海棠的药物

含有雷公藤、昆明山海棠的中成药有雷公藤片、雷公藤总甙片、昆明山海棠片等。

(二)中毒机制

雷公藤、昆明山海棠毒性与其所含有的生物碱、苷类及有细胞毒的萜类化合物有关,这些成分的毒性大小依次为二萜类、生物碱、三萜类及苷类。二萜类化合物主要损伤心、肝、胃肠道及骨髓;生物碱类化合物主要损害肝,并可破坏红细胞,引起进行性贫血,甚至诱发肾小管缺氧性损害,吸收后损伤中枢神经系统,可导致严重营养不良性改变。

(三)中毒症状

含雷公藤、昆明山海棠的药物中毒表现为:①消化系统初期表现为胃部不适、口干、上腹灼热感,继而出现恶心呕吐、上腹剧痛、腹泻,以及肝区不适、黄疸;②心血管系统表现为唇甲发绀、心悸、胸闷、气短、血压下降、心律不齐、心电图异常;③泌尿系统初期表现为少尿、腰痛,继而出现尿毒症症状,甚至急性肾功能衰竭;④神经系统表现为头昏、眩晕、周身不适、肌肉疼痛等。

慢性中毒常发生于治疗过程中,表现为食欲锐减、胃脘饱胀、腹泻、恶心,以及口唇黏膜及眼角糜烂,皮疹,脱发等。

(四)中毒原因

使用雷公藤、昆明山海棠的药物中毒原因主要有:超剂量用药、个体差异,以及在服药治疗过程中,因毒性蓄积而致的慢性中毒。

(五)中毒救治

清除毒物,如催吐、洗胃、导泻后进行对症治疗及支持疗法,可用甘草、绿豆煎汤饮,或以白萝卜或白菜捣烂取汁加糖频服。慢性中毒者应立即停药,并根据肝脏损害的表现,作相应的处理。

七、黄药子及相关中成药

(一)含黄药子的药物

含黄药子的中成药有壮骨关节丸、增生平片等。

(二)中毒机制

黄药子所含有毒成分直接作用于肝脏,损害肝细胞而发生黄疸,其发病率高,潜伏期短,损害程度与给药剂量、给药时间密切相关。黄药子中毒短时间内出现肝损害,较长时间后表现为肾损害。

(三)中毒症状

临床多见肝大、腹水等中毒性肝炎,一般轻度中毒可见口干、食欲缺乏、恶心、腹痛等消化道反应,严重者可见昏迷、瞳孔缩小、呼吸困难、心肌麻痹而致死。

(四)中毒原因

使用黄药子中毒原因:长期服用或一次性大剂量服用。

(五)中毒救治

1.清除毒物

催吐、洗胃、导泻,服用蛋清、活性炭等,大量饮水,静脉输入葡萄糖注射液。

2.停药、保肝治疗

本品中毒多为亚急性或慢性中毒,以中毒性肝炎为主要表现,发生中毒时应立即停药,进行保肝治疗。

可用甘草、绿豆煎汤饮,或以生姜汁、米醋、甘草煎液混合饮。

第五节　中药不良反应监测与报告

一、药品不良反应监测的概念及意义

(一)药品不良反应监测的概念

药品不良反应监测是指根据我国药品管理法的有关规定,对合格药品在正常用法、用量时出现与用药目的无关或意外的有害反应开展监督和考察。但从广义的概念来说,对于不合理用药等引起的药品不良反应也应列入监测的范围,以便于总结经验,避免此类不良反应的发生。

(二)实行药品不良反应监测制度的意义

1.有助于提高医疗质量和医疗水平

通过开展药品不良反应监测工作,可使医、药、护各专业人员对药物不良反应的警惕性和识别能力得以加强,提高医务人员合理、安全用药的自觉性,避免或减少不良反应的重复发生,提高疾病的治愈率、降低死亡率、缩短住院天数、降低医疗费用支出,等等。国家食品药品监督管理总局发布的《关于加强防已等 6 种药材及其制剂监督管理的通知》,即是根据药物不良反

应监测结果提出的，通知中取消了马兜铃科植物广防己、青木香，分别替换为防己科植物粉防己、菊科植物土木香。因此，重视药品不良反应的监测工作，可最终减少药品不良反应的发生，维护患者的用药安全，从而使医疗机构的医疗质量和医疗水平总体提高。

2.有助于药品生产经营企业的发展

药品生产企业的管理和规范是药品不良反应监控的重要步骤，药品生产经营企业应积极投身于药品不良反应监测。据统计，国外不良反应报告中的80%以上来源于企业，只有少部分来源于临床，而在我国，不良反应报告几乎全来源于临床，只有极少部分来源于药品生产企业。相对于西药生产企业来说，中药生产企业在药物不良反应监测方面的意识相对比较薄弱，但也呈现出逐渐重视的态势。药品生产企业参与不良反应监测工作，不仅有利于药品生产企业及时发现药品不良反应，及时变更说明书，减少药品不良反应的发生，而且有利于企业自身发展新药研究工作，抢先开发药物新品种。这对于国内中药制药企业尤为重要。

3.有助于推动医疗单位的科研发展

药品不良反应发生的机制和影响因素很复杂，临床上用药又多，因此许多药物不良反应的发生规律还尚未掌握，这就成了现成的课题，可进行系统研究，在研究过程中还可能发现药物的新用途。

4.有助于减少医疗纠纷的发生

过去有许多医疗纠纷的发生，都是由于药物的不良反应引起的，当时不但司法人员对此缺乏认识，而且患者和不少医务人员对此也都缺乏认识，因此造成许多医疗纠纷一直迟迟未解决，甚至出现误判、错判等。现在有了药品不良反应监测制度，人们也逐渐认识到了这个问题，从而使不少医疗纠纷都能顺利解决。

5.有助于中医药走出国门，走向世界

中医药在我国的应用已有上千年的历史，在世界医药发展史上占有重要地位。随着当今世界中医药热的兴起和中药现代化的加速发展，中医药正在走向世界。然而，由于“中草药肾病”“间质性肺炎”等事件的发生，一些国家发出了中药、中成药物的进口和销售的禁令，直接影响了中药的国际化发展道路。因此必须加强中药不良反应的监测，促进中医药更好地走向世界市场，为中医药的全面健康发展奠定坚实的基础。

二、药品不良反应监测方法

20世纪是药物蓬勃发展的时期，随着30年代青霉素的开发，各类新药层出不穷，世界新药研制出现高潮。截至目前，新开发出的药品已达数万种，层出不穷的新药为防病治病、保障人类健康发挥着越来越重要的作用。但药品具有两重性，一方面可以防病治病，另一方面由于药物不良反应也可能危害人体健康。尽管药品从研发到审批上市的全部程序各国都有严格的规范和要求，但由于一些客观条件的限制，仍然无法完全避免药物不良反应事件的发生。目前，常用的药物不良反应监测方法有自发呈报、医院集中监测、病例对照研究、前瞻性队列研究等。

(一)自发呈报系统

自发呈报是药物上市后 ADR 监测的最简单也是最常用的形式，监测范围广，参与人员多，不受时间、空间的限制，是 ADR 的主要信息源。自发呈报的优点是监测范围广，时间长，药物上市后就自然地加入被监测行列，且没有时间限制。自发呈报的基本作用是发现 ADR 信号，使药物不良反应得到早期的预警，报告者得到反馈后可以改善处方以合理用药。自发呈报的 ADR 报告没有详尽的因果关系判断，但基于这样一种假设：如果某药物确实会产生某 ADR，只要可疑即报，在国家 ADR 中心或全球 ADR 中心必然会收到大量有关该药物的该 ADR 的报告，当报告累积到一定程度，大量提示该药物会引起该 ADR，其一一对应之因果关系自然明了。

自发呈报的 ADR 监测最大的缺陷是漏报，不能计算 ADR 的发生率，且对自发呈报的 ADR 进行适宜解释的暴露人群的资料缺乏，由于对药物的 ADR 报告率的差异，在同等条件下，可影响医师对资料药物的选择。此外，自发呈报的随意性也易导致资料偏差，报告的信息不完善、难以确定因果关系。

(二)医院集中监测

医院集中监测是指在一定的时间(数月或数年)、一定的范围内对某一医院或某一地区内发生的 ADR 及药物利用详细记录，以探讨 ADR 的发生规律，既可是患者源性或药物源性的集中监测，也可是专科性集中监测，从而计算相应的 ADR 发生率并探讨其危险因素，资料详尽，数据准确可靠。集中监测由于是在一定的时间、一定的范围内进行，故得出的数据代表性较差、缺乏连续性，且费用较高，其应用受到一定限制，除非为某一特别目的而进行。我国在 ADR 监测初期阶段曾进行多次集中监测，但规模偏小，资料难以共享，对此我们曾做过 meta-analysis。医院集中监测因较自发呈报有明显的优势，一些学者建议每隔 10 年左右进行一次大规模的医院集中监测，以对 ADR 的发生概况及药物利用进行全面的药物流行病学研究。

将处方事件监测与医院集中监测优点结合起来的综合性医院药物监测(comprehensive hospital drug monitoring)，也即住院患者的药物不良反应事件监测(Event monitoring of ADR in patients)，具有其独到之处。研究结果表明，所开发的事件监测系统可定量分析住院患者的药物不良反应的发生情况，随着患者资料的积累，可用于研究住院患者的药物安全性及其疗效。

最成功的医院集中监测是波士顿药物监测协作计划。此计划开始于 1966 年，在研究的顶峰时期，协作范围达到 6 个国家的 19 家医院，所有的住院患者不良反应资料都由经过专业培训的护士或药师收集，每个病房都设置监测中心点，由指定护士负责，每份病历都包括入院记录、服药开始和终止记录、药物不良反应调查以及出院记录四个方面的内容，详细记录患者状况和不良反应的发生情况。波士顿药物监测协作计划成果显著，在一定的范围内确定了住院患者药物不良反应的发生率，并在此基础上，发现了一些药物的可能不良反应，如：依地尼酸和胃肠道出血之间有明显的相关性；苯妥英钠可使血尿素氮增高；水合氯醛能增加华法林的活性；肝素在妇女特别是老年妇女更易引起出血等。

(三)病例对照研究

病例对照研究的基本方法是在怀疑某种不良反应事件是药物不良反应或药源性疾病时，在有这种反应的患者和没有这种反应的患者中比较被怀疑药物的应用情况。其目的是为了找出两组患者对先前的药物暴露的差异，如不良事件确由这种药物引起，则有这种反应的患者会比没有这种反应的患者有更高的该药物的使用率。这种研究是回顾性的，可以提示药物和不良反应的因果关系。这种方法曾用于发现沙利度胺(反应停)和海豹肢畸形之间的联系，首先提出它们之间有关系的 McBride 医师发现在妊娠期服用沙利度胺(反应停)的患者产下的婴儿先天畸形发生率为 20%。妊娠妇女服用己烯雌酚引起女儿阴道癌也是通过病例对照法研究发现的一个例子。阴道腺癌很罕见且通常发生在 50 岁以上的妇女，但是在 1966—1967 年美国的 Vincent Memorial Hospital 竟发现有 7 例阴道腺癌发生于 15～22 岁的女性，其他医院也发生 1 例，共 8 例。这些病例引起了大家的注意，进行了病例对照研究，每个病例选 4 个对照，在收集资料时，考虑许多可疑因素，如母亲年龄、是否吸烟、孕期子宫出血、是否有流产史、哺乳、孕期 X 线接触史、是否服用雌激素等，结果发现患该症的 8 个病例中有 7 个母亲在怀孕早期服用过己烯雌酚，而 32 例对照中无 1 例使用，检验结果有非常显著的差异性，因而确定了怀孕早期服用己烯雌酚与女性后代发生阴道腺癌的相关性。病例对照研究法为回顾性研究，不能发现不良反应的发生率，在用药史的确定上有很大困难，尽管如此，但是这种方法对一些在临床上表现独特的不良反应的确立十分有效。

(四)前瞻性队列研究

队列研究是一种常用和有效的药物流行病学方法，一般分为前瞻性和回顾性两种。回顾性研究是系统收集过去药物治疗时发生的特定反应，并将发生反应的患者根据是否使用过被监测药物分组，然后比较两组患者不良反应的差异性。这种方法可收集到用药人数和不良反应发生的人数，可用来分析、确定药物最常见的不良反应、各种不良反应的发生率、促进不良反应发生的因素。前瞻性研究则是从预先对设定的用药和不用药人群进行观察和比较，这种方法较回顾性研究有一定的优点，主要是能定向地、有目的地持续随访患者，收集到全部的资料。近年来，列队研究被广泛用于新药上市后监测。英国西咪替丁的上市后监测是个典型的例子，该药 1976 年在英国上市，1978 年开始进行上市后监测。在英国 4 个地区共有 9928 个使用西咪替丁患者和 9351 个对照者的资料，大多数对象都能被随访 1 年以上。在此期间，住院或死亡都有记录，这不仅能对西咪替丁不良反应概貌有所了解，而且能对迟发性药物不良反应进行研究，分析结果表明不支持西咪替丁治疗能诱发胃癌，也不认为西咪替丁本身能使患者的死亡率增加。

三、我国药品不良反应报告和监测开展情况及相关管理制度

(一)我国药品不良反应报告和监测开展情况

中药不良反应的报告监测工作隶属于药物不良反应报告监测工作中。我国的药物不良反应监测，于 20 世纪 80 年代末开始进行试点，从 1988 年开始，我国原卫计委药政局和医政司先后在北京、上海、广东、湖北等地区 14 个医疗单位进行了药物不良反应报告试点工作。此后，

原卫计委在中国药品生物制品检定所成立了“药品不良反应监测中心”,并开展了相应的工作。1998年3月,我国正式加入了WHO国际药品监测合作中心,成为第68个成员国。1998年4月国家药品监督管理总局(SDA)成立以后,组建了专业技术机构“国家药品再评价中心”,使得我国药物不良反应监测工作进入了快速发展阶段。1999年,随着《药品不良反应监测管理办法(试行)》的颁布,标志着我国正式实施药品不良反应报告制度。

2001年2月26日颁布的《中华人民共和国药品管理法》(主席令第45条)第七十一条明确指出:“国家实行不良反应报告制度”,同年11月19日,国家药品监督管理总局发布《关于建立药品不良反应信息通报制度有关问题的通知》(国药监安[2001]487号),建立不良反应信息通报制度和各地药品不良反应病例报告情况通报制度。覆盖全国的ADR监测信息网络系统也于2001年建成,这为中国ADR的监测工作提供了现代化的管理手段。截止到2002年底,31个省、自治区、直辖市均成立了本地区药品不良反应监测中心,加上军队不良反应监测中心,共有32个省级不良反应监测中心,并且50%以上的省、自治区、直辖市还成立了本地区的二级不良反应监测机构,国家药品不良反应监测技术体系框架基本建成。2002年底,国家ADR监测中心当年收到ADR报表数17000份,是前10年累计报表数的总和。2003年初,国家ADR监测中心又制定了《药品不良反应病例报告规范分级标准》,有力地促进了全国ADR监测工作的快速发展。

2004年以原卫计委和国家食品药品监督管理总局(SFDA)联合令的形式,发布了法规性文件《药品不良反应报告与监测管理办法》,就ADR报告的管理体系、执行主体、报告方式、报告范围、报告时间与程序,都做了具体而明晰的规定,推动了我国药物警戒的发展和药品不良反应突发事件预警机制的建立。到2005年全国所有省均成立了ADR监测中心,共34个(含军队),基本构建了省、市、县三级监测网络;此外,国家ADR监测中心还利用各种期刊、广播电视、街头咨询、专家讲座等多种方式,广泛开展ADR宣传、培训与交流,使ADR病例报告数量和质量逐年提高。

2006年以来国内发生的“齐二药”“欣弗”“上海华联(氨甲蝶呤)”“广州佰易(免疫球蛋白)”等一系列药害事件,反映出药品不良反应监测、报告、分析和评价的重要性。针对于建立药物不良反应监测制度以来存在的诸多问题,2011年5月4日,新修订的《药品不良反应报告和监测管理办法》正式发布,并自2011年7月1日起施行。它的实施将进一步推动药品不良反应监测各项工作的开展,为保障公众用药安全筑起一道有效的屏障。

我国ADR监测工作起步晚,虽然目前我国ADR监测法律法规体系和行管体系、技术监测体系已基本形成,但由于医药人员对ADR监测法规知识认知度低,还存在漏报率高、信息收集量少、报表质量差等问题。同时,我国ADR监测在报告主体、报告方法、报告范围、报告程序、通报方式及报告的控制和评价等方面与WHO有关国际标准相比,还有诸多局限性,存在较大差距。在美国,ADR报告的60%是来自药品生产企业,而由医疗机构上报的不到7%,在我国,企业报告无论是总数还是比例依然偏低,由企业上报的ADR报告不到7%,报告主要来源于医疗机构,不能满足监测体系发现信号和开展风险管理的要求。此外,由于我国全国各地区ADR发展极不平衡，ADR监测技术力量薄弱，专业技术人员和管理人员缺乏，硬件设施、设备不足，经费支持缺乏等问题使ADR病例报告数量和质量不高，利用率低。我国的自发报告系统监测虽然覆盖面大，但存在严重的漏报缺陷，目前我国的ADR监测只收集病例资料，无人群数据，还难以准确估计有关药品的ADR发生率和相关信息。同时，我国还缺乏ADR流行病学和记录应用系统的深入研究。

总之，随着ADR监测法制的不断完善，监测技术的不断提高，新技术的不断应用与开发，我国的ADR监测工作必将推向一个全新的发展阶段，为保障人类健康做出更大贡献。

(二)我国不良反应报告和监测相关管理制度

1.中华人民共和国药品管理法

2001年12月1日起施行的《中华人民共和国药品管理法》由中华人民共和国第九届全国人民代表大会常务委员会第二十次会议于2001年2月28日修订通过，修订后的《中华人民共和国药品管理法》将药品不良反应报告制度等内容纳入。具体条文如下：

第四十二条国务院药品监督管理部门对已经批准生产或者进口的药品，应当组织调查；对疗效不确切、不良反应大或者其他原因危害人体健康的药品，应当撤销批准文号或者进口药品注册证书。

已被撤销批准文号或者进口药品注册证书的药品，不得生产或者进口、销售和使用；已经生产或者进口的.由当地药品监督管理部门监督销毁或者处理。

第七十一条国家实行药品不良反应报告制度。药品生产企业、药品经营企业和医疗机构必须经常考察本单位所生产、经营、使用的药品质量、疗效和反应，发现可能与用药有关的严重不良反应，必须及时向当地省、自治区、直辖市人民政府药品监督管理部门和卫生行政部门报告。具体办法由国务院药品监督管理部门会同国务院卫生行政部门制定。

对已确认发生严重不良反应的药品，国务院或者省、自治区、直辖市人民政府的药品监督管理部门可以采取停止生产、销售、使用的紧急控制措施，并应当在五日内组织鉴定，自鉴定结论做出之日起十五日内依法做出行政处理决定。

2.药品不良反应报告和监测管理办法

《药品不良反应报告和监测管理办法》是我国开展药品不良反应监测工作的重要法律基础。2004年颁布施行的《药品不良反应报告和监测管理办法》是我国首部药品不良反应报告和监测管理的行政法规。自实施以来，我国药品不良反应报告和监测工作得到迅速发展，监测体系进一步完善，报告数量和质量不断提高。

随着药品监管形势的变化和药品不良反应监测工作的深入，《药品不良反应报告和监测管理办法》也暴露出一些不足，如：地方药品不良反应监测机构和职责的设置已不能适应当前药品安全监管需要；药品生产企业第一责任人体现不够充分；迟报、漏报现象依然存在；对严重药品不良事件的调查和处理以及要求企业对已上市药品进行安全性研究等缺乏明确规定。

针对这些问题，原卫计委和国家食品药品监督管理总局对《药品不良反应报告和监测管理办法》进行了补充、完善和修改，使其更加符合药品不良反应的监管要求，进一步明确了省以下监管部门和药品不良反应监测机构的职责，规范了报告程序和要求，增加了对严重药品不良反应、群体药品不良事件调查核实评价的要求，增加了"药品重点监测的要求"，并对生产企业主动开展监测工作提出更明确和更高的要求。

2011年5月4日，新修订的《药品不良反应报告和监测管理办法》正式发布，并自2011年7月1日起施行。它的实施将进一步推动药品不良反应监测各项工作的开展，为保障公众用药安全筑起一道有效的屏障。

第五章　中药注射剂的安全性

近年来，随着中药注射剂在临床上的广泛应用，加之国家药监部门对不良反应监测力度的加大，中药注射剂不良反应的报道例数在近年来急剧增多，其安全性已引起了国内医药界的广泛关注。2011 年国家药品不良反应监测中心收到不良反应报告 85 万份，其中中药注射剂引起的不良反应有 65000 多例，增长了 15%。国家公布的前十期《药品不良反应信息通报》涉及的中药注射剂品种达 8 种之多，分别是清开灵注射液、双黄连注射剂、葛根素注射液、穿琥宁注射液、鱼腥草注射液、参麦注射液、莪术油注射液和莲必治注射液，占通报品种总数的 21%，占通报中药品种总数的 66%。

中药注射液安全性问题事件在近年来频频发生，自 2006 年发生"鱼腥草注射液紧急停用事件"后，2008 年接连又发生了"刺五加注射液事件"及"茵栀黄注射液事件"，2009 年再发生的"双黄连注射液事件"和"香丹注射液事件"，在一定程度上抹杀了中药注射剂所取得的成就，对一向有"中药现代化之光"美誉的中药注射剂带来了极大的挑战。加上一些媒体对有关中药注射液安全性问题事件的过度宣传和误导，使得人们在一夜之间突然发现原本"安全性"较高的中成药也变得"不安全"了。如今，人们对中药注射液安全性的关注达到了前所未有的程度，许多人误将中药注射剂发生的不良事件都归咎于注射剂本身，一些大医院也因此而全面封杀了中药注射剂。中药注射剂现在究竟是否可以使用？影响中药注射剂安全性问题的因素有哪些？又有哪些应对措施？常见中药注射剂不良反应又有哪些？以上种种疑问是否有答案？本章将对中药注射剂安全性问题做专论，全面论述有关中药注射剂安全性问题。

第一节　中药注射剂不良反应概述

一、中药注射剂的不良反应与不良事件

目前，一些文献报道的中药注射剂不良反应有可能是不良事件，中药注射剂的不良反应与不良事件在社会上常被混淆，夸大了中药注射剂的不良反应。近年来发生的"鱼腥草注射液紧急停用事件""刺五加注射液事件"等中药注射剂安全性事件多为不良事件；国家药品不良反应监测中心收到的不良反应报告，也存在许多药品不良事件误报为不良反应的情况。因此，我们必须正确区分中药注射剂使用过程中的不良事件与不良反应，这样有利于解决中药注射剂安全性问题。

不良事件(adverse event，AE)是临床试验受试者接受一种药品后出现的不良医学事件，不一定与所用药物有因果关系。如果出现致癌、致畸、致出生缺陷、危及生命并能致人体永久

或显著伤残、对器官功能产生永久损伤或导致住院或延长住院时间者，则称为严重不良事件(serious adverseevent，SAE)。根据世界卫生组织国际药物监测合作中心的定义，药物不良反应(adverse drug reaction，ADR)是指为了预防、诊断或治疗人的疾病、改善人的生理功能，给予正常剂量药品时所出现的任何有害且非预期的反应。我国《药品临床试验管理规范》中将药品不良反应定义为："在按规定剂量正常应用药品过程中产生的有害而非期望，且与药品有因果关系的反应"。我国《药品不良反应监测管理办法》中将药品不良反应定义为："合格药品在正常用法用量下出现的与用药目的无关或意外的有害反应"。这一概念亦被用于已上市的医药产品，当使用正常剂量时发生的有害或不期望的药物反应亦称为药物不良反应。药品不良反应主要包括副作用、毒性作用、后遗效应、变态反应、继发反应、特异质反应、药物依赖性、致癌、致突变、致畸作用等。

界定药品不良反应的两个重要因素是：合格药品，正常/规定用法用量。发生不良反应的原因可能与药物本身特性及患者体质因素等密切相关。因不合格药品，或非正常用法、超大剂量使用情况下出现的有害或不期望的药物反应不属于药物不良反应，而属于药物不良事件。部分中药注射剂安全性报告常将两者混淆，相对夸大了中药注射剂的不良反应。目前国家不良反应监测中心的部分通告中亦没有明确区分不良反应和不良事件。鉴于此，很多文献将有关报道的不易区分的中药注射剂不良事件也收录其中。但我们必须清楚认识到真正的中药注射剂不良反应比现在有关文献、媒体等报道的少很多，只是这中间把许多不良事件归为不良反应而已。建议以后有关期刊对不良反应文献报告、上报国家不良反应监测中心的不良反应报告及有关媒体报道中能明确区分不良反应和不良事件，对暂时无法区分者宜予说明，还中药注射剂清白。

二、近年来发生的中药注射剂安全性问题事件

2006 年 6 月，根据国家药品不良反应监测中心的监测，鱼腥草注射液等 7 个注射剂在临床应用中可出现过敏性休克、全身过敏反应、胸闷、心悸、呼吸困难和重症药疹等严重不良反应，甚至有引起死亡病例报告。于是国家食品药品监督管理总局做出决定，暂停使用鱼腥草注射液等 7 个注射剂，暂停受理和审批鱼腥草注射液等 7 个注射剂的各类注册申请。国家食品药品监督管理总局在事发 3 个月后(即 2006 年 9 月)又发布了部分鱼腥草注射剂(肌内注射类)解禁的通知。

2008 年 10 月 6 日，国家食品药品监督管理总局接到报告，云南省红河州 6 名患者使用完达山制药厂生产的两批刺五加注射液出现严重不良反应，其中有 3 例死亡。原卫计委、国家食品药品监督管理总局立即联合发出紧急通知，叫停标示为黑龙江省完达山制药厂生产的刺五加注射液。国家食品药品监督管理总局在事发 1 个月后(即 2008 年 11 月 6 日)通报了刺五加注射液严重不良事件的阶段性结论，认为这不是药品的不良反应，而是一起由药品污染导致的严重不良事件。

2008 年 10 月 19 日，原卫计委紧急召开电视电话会议，通报陕西省延安市志丹县人民医院使用山西太行药业股份有限公司生产的茵栀黄注射液后，有 4 名新生儿发生不良反应，其中

1名出生9天的新生儿死亡。原卫计委要求各地立即停止该批号茵栀黄注射液的临床使用。

2009年2月11日，原卫计委、国家食品药品监督管理总局接到青海省报告，青海省大通县3名患者使用标示为黑龙江乌苏里江制药有限公司佳木斯分公司生产的双黄连注射液发生不良事件，并有死亡病例报告。为确保临床用药安全，原卫计委、国家食品药品监督管理总局于2月12日发出紧急通知，要求各级各类医疗机构和药品经营企业立即暂停使用、销售并封存黑龙江乌苏里江制药有限公司佳木斯分公司生产的双黄连注射液。此后，有媒体报道，此次不良事件的发生与医师没有仔细阅读说明书提示、混乱用药有关。2月20日国家食品药品监督管理总局公布对此次事件调查结果，称黑龙江乌苏里江制药有限公司佳木斯分公司生产的多批号双黄连注射液与此次青海省所发生的不良事件呈高度相关性。

2009年3月24日，原卫计委接到广东省卫生厅报告，3月19日广东省中山市13名患者在使用浙江天瑞药业有限公司生产的香丹注射液（批号为080524，规格为10ml/支）后，出现寒战、发热等临床表现。当晚原卫计委下发紧急通知，要求各级各类医疗机构立即停止使用并封存天瑞药业生产的该批号的香丹注射液，并做好相关记录。后经广东省药品检验所检验，天瑞药业生产的该批号香丹注射液热原项目不合格。

三、中药注射剂不良反应现状

近年来，除有上述一系列"中药注射剂安全性问题事件"的频繁发生外，中药注射剂不良反应报告数量也有明显增多的迹象。从2001年11月至2013年5月，国家药品不良反应监测中心为保证临床用药安全，共发布了《药品不良反应信息通报》55期，其中就通报了清开灵注射液、双黄连注射剂、葛根素注射液、穿琥宁注射液、参脉注射液、鱼腥草注射液、莪术油注射液、莲必治注射液、藻酸双酯钠剂、炎琥宁注射剂、生脉注射液、香丹注射液、红花注射液、喜炎平注射液、脉络宁注射液、细辛脑注射液等16个中药注射剂存在严重不良反应，可发生剥脱性皮炎、呼吸困难、过敏性哮喘、急性喉头水肿、过敏性间质肾炎及过敏性休克等不良反应，应注意单独使用，掌握疗程、剂量及适应证，控制滴速。葛根素注射液因发生急性血管内溶血等严重不良反应，国家食品药品监督管理总局要求对其药品说明书进行修订，在说明书"不良反应"项下增加"偶见急性血管内溶血"，同时暂停对其注册报批。阎敏等对有关中药引起的392例不良反应病例报告分析，注射剂就有302例，占77.04%；内服中成药有81例，占20.66%；内服草药7例，占1.79%；外用2例，占0.51%。另有王倩等对我国1990—1999年间发生的1291例次中药不良反应的文献分析也发现，注射剂有718例次，占55.62%。

由于注射剂直接应用到体内，特别是对于静脉注射的注射剂，没有经过消化道的吸收和选择，在临床应用过程中发生不良反应的机会自然较多。长期临床应用的结果显示，各种剂型药物引起的不良反应中，以注射剂引起的不良反应居首。这也反映出注射给药较其他给药途径具有更高的风险。中药注射剂作为注射剂的一种，不良反应涵盖了注射剂可能出现的各种不良反应。也就是说，中药注射剂具备注射剂的全部特征。因此，注射剂这种剂型可能出现的不良反应，必然也会在中药注射剂中出现，且其不良反应发生的特点与其他注射剂有相似之处。又因中药注射剂是从中药单方或复方中提取、纯化而来的，而非化学合成的，存在化学成分复杂、作用靶点多、有效成分不明确等特点，故中药注射剂的不良反应也有其独特的特点。

(一)不良反应的多发性和普遍性

几乎所有的中药注射剂，如板蓝根注射液、穿心莲注射液、柴胡注射液、双黄连粉针、清开灵注射液、茵栀黄注射液、葛根素注射液、香丹注射液、参附注射液、丹红注射液、黄芪注射液、刺五加注射液、参麦注射液、银杏叶提取物注射液、灯盏花素注射液等均出现过不良反应，有的甚至相当严重。据不完全资料分析，在中药不良反应的报道中注射剂发生的例次较口服制剂和外用药既多且重。王前等统计 1996—2005 年 85 种药物中报道的中药注射液不良反应达 818 例，其中双黄连粉针 129 次，茵栀黄注射液 91 次，清开灵注射液 126 次，香丹注射液 80 次，这显然与这些药品使用率较高有关。除以上提及的不良反应报道较多的品种外，刺五加注射液、柴胡注射液、葛根素注射液、参麦注射液等均有不良反应报道。由于我国不良反应监测体系尚不完善，所报道的病例远远不能反映中药注射剂不良反应的现实情况。

(二)不良反应临床表现的多样性

中药注射剂不良反应常涉及多系统、多器官。我们曾统计 1994—2008 年国内医药期刊报道的刺五加、黄芪、参麦、红花、肝炎灵、喜炎平注射液等 11 种临床常用中药注射剂的不良反应类型和不良反应累及器官系统，结果这 11 种中药注射剂共 682 例，不良反应发生的类型众多，发生最多的是过敏性休克，有 151 例，其次为皮肤反应及一般过敏反应，分别有 143 例和 109 例；不良反应涉及机体多个器官系统损伤，主要是对全身性损害，其次为对皮肤及其附件的损伤。报告较多的全身性损害包括发热、寒战、胸闷、感冒样症状、一般过敏反应、过敏性休克、中毒反应等症状。其次是皮肤及附件损害如全身或局部皮疹、丘疹、瘙痒、荨麻疹等。涉及消化系统损害如呕吐、腹泻、腹痛、肠梗阻、肠痉挛、黄疸及肝损害等；心血管系统损害如心绞痛、心动过速、心律失常、心房纤颤、血管神经性水肿、房室传导阻滞、血压升高或降低、静脉炎等症状；肌肉骨骼系统损害如关节痛、四肢末端水肿、腰麻(痛)、腱鞘炎等；血液系统损害如白细胞减少、紫癜、再生障碍性贫血、弥散性血管内凝血、粒细胞减少、多脏器出血等症状；呼吸系统损害如哮喘、呼吸抑制、急性肺水肿等症状；神经系统损害如头晕、头痛、癫痫、精神异常、惊厥等多种临床表现。

(三)不良反应的不可预知性

中药注射剂成分复杂，特别是复方制剂，所含蛋白质、多糖等大分子物质具有完全抗原性；一些小分子化合物如小檗碱等可作为半抗原与体内蛋白质结合形成完全抗原，易引发变态反应。由于中药成分中过敏反应物质的不确定性及过敏种类众多，无法通过预试验减少，因而中药注射剂的不良反应存在不可预知性。

(四)不良反应种类的不确定性

现在还不能确切地知道一种中药注射剂可能会发生多少种不良反应，如香丹注射液有报道的不良反应临床表现多达十几种。

(五)批与批之间不良反应的差异性

由于工艺技术条件、药材质量和制剂质量标准控制水平的不同，不同制药厂家、不同批次的中药注射剂发生不良反应的类型可能不同，无法得出较为确切的结论。

第二节　中药注射剂安全性问题的影响因素与解决对策

一、影响中药注射剂安全性的因素

中药注射剂不良反应发生率不断增高，究其原因是多方面的，其中最主要是与临床使用不当有关（本章第三节专门论述），此外，尚与以下几个方面的因素有关。

（一）人们对中药注射剂安全性认识的误区

1.对中药注射剂安全性认识的不足

长期以来，人们一直认为中药是安全有效、无毒的。有些药品广告也往往片面或夸大宣传疗效，而对其毒副作用及可能发生的不良反应却避而不提或避重就轻，且常以“本品系纯天然药物，无毒副作用”误导人们；在人们的思想意识中也认为“中药安全无毒”，对于中药注射剂也认为是“纯天然药物制品，无毒副作用”，导致用药时忽视中药注射剂的用法用量及其毒性，形成了认识的误区。正是由于人们对中药注射剂的安全性问题存在片面认识，使中药注射剂的毒副作用往往容易被忽视，长期过量或者不恰当使用中药的情况时有发生，在这种认识和用药背景下必然会引发中药注射剂安全性问题。

不仅普通民众没有安全使用中药的意识，而且代表国家水平的《中国药典》对中药注射剂药物警戒表述也是少之又少。据统计，《中国药典》2010 年版一部收载的中药注射剂有 5 种，无“不良反应”表述的就有 4 种，其中灯盏细辛注射液连“注意事项”表述都没有。即便是药物警戒表述最详细的清开灵注射液，其内容也不及香港产的中药（如京都念慈庵蜜炼川贝枇杷膏，其注意事项有 11 条）内容丰富。这种过于简单的表述，很容易给公众造成“中药没有不良反应”或“中药无毒”的印象。其次，一些国内中药企业担心如果在药物说明书上标注药物不良反应或警戒性语言，患者就会将之与不合格药品或假冒伪劣药品挂钩，影响药品的销售，因此，许多中药注射剂说明书往往不注明药品的不良反应及毒副作用，这也可能给人们造成“中药无毒副作用”的误解。

2.过度夸大中药注射剂的毒副作用

近年来，随着中药注射剂安全性事件接二连三发生，社会上部分不明真相的人开始从“中药安全无毒”的思想认识中走向“中药是毒药”的另一极端。不少人撰写文章，大谈中药注射剂毒副作用怎样大，中药注射剂如何不安全，报刊上、网络里、广播电视中有关《中药注射剂警钟再响》《夺命中药注射剂再惹祸》之类的文章、报道铺天盖地。人们从一两个具体问题出发，一下子就泛化开来，几乎株连到所有的中药注射剂，甚至所有中药。这些过度夸大中药注射剂的毒副作用的偏激报道不仅不利于中药注射剂安全性问题的解决，还把本来不是中药注射剂的安全性问题也归咎于它，如“刺五加注射液事件”就明显不是刺五加注射液本身有问题，完全是一起由人为因素引起的药品污染的严重不良事件。然而在未查明事件真相前，有关媒体已开始过度夸大其毒副作用，给人们正确认识中药注射剂安全性带来了极大偏差，在一定程度上影响了人们对中药注射剂安全性的认识。

(二)中药注射剂本身的影响因素

1.中药注射剂研发时处方药物选择的误区

当前，我国中药注射剂研制中突出的两种现象是复方制剂多，非药典法定品种作为原料使用多。据统计，我国目前中药注射剂共计 141 个品种，400 多家生产企业生产，属于复方制剂的有 50 种。原料药 3 味以上的 34 种，超过 5 味的 16 种，超过 7 味的 6 种，而清热解毒注射液更是多达 12 味。59 种单味中药注射剂所涉及的 51 种原料中，非药典法定品种就占了 37%左右，多达 19 种，如雪上一枝蒿、毛冬青、鸡矢藤等。有的复方注射剂 6 味原料药中，就有 4 味属于非药典法定品种。中药注射剂的原料药味数越多，制备工艺难度就越大。大量非药典法定品种原料的使用，其质量标准、化学成分、毒性大小等因少有参考资料和标准可依，这可直接威胁中药注射剂质量稳定性和使用的安全性，增加了中药注射剂不良反应发生。令人关注的是，当前一些难溶性的矿物质和富含异种蛋白的动物药以及树脂、树胶类药物也成为中药注射剂开发的热点，被当做原料广泛使用，如石膏、蟾蜍、鹿茸、羚羊角、乳香等，这些药物被开发成注射剂，势必给某些中药注射剂的安全性留下隐患。

2.中药注射剂研发时组方研究的不足

中药注射剂的研发，需要体现中医辨证论治的特色和优势，然而，由中药处方开发成中药注射剂的过程中不可避免地会淡化其辨证论治的特色。中医学辨证论治的特点是中医用药具有高度的针对性和灵活性，处方可随症加减。但是这种特点很难在中药注射剂上得到体现，这主要是由于中药注射剂的产业化决定了它的组成必须是固定的，难以随症加减。此外，在新药研发中，通常少有完全保留原方药味的，这主要有以下两方面的原因：第一，现在的中医临床多用古代的小方精方加几味使用或者几个方剂复合使用，有些疾病病机复杂，药味就势必多多益善，因此很可能导致功能近似的药被选用。所以为了控制中药注射剂的剂量，研发人员就势必要简化原方。第二，在实际操作中，为了适应工业化大生产，优化制备工艺和控制质量都难免造成原方药味的加减。但值得注意的是，目前在中药注射剂产业化生产中，组方确定的全过程少有与原方进行药效及安全性对比的探讨。因此，中药注射剂在组方、研发过程中与原处方产生了不少偏差，而这种偏差势必对中药注射剂的安全性带来影响。

3.生产中药注射剂的原料药材质量的差异

原料药材是生产中药注射剂的源头，源头质量关如果出现问题，将很难保证中间体和成品的质量，并将对产品的安全性产生极大的影响。众所周知，药用动植物的不同产地、不同生态环境、不同栽培养殖技术以及不同的采收加工方法、不同的储存运输条件都会影响药材的质量。如香丹注射液中使用的药材丹参，其分布很广，有很多地区种植丹参，但是经调查发现，目前种植的丹参存在种子种苗不断退化的情况，严重影响了其内在质量，不同产地的丹参药材之间质量存在很大差异。研究显示，不同地区的丹参含丹参酮 $Ⅱ_A$ 的量差别较大，有的相差达 16 倍；同一地区野生品种含量普遍高于栽培品种。这种原料药材之间质量的差异必然会导致中药注射剂成品质量的不同,进而可影响中药注射剂的安全性。

4.中药注射剂生产工艺不完善

制造工艺不完善也是导致中药注射剂产生安全性问题的因素之一。从中药注射剂制备工艺调查中发现,我国目前中药注射剂的制备工艺将近10类,这些工艺主要是:提取有效成分单体、提取有效部位、水煎醇沉法、醇提水沉法、水蒸气蒸馏法、综合法等。其中,采用提取有效成分单体工艺的中药注射剂有6种,占5.50%;提取有效部位的有14种,占12.84%;水煎醇沉法的有35种,占32.11%;醇提水沉法的有9种,占8.26%;水蒸气蒸馏法的有11种,占10.09%;综合法有19种,占17.30%;除去121保密品种工艺不得而知外,其余97个品种中,很少有新方法、新技术、新工艺的应用。根据上述统计数据可知,当前中药注射剂的制备工艺大部分都停留在20世纪70年代使用的水煎醇沉法。此方法存在许多不完善的地方,如对药材水煎煮时间、次数及醇沉时乙醇浓度等研究不够,常影响成品内在质量。老工艺的普遍应用,直接带来的是注射剂中的杂质残留、微粒过大,进而影响到中药注射剂的质量稳定和使用安全。另外,在注射剂生产过程中为提高有效成分的溶解度、稳定性而加入的助溶剂、稳定剂等添加剂,也是引发中药注射剂安全性的因素之一。如2006年"鱼腥草注射液事件"中的主角"鱼腥草注射液",后经有关专家研究证实,其生产过程中添加的助溶剂聚山梨酯80为导致此次事件的"元凶"。

5.中药注射剂质量标准偏低

目前中药注射剂基本上还是采用所谓的指标成分或认为的个别有效成分作为质量控制标准,不能完整对中药注射剂中其他成分进行质量控制。如现在执行的鱼腥草注射液的质量标准是1998年修订后的质量标准,只能对一个成分进行控制,而鱼腥草注射液中含有多个成分,因此不能更好地控制该产品的质量。纵观其他中药注射液的质量标准,只有止喘灵注射液、双黄连粉针(冻干)和注射用灯盏花素等5种中药注射液被2010年版《中国药典》收载,还有少数品种被原卫计委药品标准收载,其余绝大部分还只是停留在一些地方省市药品标准,且相当一部分中药注射液的质量标准对反映其产品内在质量的重要指标——主要有效成分的含量也未做规定,可以说其水平还停留在20世纪70年代。虽然目前进行了地标升国标的工作,但对于补充质量标准内容所做的研究工作,尤其是安全性方面的工作仍极为有限。由于相关基础研究工作的滞后,在我国最新出台的《药品注册管理办法》中也仅规定,中药、天然药物注射剂的主要成分应当基本清楚。为提高中药注射剂的质量标准,国家食品药品监督管理总局早在几年前就制订了中药注射剂实行指纹图谱标准管理的计划,但由于种种原因,该计划进行的并不理想。在质量标准尚不能完全控制中药注射剂内在的诸多成分的条件下,质量标准中的安全性药理试验就应担当起为不良反应把关的重任,但是,现行中药注射剂质量标准的安全性药理试验中的热原、溶血、异常毒性试验均不能反映致敏原。如异常毒性试验只是一次性注射一定剂量的药并观察一段时间,不能反映药物的致敏性。

(三)患者个体差异的因素

不同的个体,在不同性别、年龄、生理、病理状态下,又因其在遗传、新陈代谢、体内代谢酶及免疫系统、酶系统及个人习惯等方面存在差异，对药物不良反应的敏感性是不同的。年龄、性别及病理生理状态的不同会对机体的吸收、分布、代谢、排泄水平产生影响。因此，同一剂量、同一药物大多数患者能耐受，但有少数患者则会出现不良反应；过敏体质的人不良反应的发生率远高于常人；年老、体弱、婴幼儿、肝肾疾病患者，因其对药物耐受性较差，也极易发生不良反应。我们曾统计近年来报道的 81 例含三七总皂苷类注射剂所致不良反应中就有 60 例为 50 岁以上的老年患者，占 74.07%；而在 27 例喜炎平注射液致不良反应中有 18 例为 10 岁以下的儿童，占 66.70%。2006 年发生的“鱼腥草注射液事件”和 2008 年“茵栀黄注射液事件”均为儿童或幼儿使用该类注射液而发生的不良反应事件。这说明在中药注射剂不良反应中，老年人、儿童等特殊人群发生比例较高，需重点关注。由于儿童处在身体生长发育初期，体内许多脏器发育还不完全，老年患者则多存在不同程度的脏器功能减退，因此他们的药效阈值均变窄，对药物的敏感性和耐受性不同于青壮年，易发生药物蓄积而引起不良反应。

(四)中药注射剂安全性评价的不足

药品安全性评价包括上市前和上市后两阶段的安全性评价，中药注射剂也不例外。目前我国中药新药上市前临床试验存在较大的局限性，主要表现为临床试验病例数较少、试验过程短使得观察期相应较短、受试者的选择面窄、用药条件控制相对严格等，这些都使得许多药品发生的不良反应难以被察觉，而且即使发现了，对其了解程度也远不够深入。国家药品监督管理部门针对我国中药新药上市前临床研究试验制定的法规也默认了我国新药临床研究的不足，如我国药品上市前的临床过敏试验仅需做 500 例，而一些发达国家会做到四五千例，是我们的 10 倍左右。中药注射剂在上市之后，面对的是用药病例数增加、患者和疾病呈多样化等情况，此时，一些隐藏的不良反应将会因不可控因素(如：年龄差异、性别差异、体质差异、用药方法和用药剂量因素、药物间相互作用因素等)的影响骤然增加而逐渐显现。

既然中药注射剂等中药新药上市前安全性评价存在较大的局限性，那么就应该通过上市后安全性再评价的筛选及时地发现由此可能产生的不良反应。然而，从 20 世纪 30 年代第一个中药注射剂——柴胡注射液出现至今，我们对其不良反应的研究一直是一个薄弱环节，直到最近几年发生一连串中药注射剂安全性问题事件后，我们才开始关注其不良反应，国家有关部门及生产企业才开始启动对中药注射剂的安全性再评价工作。由此可见，中药注射剂存在上市后安全性再评价不足的现状。同其他药品一样，中药注射剂上市前所做的动物实验和临床试验，限于动物种属、受试人群、观察病种、用药情况等因素，很难准确预测日后大量用于临床的安全性，因此需要对其上市后的安全性进行再评价。只有进行再评价，才可及时找出产生问题的环节并修正问题，才可减少引起质量问题和不良反应的不确定因素。由于我国对药品不良反应的监测起步晚、基础薄弱，药品上市后的再评价工作在我国也只能算是初级阶段，还存在许多不规范和不完善的地方。另外，由于宣传、培训不普及、不到位，药品生产和经营企业、医疗与预防保健机构的人员还没有充分认识到不良反应的危害及监测的必要性，一些医务人员常常将不良反应误认为是医疗事故或患者个体差异而不愿意主动报告，一些药品生产和经营企业则将不良反应误认为是药品质量事故而不愿意主动报告。可以说，作为药品不良反应报告主体的药品生产和经营企业，还没有认识到监测药品不良反应的重要作用而尽其应尽的义务。

二、解决中药注射剂安全性问题的对策

(一)加大中药注射剂安全性知识宣传

针对目前人们对中药注射剂安全性认识的不足，甚至是片面认识，我们应进一步加强宣传，做好中药注射剂不良反应的科普工作，进行科学宣传，防止误导，使广大公众全面客观地看待中药注射剂安全性问题，让大众媒体正确认识中药注射剂的安全性和有效性。既要避免违反科学原则、夸大疗效、隐瞒毒性及不良反应的错误宣传，又要防止片面夸大中药注射剂不良反应的情况，教育群众改变“中药安全无毒”的观念，正确认识中药注射剂治疗作用与不良反应的并存。提倡在医师、药师的指导下，正确使用中药注射剂，避免不辨证使用中药注射剂、超量使用中药注射剂、随意延长疗程等现象的出现。

(二)加强中药注射剂安全性基础研究

当前，中药注射剂安全性问题事件的频频发生，不仅与中药注射剂在储存、运输及临床使用等过程中的一些不规范的人为因素有关，还与中药注射剂本身安全性研究不尽完善有关，如上述提及的中药注射剂的药物来源、组方、工艺及质量标准方面研究的不足，常给中药注射剂的安全性留下隐患。同时，这些问题也是社会上某些专家学者用于攻击中药注射剂的工具，他们常常片面地抓住上述几点中药注射剂固有的问题大谈中药注射剂如何不安全。因此，加强中药注射剂安全性基础研究迫在眉睫。

(1)应加强中药注射剂研发时处方药物选择与组方研究，谨慎选用作为中药注射剂的原料药材，并对注射剂组方进行安全性研究。建议突破传统中药注射液落后的配伍原则，开创“依证随方确认提取有效成分”的先进理念，根据注射剂适应证有效组分而配伍。在此基础上，选择有效成分已研究清楚的中药进行配伍，从而为开发出安全、有效的中药注射剂打下坚实的基础。

(2)应加强中药材种植、养殖、炮制(制剂)的研究，从源头上解决中药原料的质量问题，从而减少中药注射剂不良反应的发生。具体说来，应加快推进中药 GAP 的步伐，建立 GAP 中药材种植、养殖基地，同时规范中药炮制(制剂)工艺，提高炮制(制剂)水平。针对目前药材来源的不稳定可能导致中药注射剂产品质量不稳定的情况，建议采用 GAP 基地药材或固定药材产地的方式从源头上控制产品的质量。同时，应对处方中各药材采用指纹图谱控制技术，保证原料的质量稳定。

(3)应加强中药注射剂生产工艺与质量标准的研究，在生产工艺方面，为确保有效成分活性不在规模生产过程中受损害，应充分考虑药物有效成分的物理和化学特性，制订有针对性的提取技术，保障产品疗效和安全性。在明确中药注射剂中的有效成分时，应用新技术对其有效成分进行提取、精制、分离，减少无效成分和杂质，以提高中药注射剂的安全性；对于增溶剂等辅料的使用应慎重，并应进行相应的研究以减少由于该类物质的加入而引发不良反应的风险；应根据 GMP 的要求进行生产，严格执行工艺规程，减少外来异物污染制剂的机会。在质量标

准方面，应不断完善中药注射剂中各有效成分的质量标准，并将溶血与凝血、血管刺激性、异常毒性等检查纳入质量标准，以防止不同批次药品因制备过程中的操作不慎而导致的不良反应。应将指纹图谱控制技术引入质量标准中，以控制各批成品质量的稳定性和均一性，保证临床疗效稳定和使用安全。

(4)应加强中药注射剂不良反应实验研究，目前有关中药注射剂不良反应的产生原因研究基本上都是在临床不良反应病例中统计基础上做出的分析，真正开展实验研究的较少。如鱼腥草注射液为常用中药注射剂，疗效确切，但因其临床使用中出现的严重不良反应，被国家食品药品监督管理总局暂停使用和审批，虽然现在已放开了其肌注剂型的使用.但对于静脉滴注剂型仍然要求针对临床使用中存在的安全性问题开展深入的研究。实际上，鱼腥草注射液自静脉给药剂型上市以来就不断有临床不良反应的报道，但对于不良反应产生的原因基本上都是在临床统计的基础上做出的推测，没有实验研究，虽有报道怀疑其不良反应可能与其所含增溶剂聚山梨酯 80 有关，但也未见进一步的实验研究，成都中医药大学雷蕾等人就通过动物实验研究与分析，发现鱼腥草注射波静脉滴注可引起犬严重不良反应，其原因可能是其所含聚山梨酯 80 所致，药物成分鱼腥草蒸馏液未见不良反应发生；含聚山梨酯 80 的鱼腥草注射液及香丹注射液还均可引起豚鼠过敏反应，其原因可能为其中所含聚山梨酯 80 所致，过敏反应强弱与聚山梨酯 80 浓度有关，与加热灭菌与否无关。此外，还有人将临床上有或未发现不良反应的不同批次的注射用丹参进行平行对比试验，包括热原、溶血与凝聚、无菌检查以及进行豚鼠、小鼠急性毒性、过敏反应实验。结果表明热原、溶血与凝聚、无菌等常规检验或加大剂量检验均为阴性结果；豚鼠急性毒性试验和过敏反应实验存在毒性反应批间差异，一些批次注射用丹参在给药后豚鼠马上出现松毛、抓鼻、瘙痒、舔足、寒战等现象。推测假(类)变态反应是引起本次不良反应的原因，结合临床表现、豚鼠毒性实验结果与理化质量分析——指纹图谱综合信息的比对分析，建议加强注射用丹参中非酚酸成分的研究和控制。以上中药注射剂不良反应实验基础研究不仅可探明中药注射剂临床不良反应的原因，而且为中药注射剂制订的合理化生产工艺提供了重要参考。

(三)重视患者个体差异

针对中药注射剂的不同使用人群，应重视患者的不同个体差异，区别对待。总的来说，对使用中药注射剂的患者要慎重用药，医护人员应加强对患者的用药观察，加大巡查力度；对过敏体质的患者，在用药前应仔细询问患者家族过敏史及既往不良反应史等，并密切观察患者在用药过程中的反应；对高敏体质者，用药前还应做过敏试验；对于儿童、老人等特殊人群和初次使用中药注射剂的患者也要慎重用药，因该类人群对药物耐受力差，建议其用量应逐渐由小剂量开始慢慢增加，切不可首次就大剂量使用。

(四)加强中药注射剂的安全性评价研究

为改变目前我国药品上市前临床试验存在的局限，我们呼吁应切实加强中药注射剂上市前临床试验研究，增加试验病例数，以真正做到通过上市前临床试验研究可筛选出安全、有效的中药注射剂。众所周知，上市前安全性评价是药物安全性评价的重要组成部分，也是保证患者用药安全的第一道屏障，故中药注射剂研制中应严格执行 GLP 和 GCP，按《药品注册管理办法》及其补充规定申报一般药理学、急性毒性、长期毒性、制剂安全性等试验资料。除此以外，还应根据中药注射剂不良反应中过敏反应比例高的特点，进行全身主动过敏试验和被动皮肤过敏试验，并根据具体药物的作用特点选择适宜的过敏试验方法。

近年来，我国国家和地方药品不良反应监测机构根据《药品不良反应信息通报》公告的不良反应信息及近年来发生的几起中药注射剂不良反应事件，组织实施了“双黄连注射剂的安全性研究”“葛根素注射液安全性评价”和“鱼腥草注射液安全性评价”等中药注射剂安全性再评价研究。但从总体来看，我国中药注射剂安全性的再评价与研究尚处于初级阶段，病例报告和文献综述较多，科学评述和深入的流行病学研究很少，缺少有中医药特点的针对中药注射剂不良反应的研究，没有真正符合中国国情的药品不良反应评价方法，未能就中药不良反应的发生原因、发病机制、临床表现、防治措施等做出系统的整理和研究，这与中药学源远流长的发展史、中药临床应用的广泛性及其在防治疾病中的重要地位极不相称。因此，深入加强中药注射剂的安全性再评价研究迫在眉睫。

针对近年来频发的中药注射剂安全性问题事件，国家食品药品监督管理总局于 2007 年 12 月 6 日发布了《中药、天然药物注射剂基本技术要求》，对中药注射剂的成分、原料、制备工艺等各项指标进行了严格的限制，为中药注射剂再评价提供了依据。为进一步提高中药注射剂安全性和质量可控性，2009 年 1 月 13 日，国家食品药品监督管理总局发布了《关于开展中药注射剂安全性再评价工作的通知》，公布了《中药注射剂安全性再评价工作方案》。2009 年 7 月，国家食品药品监督管理总局印发了《关于做好中药注射剂安全性再评价工作的通知》。该通知明确规定了中药注射剂生产企业必须对照国家食品药品监督管理总局组织制定的《中药注射剂安全性再评价质量控制要点》中的要求，全面排查本企业在药品生产质量控制方面存在的问题和安全风险，主动采取有效措施，切实控制安全风险，提高产品质量。以上一系列技术准则或措施的出台，为中药注射剂安全性再评价指明了方向，促使生产、经营、使用中药注射剂的企业、医院严格执行国家有关部门制定的针对药品不良反应监测的要求，对及时、准确地反映中药注射剂在使用过程中出现的不良反应情况起到了重要的作用。

(五)加强中药注射剂不良反应监测工作

随着我国临床药学工作的开展，中药特别是中药注射剂引起的不良反应及中毒的报道也逐渐增多，已引起人们的普遍关注。虽然中药注射剂不良反应监测工作现已取得一定成果，但也存在不少问题，我们认为主要有以下问题，即对当前中药注射剂的不良反应现状是“有人报道无人总结，有人总结无人通知”，其实，对不良反应进行总结是很重要的一项工作，个案报道往往不能反映一个中药注射剂不良反应的全貌，而通过对多个不良反应报道资料的总结分析，找出其不良反应的规律、特征也是一件很有意义的工作。我们对中药注射剂的不良反应研究工作非常重视，到目前为止，共撰写了 40 余篇有关中药注射剂不良反应的总结性论文发表在各级杂志上，如《25 例猪苓多糖注射液不良反应回顾性分析》《34 例红花注射液不良反应文献分析》《41 例黄芪注射液不良反应文献分析》《双黄连注射剂致过敏性休克 43 例分析》等，为临床医师、药师、护士提供了参考和指导。与此同时，我们还将“常用中药注射剂不良反应文献分析与防治措施规范化研究”申请到广东省中山市级科技计划立项资助项目，该科研课题于2012年分别获得广东省中山市科技进步二等奖和广东省药学会医院药学科技二等奖。此外，我们在2009年7月发起承办了“全国中药注射剂安全性学术研讨会”，会上来自全国各地的有关领导、专家学者共聚一堂，从多方面深入商讨中药注射剂安全性，进一步深度剖析影响中药注射剂安全性因素，并提出了一些解决办法。为将我们研究成果得到更广泛的推广应用，也为了使药品监督和卫生行政管理人员、药品生产、流通、使用人员对中药注射剂的不良反应有一个更全面的认识和了解，特别是对每一种中药注射剂不良反应一般规律和特点及其个性化的使用原则和规范化防治措施有全面认识和了解，使得中药注射剂更好起到防病治病的作用，我们还编写了《中药注射剂的不良反应与应对》和《中药注射剂不良反应速查》，两书分别于2010年和2012年由人民卫生出版社和人民军医出版社公开出版发行。

同时，随着信息技术（即获取信息、传输信息、处理信息和应用信息的技术）革命的发展，数据挖掘作为一门新兴的前沿技术，在研究药品不良反应的发生规律中目前也开始广泛应用。面对海量的中药注射剂不良反应的数据，如何从中发现未知的联系和规律，得到有价值的信息和知识，数据挖掘技术将以其精深的数据分析和规律探寻能力在中药注射剂不良反应评价领域发挥巨大的作用。如北京中医药大学吴嘉瑞老师就开展了双黄连、鱼腥草、穿琥宁等中药注射剂不良反应文献的数据挖掘研究，探讨了上述中药注射剂不良反应的流行病学特点，并取得良好结果，为预防和治疗中药注射剂不良反应提供了重要参考。

中药注射剂是现代科学技术与传统中医药理论相结合的产物，是祖国传统医药的奇葩，虽然诞生只有几十年的时间，但它对我国人民的生命健康水平和生活质量的提高确实做出了较大贡献。最近几年来中药注射剂不良反应报道的增多及中药注射剂安全性问题事件的频发，不仅直接影响了中药注射剂的临床疗效，而且还影响了中药注射剂的发展及中药现代化的进程，阻碍了中医药向前发展的步伐。

我国特有的中药新剂型——中药注射剂，只有几十年的历史，在研制、生产和使用中难免会出现这样和那样的问题。中药注射剂产生不良反应的原因极为复杂，除上述讲到的药物自身缺陷及患者自身个体差异等因素外，还有中药注射剂基础研究薄弱的问题，以及临床应用不规范等主观因素（中药注射剂临床合理应用有关内容将在第三节单独论述）。任何否认或者夸大中药注射剂疗效或者不良反应的做法都是不正确的。中国工程院院士李大鹏曾呼吁，中药注射剂是我国医药产业发展创新的成果，是群众需求的产物，不能因为枝节上出现问题就全盘否定，要科学对待中药注射剂问题。另有专家表示，对于中药注射剂应采取制定合理、完善及渐进的产业政策，使中药注射剂能够逐步淘汰落后的品种，提高市场准入标准，鼓励采用高新技术手段，消除安全隐患，实现中药现代化，增强中药国际竞争力。

第三节　中药注射剂临床合理应用

当前，社会上普遍认为中药注射剂安全问题主要是由于注射剂本身的质量原因引起的，因而有不少医疗单位拒绝使用中药注射剂，甚至有些人全盘否定中药注射剂。其实影响中药注射剂安全性的因素是多方面的，不仅与人们对中药安全性的认知度以及中药注射剂研发、生产等环节有关，更多的还与其在临床是否合理使用有关。有数据统计显示，中药注射剂不良反应70%是临床不合理使用造成的。而在2012年召开的“中药注射剂风险控制专题座谈会”上得出的结论是“过去中药注射液不良反应的80%甚至90%都是源于不合理使用。应该经常修订说明书，提醒临床医师注意合理使用”。因此，中药注射剂在临床安全合理使用问题值得中药临床药师关注。

一、树立正确的输液观念

目前，我国患者对于中药和注射剂的偏好是比较明显的，北京一家大医院曾做过一次调研：在注射室进行输液的患者中有29人是主动提出注射要求的，其原因之一认为输液比口服药起效快。西药注射剂输液的副作用广为人知，因此不少患者将目光集中到中药注射剂上，认为中药安全无毒，把它做成注射剂，无疑见效又快又保险，是最理想的制剂。部分医务人员也基于“中药安全无毒”的观念，习惯在临床上使用中药注射剂输液。众所周知，静脉给药与口服给药安全性相差巨大，采用静脉给药方式，药物无须经过人体胃肠屏障而直接进入血管，能迅速运送到人体各部位，包括中枢神经系统，若含有毒物质立即就能发作，产生致命的急性毒性反应。此外，药物最后的出路也只有肝脏代谢和肾脏排泄。一旦超过了肝、肾解毒排毒能力，就有可能产生慢性蓄积中毒。中药注射剂在给药途径、药物疗效、安全性等方面已不同于传统制剂，它取自中药但不是传统意义上的中药，应归为注射剂大家庭的成员，一旦静脉给药，同样存在无须经过胃肠屏障、可蓄积中毒等问题，其安全性也不能说就比西药注射剂安全，故在使用时应重视它是“注射剂”，它也容易出现注射剂的不良反应。

要预防输液引起的中药注射剂不良反应，最有效的办法就是树立正确的输液观念，患者在接受治疗时，应严格按照原卫计委等三部委下发的《中药注射剂临床使用基本原则》规定：“能口服给药的，不选用注射给药；能肌内注射给药的，不选用静脉注射或滴注给药”。输液绝不是万全良方，因为即使抛开药品质量不说，光是在静脉输液过程中就潜藏着很多危险因素，在看似透明的输液液体中，其实还含有许多不溶性微粒。另外在临床准备及添加药物等操作步骤中，环境污染和人员操作不当，都可能造成灰尘、细菌、唾液等微粒进入药液；更何况目前中药注射液的制造技术参差不齐，差别很大。

二、辨证使用中药注射剂

中药注射剂的绝大部分仍具有其原药的寒、热、温、凉、补、泻的药性；同一种病有不同的“证”。不同的病在其发生、发展过程中又可以出现相同的“证”。中医用药辨证论治是中医治疗疾病的特点，也是中医的灵魂，不可忽视。如鱼腥草注射液性凉，能清热解毒，消痈排脓，利尿通淋，适用于痰热咳喘、热痢、热淋、痈肿疮毒等症，但不适于寒性病症。川芎嗪注射液对于心血瘀阻型的心脑血管疾病疗效较佳，但对痰浊壅塞型的疗效则差些。

据有关部门统计，目前大部分大型综合性医院，中药注射剂由西医师处方使用的占到95%，不太熟悉中医理论的西医医师使用中药注射剂因缺乏中医辨证施治的治疗原则，就容易发生对病不对证的情况，药不对证就由此而发生用药不良反应。如在日常工作中如果对虽有体温升高但属中医风寒束表或风寒束肺的患者，使用鱼腥草等清热解毒类注射液治疗，可使患者卫阳闭束、表寒不解，反而出现寒战、发热、体温上升的情况；对素体阳虚或脾胃虚寒的患者使用药性寒凉的注射液，则可致寒凝经脉气血，阳气受损，脾胃气机升降失调而出现腰痛、腹痛、呕吐等症；对无体虚的患者使用补益类如参麦、黄芪等注射液则会出现心悸、眩晕、血压升高等不良反应。这些都是中医辨证不明、查证不清所导致的，中药注射剂不良事件的发生也常源于此。

三、正确选择中药注射剂的溶媒

在中药注射剂应用过程中，选择合适的溶媒也是相当重要的。中药注射剂是从中药饮片中提取的，成分比较复杂，且有些蛋白质等大分子物质难于剔除，残留在药液中作为抗原在输注时易引起过敏反应。由于中药注射剂多选用输液作为溶媒配伍使用，一旦输液选择不当，就可能产生一系列变化，包括溶液的 pH 改变、澄明度变化、出现絮状物或沉淀、颜色改变及药效的协同和拮抗作用，进而影响药效，甚至产生不良反应。据有关资料报道，参麦注射液、丹参注射液等中药注射剂的 pH 为 4～6.5，与 0.9%的氯化钠注射液配伍后可能会产生大量的不溶性微粒，增加不良反应的发生，要求应用 5%或 10%的葡萄糖注射液稀释后静滴。而在临床见到有不少医师喜欢用 0.9%的氯化钠注射液来做溶媒稀释丹参注射液等静滴，其理由是丹参注射液大多应用于老年心血管病患者，这些患者中又大多有高血脂、高血糖之类状况，不宜用 5%或 10%的葡萄糖注射液作溶媒稀释，如此选用虽然能照顾到高血脂、高血糖患者的用药禁忌，但却增加了不良反应的发生率，是得不偿失的。再如灯盏细辛注射液在酸性条件下，其酚酸类成分可能游离析出，故必须用 0.9%氯化钠注射液作为溶媒稀释，而不能用偏酸性的葡萄糖注射液。临床已有用葡萄糖注射液为溶媒稀释灯盏细辛注射液静滴出现不良反应的报道。因此，我们必须依据中药注射剂本身的酸碱性等特点选择适宜的溶媒，严格选用药品说明书中推荐的溶媒。

四、单独使用中药注射剂

目前，临床上常将中药注射剂与其他药物如西药配伍应用，以达到中西药联用的协同增效作用，但如果配伍不当则容易引起注射液颜色改变等药液物理化学反应，如复方丹参注射液与氧氟沙星、环丙沙星、甲磺酸培氟沙星、诺氟沙星等喹诺酮类药物配伍时，立即出现浑浊，有时有絮状沉淀，有时析出结晶等。临床统计表明，复方丹参注射液加入低分子葡萄糖酐注射液中静脉滴注，较易引起过敏反应。另有数据显示，在中药注射剂不良反应报告中，合并用药的占25%。2006 年发生的“鱼腥草注射剂事件”中报道的 222 例严重不良反应中，绝大部分病例有与其他药物在同一容器中混合应用史。“双黄连注射液事件”也是医师未按双黄连注射液说明书的要求，违规与禁忌联用的西药(数种)联用所致。因此，对临床中西药的配伍，特别是注射用药时需谨慎，《中药注射剂临床使用基本原则》就规定：中药注射剂应单独使用，禁忌与其他药品混合配伍使用。

五、严格按照说明书规定的给药途径和剂量使用中药注射剂

中药注射剂的使用还要注意给药途径和剂量的问题，由于不同的给药方式对中药注射剂的质量要求不同，因此不能随意变更注射途径。临床上有少数医师擅自将肌内注射的针剂加到输液中静滴，这是严格禁止的。曾有报道将肌注的柴胡注射液用于 8 岁患儿静脉滴注给药，造成患儿出现过敏性休克，抢救无效死亡的严重不良后果；也有些则是人为因素导致的，如有的厂家在未经药品监管部门审批的情况下随意在宣传彩页中增加注射途径，误导医务人员，引发临床不良反应。此外，受“中药安全无毒副作用”思想的影响，临床中常出现随意加大中药注射液用量的情况。如有学者曾统计分析了 3414 例中药注射剂不良反应患者，其中超剂量用药者 730 例，占总数的 21.35%，说明不良反应与超剂量相关性较大。据报道，中药注射剂浓度与微粒成正比，微粒数随药物浓度而变化。另有研究表明，临床给药过程中药品浓度过大或给药速度过快，均可能导致头晕、疼痛、刺激性皮炎等不良反应的发生。因此，建议临床使用中药注射剂时应严格按说明书推荐剂量使用，切不可随意加大剂量。

六、规范中药注射剂配药操作

受医院硬件设施条件的限制及无菌操作意识不强的影响，一些医务人员特别是基层医疗机构医务人员常在非洁净条件下进行中药注射剂的配药，增加了输液配制过程中产生的二次污染，导致不良反应的发生。另外，配药操作时，如患者需要连续输入多组液体，有些医务人员常忽视在输液组与组间使用中性液体隔离后续滴，导致多组液体混合产生反应，影响疗效，甚至发生不良反应。因此，为确保注射剂的稳定性，保证用药安全，避免不良反应的发生，在临床应用中应规范中药注射剂的配药操作，首先配药操作应在洁净条件(局部 100 级)下进行，有条件的医院可在静脉输液配制中心配制；其次，如患者需要连续输入多组液体，输液组与组间应使用中性液体间隔续滴。此外，有些粉针剂需首先用灭菌注射用水溶解后再用适宜溶媒稀释使用，如双黄连等粉针剂，临床上有的直接用稀释剂溶解，导致溶解不充分而使微粒数增加，最后导致不良反应发生。

七、加强用药监护

在用药过程中，应密切观察患者用药反应，对老人、儿童、肝肾功能异常患者等特殊人群和初次使用中药注射剂的患者应慎重使用、加强监测。中药注射剂主要表现为速发型过敏反应，在静滴该药前应备齐一些常用抗过敏性药物和设备，如肾上腺素、地塞米松、氧气等；使用过程中应加强对首次使用的患者开始给药 30 分钟内的观察、巡查。此外，给药时应注意控制给药速度，一些心脑血管药物，如葛根素、苦碟子等注射液在使用时应尽量减慢输液速度，最好控制在 30 滴/分。有些药物还应根据不同年龄对给药速度做相应调整规定，如清开灵注射液儿童以 20～40 滴/分为宜，成年人以 40～60 滴/分为宜。另外，气温较低时，冷液可刺激血管而出

现寒战，要适当采取保暖措施。

总之，中药注射剂作为注射剂大家庭成员之一，具有一般注射剂临床合理使用的原则和规范。又因其与其他西药注射剂有较大差别，其安全合理使用原则和规范也有其独特性。临床使用中药注射剂时若坚持上述几方面的临床使用原则及规范，就可避免或极大减少其不良反应的发生。

第四节　常用中药注射剂的不良反应及应对措施

中药注射剂广泛应用于临床，并取得了较好的疗效，但有关中药注射剂不良反应的报道也逐渐增多，众多的中药注射剂不良反应资料散见于各种医药杂志和综合性医药书籍。为方便医务人员及时了解中药注射剂不良反应及相应的防治措施，我们对有关文献报道的一些常用中药注射剂不良反应进行统计分析，现将有关常用中药注射剂常见的不良反应类型及不良反应应对措施综述如下。

一、清热类中药注射剂

清热类中药注射剂为常见中药注射剂，也是临床使用最广的中药注射剂，其不良反应报道也是最多的，常见的清热类中药注射剂有清开灵、双黄连、茵栀黄、鱼腥草、柴胡、痰热清、肿节风、莲必治、醒脑静、喜炎平等注射剂。

（一）清开灵注射剂

1.不良反应

包括一般过敏反应、过敏性休克、高热、寒战、血管神经性水肿、心动过缓、房性心动过速、心肌损害、急性左心衰、恶心、呕吐、腹泻、腹痛、急性小肠出血、喉头水肿、急性肺水肿、过敏性紫癜、脑梗死加重、眼结膜充血、眼球结膜剥脱样水肿、皮疹、荨麻疹、剥脱性皮炎、大疱性表皮松解型药疹、外渗致皮下组织坏死、注射部位局部水肿、急性肾功能衰竭、多脏器功能衰竭、尿失禁、注射部位剧烈放射性疼痛、血尿、低钾血症、双下肢行走障碍、谵语等不良反应。

2.不良反应防治措施

清开灵注射剂含有金银花、黄芩、水牛角等药物的提取物。研究显示，金银花所含成分绿原酸和黄芩所含成分黄芩苷对人体有致敏作用，而水牛角提取物中含有的蛋白质在体内也会激发某些敏感抗体引起过敏。另外，由于中药成分复杂，加之中药注射剂提取工艺有待提高和完善，其中可能会存留某些大分子物质甚至杂质，如蛋白质、淀粉、鞣质、挥发油等，这些物质进入机体后，可成为抗原或半抗原，刺激机体产生相应抗体，从而引起过敏反应。所以用药前应详细询问患者的既往药物过敏史，对使用该产品曾发生过不良反应的患者、过敏体质的患者（包括对其他药品易产生过敏反应的患者），不宜使用该产品。老年人、儿童应谨慎使用。

清开灵注射液属阴寒药性的药品，所治疾病应具有热证之特性，医护人员应充分了解清开灵注射剂的功能主治，严格掌握其适应证，权衡患者的治疗利弊，谨慎用药。按照辨证使用中药注射剂的原则，切忌将中药注射剂西药化使用，有表证恶寒发热者应慎用。

本品注射液如产生沉淀或浑浊时不得使用。如经10%葡萄糖或0.9%氯化钠注射液稀释后，出现浑浊亦不得使用。清开灵注射液稀释以后，必须在4小时以内使用。应严格按照说明书规定的用法用量给药，不得超剂量、高浓度应用；在使用时应关注禁忌证及注意事项，根据患者身体状况及时调整给药方案。输液速度应注意滴速勿快，儿童以20～40滴/分为宜，成年人以40～60滴/分为宜。

清开灵注射剂应单独使用，忌与其他药品混合配伍；清开灵注射液忌与硫酸庆大霉素、青霉素G钾、肾上腺素、间羟胺、乳糖酸红霉素、多巴胺、山梗菜碱、硫酸美芬丁胺等药物配伍使用。谨慎联合用药，如确需联合其他药品时，医护人员应谨慎考虑与清开灵注射剂的时间间隔以及药物相互作用等因素。

清开灵注射剂所致不良反应发生时间多为用药后30分钟内，且发生不良反应时间最快是用药后30秒，这提示临床医务人员应重点关注用药后短时间内患者的临床反应，发现异常反应及时停药，并及时采取救治措施。根据本品所致不良反应主要为变态反应，以发生严重不良反应——过敏性休克多，反应急、来势凶，在临床上应注意及时进行抢救，以减少意外的发生。用药前，应提前做好抢救的准备工作，提前备好一些常用抗过敏性休克药物和设备，如肾上腺素、地塞米松、多巴胺及氧气等。对于医疗救治能力相对薄弱的基层医院，应严格按照原卫计委等三部局发布的《关于进一步加强中药注射剂生产和临床使用管理的通知》的要求，谨慎使用清开灵注射剂。

(二)双黄连注射剂

1.不良反应

包括一般过敏反应、过敏性休克、血管神经性水肿、药物热、窦性心动过缓、窦性心动过速、静脉炎、血管疼痛、血压升高、房颤、恶心、呕吐、腹痛、肺水肿、哮喘、锥体外系症状、头痛、白细胞减少、药物性溶血性贫血及药物性肝损伤、急性过敏间质性肾炎并急性肾功能衰竭、血尿、一过性尿蛋白等不良反应。

2.不良反应防治措施

根据双黄连注射剂不良反应发生时间多在首次用药开始30分钟内及个别不良反应可发生在用药10天后的实际情况，提示我们在临床用药时要重点密切观察首次用药过程中30分钟内患者的临床反应，一旦出现皮疹、瘙痒、颜面充血，特别是出现心悸、胸闷、呼吸困难、咳嗽等症状应立即停药，及时给予抗过敏治疗。同时要密切注意连续多次用药后患者反应，尤其是对于老人和有心血管疾病史的患者，要加强监护，防止出现严重心脏毒性反应。变态反应是双黄连注射剂最主要的不良反应，使用本品前应详细询问患者过敏史，用药后应密切观察短时间内的患者临床反应，并时刻备齐地塞米松.异丙嗪、异丙醇等抗过敏药物以应对可能发生的变态反应。有过敏史、家族过敏史及高敏体质的患者应该避免使用本品，如果必须使用，建议现行皮试，皮试阴性后谨慎使用，并在用药后严密观察30分钟以上。发生过敏性休克死亡者，多为在个体诊所或家庭中用药的病例，发生过敏性休克时无必备的抢救手段，患者往往死在转院就诊途中，鉴于这一事实，建议本品不宜在个体诊所或家庭中使用，以免出现悲剧。

双黄连注射剂为清热解毒、清宣风热之品，风寒感冒者忌用，脾胃虚寒者慎用。另外，双黄连注射剂与氨基糖苷类（庆大霉素、卡那霉素、链霉素）及大环内酯类（红霉素、吉他霉素）等配伍时易产生浑浊或沉淀，建议本品单独使用，勿与其他药品混合配伍。如确需联合其他药品时，医护人员应综合考虑予双黄连注射剂的时间间隔以及药物相互作用等因素。

（三）茵栀黄注射剂

1.不良反应

包括皮疹、荨麻疹、外渗性皮肤坏死、一般过敏样反应、过敏性休克、高热、寒战、心搏骤停、窦性心动过速、心肌损伤、红细胞溶解致溶血性黄疸及贫血、恶心、呕吐、腹痛、假性黄疸、药物性哮喘、喉头水肿、发绀、头痛、头晕、急性肾功能衰竭、球结膜充血、鼻梁塌陷、半身麻木感等不良反应。

2.不良反应防治措施

茵栀黄注射液是中药茵陈、栀子、黄芩的乙醇提取物所组成的复方制剂，成分复杂。如果临床应用时出现浑浊.漏气、色泽改变等现象时不能使用。偶有结晶或固体析出，可将安瓿置于热水中使之溶解后再将安瓿打开使用。用药期间不宜与其他药物同时使用。不宜与氯化钠注射液、复方氯化钠注射液、葡萄糖氯化钠注射液配伍，与二甲弗林、辅酶 A、甘露醇、谷氨酸钙、红霉素、肌苷、精氨酸、四黄素、维生素 B6、维生素 C 等存在配伍禁忌。

对本类药品有过敏或严重不良反应病史者禁用，有其他药物过敏史者慎用。孕妇及过敏体质者慎用。忌食生冷、辛辣、油腻、鱼虾海鲜类食物。严格按规定剂量用药，不得过量使用。使用时滴注速度不宜过快。

茵栀黄注射液其医学理论是依据中药方剂茵陈蒿汤衍生而来，具有清肝利胆、解毒退黄作用，主要适用于阳黄证型中热大于湿者。要避免不良反应的发生，就要遵循中医的辨证规律，按中医证型选择用药，特别是黄疸属寒湿阴黄者不宜使用。

过敏性休克是茵栀黄注射液最主要的不良反应，且有引起死亡数例，要特别注意。使用本品前应详细询问患者过敏史，用药后应密切观察短时间内的患者临床反应，并时刻备齐地塞米松、异丙嗪等抗过敏药物以应对可能发生的变态反应。

（四）鱼腥草注射剂

1.不良反应

包括一般过敏反应、皮疹、过敏性休克、休克死亡、血小板减少性紫癜、喉头水肿、急性肺水肿、过敏性哮喘、血尿、血压升高、急性腹痛呕吐、肾功能异常、小儿腹痛腹泻、输液反应、急性溶血反应、心搏呼吸骤停等不良反应。

2.不良反应防治措施

鱼腥草注射液是从中药鱼腥草中提取挥发油精制而成，具有抗病毒、抗细菌感染、增强机体免疫功能等作用，治疗呼吸道感染性疾病疗效显著。随着鱼腥草在临床的广泛应用，其有关不良反应报道逐渐增多，甚至有致死等严重不良反应，在临床引起广泛注意。医护人员使用本品时应高度重视：①用药前对药物进行仔细观察，若发现药液出现变色、浑浊、沉淀等现象时不能使用；②该药不宜与其他药物在同一容器内混合使用；③用药前询问药物变态反应史和仔细交代药品使用注意事项；④掌握好剂量和输液速度，一般用量为每次 20～100ml，开始时滴速以不超过 25 滴/分为佳，观察 5 分钟后，无不良反应，可按 40～50 滴份给药，同时加强巡视；⑤若发生不良反应应立即停药，根据情况采取相应的措施，抗过敏可给予肌肉注射异丙嗪、静滴 10%葡萄糖酸钙或静注地塞米松等，症状较轻者可口服氯雷他定等药，严重不良反应须先解除危险症状再进行一般的抗过敏，如致过敏性休克按抗过敏性休克的治疗原则进行救治，若有呼吸困难、憋气等症给予通气、吸氧，除有目的、有步骤地采取相应救治措施可酌情选用肾上腺素类、糖皮质激素类、抗组胺类药及时对症处理。另有文献报道，鱼腥草注射液与乳酸环丙沙星存在配伍禁忌，与其他临床常用抗生素针剂如青霉素、氨苄西林、阿米卡星、头孢唑林钠等配伍后 pH 波动大，稳定性欠佳，易致不良反应。

(五)柴胡注射剂

1.不良反应

包括过敏性休克、过敏性皮疹、水疱样过敏疹、大疱性表皮松解型药疹、过敏性哮喘、晕厥、眩晕、心动过速伴心律不齐、急性肾衰竭、急性肺水肿、急性低钾血症等不良反应。

2.不良反应防治措施

柴胡注射液具有疏散、解热、抗菌、抗病毒作用，临床上多用于治疗感冒发热患者，效果明显且价格低廉，但在注射柴胡注射液过程中，患者普遍反映酸痛、胀痛明显，疼痛时间较长。感冒发热患者多有全身不适症状，遇高热、体质虚弱、精神特别紧张，注射时经疼痛刺激易导致昏厥。患者发生晕厥时护理人员首先要镇静，协助患者就近去枕平卧，双足略抬高，以保障脑部供血，松解患者衣领和腰带；密切观察患者的神志、生命体征，快速、准确判断晕厥的原因，如是药物引起的过敏反应需立即配合医师进行抢救；如是精神紧张、疼痛所致晕厥，可针刺或用手掐患者的人中、内关、合谷等穴位，促使其苏醒；如是直立性低血压晕厥，经平卧休息多可自行缓解，必要时可给以升压药；对于空腹处于低血糖状态而晕厥的患者，则给予 50%葡萄糖等措施。

皮肤系统及附件系统损害仅次于神经系统损害，主要表现为皮肤红肿发热、皮疹、瘙痒等，它们症状一般较轻，对机体损害较小，大多数经对症处理或仅仅停药后，在数十分钟至数天内即可恢复。过敏性休克不良反应类型例数虽然比上述两类少，但因其反应急、来势凶，对人体危害大，如不及时抢救，常可危及生命，因此在临床上应注意及时进行抢救，以减少意外的发生。除以上提及的不良反应外，柴胡注射液所致不良反应还包括对泌尿系统、循环系统、呼吸系统、消化系统损害的报道。虽然其报道例数少，但同样可导致较严重的系统器官损害，同样应引起同行注意。

为减少柴胡注射液的不良反应，临床应用该注射剂时应注意以下几点：①重视受用人群，重点关注未成年人特别是儿童或婴幼儿等特殊人群。②重视用药过程中及用药后短时间患者的临床反应，以便能及时发现其不良反应并得到及时处理。③重视给药方式和剂量，只用肌注方式给药，严禁静脉滴注或混合其他药物一起肌注，针对不同人群严格控制药物剂量。④注意注射时患者体位，有报道，柴胡注射液注射时站位姿势比坐位姿势更容易发生不良反应，故在注射时应引起注意。⑤有文献报道柴胡注射液副反应与其轻清升散的特性以及身体状况、气候环境等密切相关，所以在使用时需注意：空腹时间过长宜进食后再注射；如同时需输液者宜先输液再注射；平时月经量多又正值经期者宜慎用；发热时间过长、体质虚弱者宜慎用或不用。⑥本品为退热解表药，无发热者不宜。

(六)痰热清注射剂

1.不良反应

包括皮疹、一般过敏反应、过敏性休克、心肾功能异常、严重心慌、喉头水肿、高热、头痛、头晕、视物模糊、双硫仑样反应、呕吐等不良反应。

2.不良反应防治措施

本制剂中的高致敏物质绿原酸和山羊角水解物以及患者的特异性体质等均可能引起过敏等不良反应的发生。在使用本品时应注意：①严格掌握痰热清注射液的适应证、禁忌证和用药注意事项；②临床上一定要遵守中医药的“辨证施治”的治疗法则。痰热清注射液所含中药成分属于寒凉药性的药物，主要用于热证，所以对于寒凉型病症或体质的患者并不适应；③痰热清注射液含有致敏物质，对于过敏体质患者禁用或慎用；④用药过程中护理人员要密切观察患者，出现不良反应的苗头立即处理，防止轻微的不良反应向严重方向发展；⑤静脉滴注痰热清注射液的浓度不宜过高，以 10～20ml 痰热清注射液用 250～500ml 溶媒稀释为宜；⑥静脉滴注时滴速不宜过快，以 40～60 滴/分为宜。若在用药过程中发生不良反应应按以下措施治疗：①一般过敏反应以地塞米松等抗过敏药治疗；②痰清注射液引起的过敏性休克可按抗过敏性休克的治疗原则进行救治；③痰热清注射液所致的严重皮疹有时使用地塞米松和异丙嗪注射液效果不好(例如重症多性红斑型药疹)，此时就应该使用甲泼尼龙注射液联用，直至皮疹消退；同时要注意预防感染和补充血容量，防止休克的发生；④发生的高热反应，可同时抗过敏和退热药治疗(儿童使用安乃近滴鼻)。中药注射剂成分复杂，联合用药时更易发生不良反应，据文献报道痰热清与多种注射液存在配伍禁忌，如与加替沙星、甲磺酸帕珠沙星、硫酸阿米卡星、奈替米星、乳酸环丙沙星、阿米卡星、硫酸依替米星、泮托拉唑、葡萄糖依诺沙星、头孢吡肟、盐酸莫西沙星、乳糖酸阿奇霉素、西咪替丁、吉他霉素、果糖二磷酸钠、门冬氨酸洛美沙星、乳酸左氧氟沙星、头孢匹胺等都曾有报道存在配伍禁忌，应注意避免同时使用。另有 2 例头孢哌酮、痰热清与氢化可的松合用致小儿双硫仑样反应报道。建议使用头孢哌酮、痰热清注射液应做到：详细询问患者既往药物过敏史；加强用药监护，仔细询问患者的病情变化，发现异常立即停药，采取积极有效的治疗措施对症处理，确保患者用药安全有效。

(七)肿节风注射剂

1.不良反应

包括一般过敏反应、过敏性休克、腹水、高热、药疹等不良反应。

2.不良反应防治措施

由于肿节风注射液所致不良反应类型和临床主要表现为变态反应，因此，对肿节风注射液过敏或有严重不良反应病史者禁用，临床用药前应详细询问患者的用药史及过敏史。此外，由于肿节风注射液所致不良反应的发生率在18岁以下未成年人偏高，因此应重点观察该类人群在用药时的反应。本品为肌内注射，不能静脉给药，经检索的多篇文献均为静脉滴注本品后导致不良反应发生病例，应引起重视；本品的不良反应多为速发型，主要发生在应用时特别是首次用药后，因此，应严密观察患者首次用药后短时间内的临床反应，警惕不良反应的发生，切不可麻痹大意。一旦发生不良反应，应立即采取措施，以免延误抢救时机。

(八)莲必治注射剂

1.不良反应

包括急性肾功能损害、皮疹、一般过敏反应、头晕、腰痛、胃肠道反应等不良反应。

2.不良反应防治措施

根据莲必治注射液严重不良反应主要为急性肾功能损害，发病时间短，多在用药1次后即出现，主要症状为腰酸、腰痛，均有肌酐、尿素氮升高，这提示我们临床要加强用药过程的观察，加强对用药患者肾功能的检测，及时采取必要措施以防止可能出现的严重不良反应。莲必治注射液联合用药出现不良反应的病例中，除氨基糖苷类等有肾毒性药以外，尚有喹诺酮类、林可霉素、对乙酰氨基酚及氨苄西林等并不具有直接肾毒性的药，因此，临床应用时，应充分了解患者体质，详细询问药物过敏史，避免与药理作用相似及肾毒性药物联合使用，特别是与氨基糖苷类抗生素等药物合用。本品所致不良反应的发生可能与莲必治注射剂含有共轭键的二萜内酯为主要成分有关。因其水溶性不稳定，易水解、氧化，在酸性条件下更不稳定，易产生沉淀，因此，应尽量避免联合用药。由于莲必治在肾脏分布浓度较高，因此患者在注入高浓度药液时对肾脏更易引起损害，这提示我们应选择适宜的剂量和药液浓度，静脉滴注时应缓慢。

鉴于莲必治注射液可致严重的不良反应，使用时应严格遵循药品说明书规范用药，对于老年人、儿童、孕妇、哺乳期妇女以及有肾脏疾患的患者应避免使用，确保临床用药安全，如出现过敏反应应停药，必要时给予抗过敏药物，如地塞米松、异丙嗪、马来酸氯苯那敏、维生素C、葡萄糖酸钙等进行治疗；如出现皮疹，应减慢滴速或立即停止静滴，必要时使用抗过敏药物。

(九)醒脑静注射剂

1.不良反应

包括一般过敏反应、皮疹、药热反应、过敏陛休克等不良反应。

2.不良反应防治措施

据文献报道的本品不良反应以速发型为多，发生时间多在首次用药的前30分钟，故应重点关注首次使用本品后的前30分钟内的患者反应。但也有一例为连续用药15天后才出现不良反应，提示医护人员不仅要重点密切观察首次用药的前30分钟患者临床反应，也应注意连续多次多天用药后患者的反应。统计还显示，醒脑静注射液所致不良反应主要为过敏反应，而具有过敏体质患者发生过敏反应的概率高，提示临床用药前应详细询问患者的药物过敏史，对有药物过敏史患者应慎用本品。若在用药过程中发生不良反应的应立即停药，应根据情况采取相应的措施，一般以抗过敏药治疗，若有呼吸困难、憋气等症给予吸氧；对药热反应，可以给予相应物理或药物降温；若有风团等皮肤类变态反应，也可涂擦复方炉甘石洗剂，减轻皮肤反应。

（十）喜炎平注射剂

1.不良反应

包括一般过敏反应、过敏性休克、皮疹、肠痉挛、神经精神症状等不良反应。

2.不良反应防治措施

喜炎平注射液临床使用时应重视以下问题：①详细询问患者有无过敏史，对于过敏体质或有药物过敏史的患者，应慎重用药，并密切观察用药过程中有无过敏反应发生；②对首次用药者应密切观察，尤其是用药最初 30 分钟更应密切注意患者情况，发现问题及时处理。同时应把儿童和老年人作为喜炎平注射液不良反应监测的重点对象；③建立药品不良反应应急预案，准备好急救药品和器材，一旦出现不良反应，立即停止用药，根据不同反应对症处理。若出现过敏反应可通过吸纯氧（流量 2～4ml/min、30～60 分钟）、保暖、使用抗过敏剂（盐酸异丙嗪成人为 25mg，儿童为 1mg/kg，肌内注射）及肾上腺皮质激素（地塞米松成人 10mg，儿童 0.5mg/kg，静脉注射）措施治疗，有过敏性休克者还应立即静脉注射肾上腺素（0.1～0.5mg）；若出现肠痉挛则给予热敷，按摩腹部，山莨菪碱每次 0.03～1mg/kg 口服。

二、补益类中药注射剂

临床常用的补益类中药注射剂有黄芪、参麦、生脉、参芪扶正、参附等注射剂。

（一）黄芪注射剂

1.不良反应

包括荨麻疹、水肿性瘀斑、水痘样疱疹、皮肤瘙痒、一般过敏反应、过敏性休克、喉头水肿、迟发性哮喘、血压升高、窦性心动过速、呼吸心搏停止、恶心、呕吐，腹痛、腹泻、胃肠道痉挛痛、肝肾功能异常、血尿、尿量减少至无尿、头晕、头痛、溶血性贫血、静脉炎、皮肤铜绿假单胞菌感染、骨低毒性感染、肌痛症、手指肿胀等不良反应。

2.不良反应防治措施

临床应用黄芪注射液时应严格按照其适应证辨证使用，黄芪补气升阳，易于助火，凡心肝热盛，脾胃湿热者禁用；凡表实邪盛，阴虚阳亢者等均不宜用。静脉滴注时需注意滴注速度，开始静脉滴注时，尤其是第一次用药的时候，以缓慢静脉滴注为宜，边输入边观察，发现异常须及时停药。注意用量，特别是久病年老体弱的患者，剂量不宜过大，因中医有“虚不受补”之说；还应注意配伍，尽可能不与其他药物混合输注。根据黄芪注射液不良反应发生时间多在首次用药的前 30 分钟内及个别不良反应可发生在用药一个月后的实际情况，提示我们不仅要重点密切观察首次用药后的前 30 分钟患者的临床反应，还应注意连续多次多天用药后患者反应，切不可麻痹大意。由于过敏反应为黄芪注射液主要不良反应类型之一，且发生过敏性休克的概率也较大，使用时应警惕过敏反应的发生，治疗前仔细询问患者有无药物过敏史、食物过敏史、过敏性疾病史等，凡属过敏性体质者，用药应慎重。应用时特别是首次应用时，严密观察患者反应，警惕不良反应的发生，出现不良症状应及时抢救处理对防止过敏休克十分必要。要准备好抢救药品和设施，治疗中注意观察患者的病情变化，一旦发生过敏反应，应立即采取措施，以免延误抢救时机。

(二)参麦注射剂

1.不良反应

包括过敏性休克、疼痛性休克、喉头水肿、呼吸道梗阻、一般过敏反应、接触性全身反应、皮疹、流感样症状、静脉炎、心脏性猝死、心绞痛、心动过速、腹痛、胸背痛、低热、癫痫大发作、上消化道出血等不良反应。

2.不良反应防治措施

在使用参麦注射液时应重视以下问题：①有关文献分析显示，参麦注射液不良反应以 21～40 岁的青壮年不良反应的发生率最高，41～60 岁的中年人次之，而这一人群体质相对较好，不良反应的发生率较高，可能与临床用药不对症有关，提示临床在用药时应强调辨证施治。②在使用参麦注射液前，应详细询问患者既往用药情况和过敏史，特别要考虑患者既往药物过敏史和是否为过敏性体质，对个人或家庭有过敏史者，应慎重用药。③在用法用量方面，参麦注射液说明书明确规定溶媒宜用 50％葡萄糖注射液或 5％～10％葡萄糖注射液，使用 0.9％氯化钠注射液作溶媒容易使液体 pH 发生变化而产生微粒引发不良反应。因为参麦注射液中成分相对复杂，因而参麦注射液也不宜与其他药物同瓶滴注，也不能与其他药物联合使用。在用量上不宜超说明书剂量使用。在静脉滴注过程中，严格控制滴速，因滴速过快可引起局部血管刺激性疼痛。④针对参麦注射液不良反应发生时间多在首次用药的前 30 分钟内，提示要重点密切观察首次用药后的前 30 分钟患者临床反应，一旦怀疑为药物不良反应立即停止用药。但也有个别病例在连续用药数次后也会出现过敏性休克的严重不良反应，因此还应注意连续多次多天用药后患者反应，切不可麻痹大意。⑤由于过敏反应为该药的主要不良反应且发生严重的速发型过敏性休克较多，用药后应密切观察短时间内的患者临床反应，并时刻备齐肾上腺素、地塞米松、异丙嗪等抗休克抗过敏药物，以应对可能发生的反应。对于其他一般的不良反应等可根据患者具体情况对症处理。

(三)生脉注射剂

1.不良反应

包括一般过敏反应、皮疹、过敏性休克、腹胀、药物热、重度眼睑水肿、双眼视物异常、角膜水肿、急性肝损害、腰背剧痛、窦性停搏、低血压等。

2.不良反应防治措施

由于生脉注射液含有多种有效成分，易受溶剂性质、pH 条件和温度等因素的影响，当与大输液或西药注射液配伍时，溶剂性质改变，不溶性微粒显著增加，致变态反应发生率高，严重时可引起严重不良反应。在稀释溶媒的选择方面，有报道指出生脉注射配伍 0.9％氯化钠注射液注射液的微粒数明显少于配伍葡萄糖注射液的微粒数，因此临床应用生脉注射液时应选择

0.9%氯化钠注射液为稀释溶液，必要时生脉注射液溶于输液后可考虑进行不溶性微粒检查，合格后再用于患者。根据现有临床不良反应报道，针对大剂量使用本品更易致不良反应，临床使用时应按说明书常规用量，若需大剂量使用，应加强观察，以备及时发现不良反应及时治疗；静滴本品过快可能致严重不良反应；此外药物浓度方面也应注意，因注射液过浓，其琥珀酸的含量高而可能出现不同程度的注射部位疼痛。生脉注射液所致不良反应主要为变态反应，除与制剂本身成分复杂等原因外，患者体质也是重要因素之一，故用药前应仔细询问过敏史，包括药物食物过敏史、过敏性疾病史等，这对于防止不良反应十分必要。用药后，密切观察前 60 分钟患者的情况，若出现不良反应，如是轻微的皮肤过敏反应，停药后即可痊愈，必要是可进行对症治疗；若出现过敏性休克，应在停药后，立即吸氧、保暖，给予地塞米松、肾上腺素、异丙嗪或苯海拉明等；如出现肝功能损害，应在停药后给予葡醛内酯、维生素 C 等对症治疗；如出现心动过速、窦性停搏等，应立即停药，并酌情选用了肾上腺素类药、糖皮质激素、抗组胺药及对症处理。

（四）参芪扶正注射剂

1.不良反应

包括皮疹、瘙痒、过敏性休克、一般过敏反应、浅静脉炎、血小板减少、癌症出血加重、癌症疼痛加剧等不良反应。

2.不良反应防治措施

参芪扶正注射液具有益气扶正之功，可用于各种气虚证疾病，其药性偏温，无明显的气虚而内有郁热证候患者不宜使用。根据文献统计分析可知参芪扶正注射液所致不良反应可发生在用药后数分钟至 20 多天的各个时间段，临床医务人员应全程注意观察患者用药后的各个时间段的临床反应。由于过敏反应为参芪扶正注射液的主要不良反应类型之一，因此使用本品前应详细询问患者过敏史，用药后应密切观察短时间内的患者临床反应，并时刻备齐地塞米松、异丙嗪等抗过敏药物，及时处理可能发生的过敏反应，防止严重过敏反应的发生。针对部分无明显气虚而见热象的癌瘤患者使用参芪扶正注射液后出现癌症出血或疼痛加重现象，提示临床医师使用本品时应辨证论治，切不可滥用，以免导致原疾病加重的现象发生。针对参芪扶正注射液可导致血小板减少，提示临床用药过程中要注意严密观察病情，应监测血小板变化，如发现有黏膜出血，及时对症处理。针对多次或反复数天用药后使用本品可发生罕见的浅静脉炎，提示应认真观察多次和数天用药后患者的临床反应，经常询问患者，一旦发生不良反应，及时停药，及时处理。

（五）参附注射剂

1.不良反应

包括过敏性休克、一般过敏反应、急性胃肠炎、皮疹等不良反应。

2.不良反应防治措施

由于参附注射液过敏反应多在首次用药后短时间内发生，因此，我们要密切观察首次用药后前 30 分钟患者的临床反应，以便及时发现过敏反应的早期症状，备齐地塞米松、异丙嗪等抗过敏药物,及时处理可能发生的过敏反应,防止严重过敏反应的发生。使用本品前应详细询问患者过敏史,过敏体质者应慎用,使用该注射液有过敏或严重不良反应病史者应禁用。

三、活血类中药注射剂

临床常用的活血类中药注射剂有脉络宁、香丹、血塞通、红花、丹参、灯盏花素、血栓通、灯盏细辛等注射剂。

(一)脉络宁注射剂

1.不良反应

包括药疹、荨麻疹、一般过敏反应、过敏性休克、喉头水肿、心动过速、心绞痛、恶心、呕吐、腹胀、腹痛、腹泻、上消化道出血、全身麻木、头痛、头晕、关节疼痛、腰痛、尿潴留、血尿、离心性水肿、出血倾向、龟头皲裂、阴囊湿疹等不良反应。

2.不良反应防治措施

临床应用脉络宁注射液时应以中医药理论为指导,严格按照其适应证辨证使用。本品性属寒凉,体质虚寒者慎用;本品含有活血通经之品,孕妇慎用。因此,在应用脉络宁之前,既要从现代医学观点明确其适应证和注意事项,也要从传统中医药理论角度考虑其适应证和禁忌证,以提高用药的有效性和安全性。静脉滴注时需注意滴注速度,尤其是第一次用药的时候,以缓慢静脉滴注为宜,边输入边观察,发现异常须及时停药。还应注意配伍,选择适宜的溶媒,尽可能不与其他药物混合输注,有研究表明,本品与氨基己酸、氨甲苯酸、氨甲环酸、维生素 K_1、维生素 K_3、抑肽酶等存在配伍禁忌。根据脉络宁注射液不良反应发生时间多在首次用药的前 30 分钟内及某些不良反应可发生在用药两周后的实际情况,提示我们不仅要重点密切观察首次用药后的前 30 分钟患者的临床反应,还应注意连续多次多天用药后患者反应,切不可麻痹大意。由于过敏反应为脉络宁注射液主要不良反应类型之一,且发生过敏性休克的概率高,因此,使用时应警惕过敏反应的发生,治疗前仔细询问患者有无药物过敏史、食物过敏史、过敏性疾病史等,凡属过敏性体质者,用药应慎重。有资料分析表明静脉滴注结束后仍有可能出现过敏性休克,因此患者治疗结束后仍需继续观察,以防不测。由于脉络宁注射液引起的肝脏损害主要发生于连续用药 2 周以后,故其疗程以不超过 2 周为宜,用药前应常规检查肝功能,有异常者禁用。在用药过程中及疗程结束后应注意检测丙氨酸氨基转移酶、天门冬氨酸氨基转移酶、γ-转肽酶(γ-GT)等,一旦发现肝功能异常应立即停药,必要时加用保肝药物。对过敏体质者用药尤为慎重,以防止过敏型肝损害的发生。

(二)香丹注射剂

1.不良反应

包括过敏性哮喘、过敏性休克、一般过敏反应、死亡、急性心功能衰竭、溶血尿毒综合征、喉头水肿、全身抽搐、胃溃疡出血、心率减慢、肌肉震颤、上腹绞痛、血小板减少性紫癜、大疱性表皮松解型药疹、血压升高、加重蛋白尿等不良反应。

2.不良反应防治措施

由于本品为活血化瘀药,孕妇应慎用;月经期及有出血倾向者禁用。在治疗期间,心绞痛持续发作，宜加用硝酸酯类药。若出现剧烈心绞痛，心肌梗死，则应及时急诊救治。有文献分析发现，本品不良反应以速发型为多，发生时间多在首次用药的前 30 分钟，但也有连续用药 16 天后才出现不良反应，提示医护人员不仅要重点密切观察首次用药的前 30 分钟患者临床反应，也应注意连续多次多天用药后患者的反应。此外，有高敏体质患者需注射用药时，应先用香丹注射液 0.1ml 做皮试，皮试阴性后，方可静脉滴注，在应用过程中控制滴速并全程监护以防意外。香丹注射液尤其应注意与低分子葡萄糖苷的联合应用，因两者合用易发生变态反应，建议两药不在同一输液瓶中应用。此外，有文献报道香丹注射剂与阿昔洛韦、硫酸庆大霉素、倍福、氟罗沙星、左氧沙星、环丙沙星、西咪替丁、盐酸川芎嗪、洛美沙星等注射液存在配伍禁忌，应避免联合使用。一旦发生不良反应，轻者停药即可，较严重者除立即停药，通常还采用糖皮质激素、钙制剂、异丙嗪、抗组胺等制剂对症处理后即可缓解至恢复。发生过敏性休克者，须平卧保暖、给予吸氧，保持呼吸道畅通，维持有效的通气和循环系统，建立两条静脉通路，尽快补液以恢复血压，注射肾上腺素抗组胺、激素药物等抗休克及对症治疗。

（三）血塞通注射剂

1.不良反应

包括药疹、过敏性紫癜、一般过敏反应、过敏性休克、哮喘、喉头水肿、肺水肿、窦性心动过速、胃肠道反应、急性药物性肝炎、头痛、头晕、尿痛、血尿、急性肾功能衰竭、静脉炎、弥散性血管内凝血等不良反应。

2.不良反应防治措施

血塞通注射液（粉针）为温通之品，阴虚阳亢或肝阳化风者，不宜单独使用本品；孕妇应慎用本品。心痛剧烈及持续时间长者，应作心电图及心肌酶学检查，并采取相应的医疗措施。

根据血塞通注射液（粉针）不良反应发生时间既可在首次用药的前 30 分钟内又可在用药数天后的实际情况，提示我们不仅要重点密切观察首次用药后的前 30 分钟患者的临床反应，还应注意连续多次多天用药后患者反应，切不可麻痹大意。注意药物的配伍使用，如无迫切需要，尽量避免联合用药。因为多种药物的联合应用使得体内作用机制、作用成分不明的化合物相互作用的机会增多，从而诱发不良反应的可能性大大增加。注意药量、浓度、滴速，剂量过大、药液浓度过高或液体滴注速度过快都是引起血塞通不良反应的原因之一。临床应用时应严格按照其用法、用量，不能随意加大血塞通的药量或增加药物浓度。由于过敏反应为血塞通的主要不良反应类型，根据其有过敏性疾病和过敏史的患者更易发生及发生迅速的特点，使用本品前应详细询问患者既往有无过敏史，对过敏体质者应慎用，用药过程中需提高警惕，密切观察患者的病情变化和临床反应。对于首次使用该药患者，滴速应缓慢，并观察 5～10 分钟，并时刻备齐地塞米松、异丙嗪等抗过敏药物以应对可能的变态反应发生。当出现早期过敏症状时应马上意识到有可能出现过敏性休克。一旦发生反应，应立即停药，进行急救处理，抢救措施须准确恰当，分秒必争。抗过敏药物应从静脉直接给药，而且药量应足够，应选择上肢静脉，以尽快达到药物的疗效，这样可将病情发展控制在早期阶段，以提高抢救的成功率。

(四)红花注射剂

1.不良反应

包括过敏性休克、一般过敏反应、急性肾衰综合征、剧烈头痛、支气管哮喘、寒战、发热、急性闭角型青光眼、鼻出血、速发型血管神经性水肿、喉头水肿、细菌内毒素样症状等不良反应。

2.不良反应防治措施

红花注射液所致不良反应主要为变态反应,而存在特异性过敏体质的患者容易发生过敏反应,因此,临床医师用药前应详细询问过敏史,有过敏史及过敏体质者应慎用该药,对于首次使用该药的患者,用药前宜作药物过敏试验。各生产厂家应不断改进工艺,尽可能除去多余的杂质和微粒,提高药物纯度,并统一药品质量标准。此外,红花注射液除了可与适宜的输液(如10%葡萄糖注射液等)配伍外,一般不宜与其他药物配伍使用(如有红花注射液与丹参注射液联用诱发多脏器损伤的文献报道)。有研究表明,本品与林格液、右旋糖酐 40 等存在配伍禁忌。首次使用红花注射液时,宜选用最小剂量,缓慢滴注,开始滴速控制在 20～30 滴/分钟,如无不良反应才可将滴速调至 40～60 滴/分钟。在静脉滴注该药前应备齐一些常用抗过敏及预防其他可能出现的不良反应的药物和设备,如肾上腺素、地塞米松、氧气等。

(五)丹参注射剂

1.不良反应

包括皮疹、过敏性休克、过敏性哮喘、药热反应、喉头水肿、多系统损害、血压下降、球结膜水肿、癫痫、腰背剧痛、低钾软病等不良反应。

2.不良反应防治措施

本品为活血化瘀之物,孕妇应慎用,月经期及有出血倾向者禁用。在治疗期间,心绞痛若持续发作,宜加用硝酸酯类药。若出现剧烈心绞痛,或见气促、汗出、面色苍白者,心肌梗死,应及时急诊救治。

文献报道的本品不良反应类型繁多,危害较严重,提示医护人员使用前应询问过敏史,对于过敏体质患者禁用或慎用;同时建议医护人员按说明使用本品,用量以不超过 20ml 为宜,静脉滴注时滴速不宜过快,以 40～60 滴/分钟为宜,且尽量不要联合用药。本品不良反应以速发型为多,发生时间多在首次用药的前 30 分钟,但也有连续用药 8 天后才出现不良反应,不仅要密切观察首次用药的前 30 分钟患者临床反应,也应注意连续多次多天用药后患者的反应。若发生不良反应应立即停药,根据情况采取相应的措施,过敏性休克按抗过敏性休克的治疗原则进行救治,对器脏损害者除防止进一步损害外,还应给予药物使其功能得到最大限度的恢复。一般过敏反应则可给地塞米松、异丙嗪或氯苯那敏等药抗过敏治疗,若有呼吸困难,憋气等症给予吸氧;对药热反应,可以给予相应物理或药物降温,若有风团等皮肤类变态反应,也可涂擦复方炉甘石洗剂,减轻皮肤反应。针对使用本品可导致低钾性软病发生,静滴该药时应同时适当补充钾镁。另据文献报道,丹参注射液与盐酸左氧氟沙星、川芎嗪、环丙沙星、甲磺酸加替沙星、胸腺素、氟罗沙星、乳酸左氧氟沙星等针剂存在配伍禁忌,应注意避免同时使用。此外,丹参粉针剂与其他化学药品配伍使用时,如出现混浊或产生沉淀,则禁止使用。粉针剂勿采用静脉注射,溶解不完全时也请勿使用。

(六)灯盏花素注射剂

1.不良反应

包括药物热、皮疹、一般过敏反应、过敏性休克、快速房颤、低血压、严重心血管反应、急性上消化道出血等不良反应。

2.不良反应防治措施

灯盏花素主要功效是活血化瘀,通经活络,对脑脉、心脉瘀阻有通痹解结之功。本品对脑出血急性期及有出血倾向者不宜,孕妇需慎用。心痛剧烈及持续时间长者,应作心电图及心肌酶学检查,并采取相应的医疗措施。本品在酸性条件下可能析出结晶,应谨慎选择稀释溶液,并严禁与其他药物混合配伍使用。

根据灯盏花素注射液不良反应文献分析可知,其不良反应发生的时间有长有短,且症状多样。在用药期间要注意观察症状,建议患者输液结束后留下观察 30 分钟,还应注意连续多次多天用药后患者反应,切不可麻痹大意。由于患者年龄与灯盏花素注射液不良反应发生有一定的相关性,临床应用于老年患者时应多加注意,做好防护措施,以防不良反应的发生。灯盏花素注射剂所致不良反应主要表现为变态反应,过敏性休克为本品严重不良反应,根据该类反应有过敏史患者易发生及发生迅速的特点,建议临床用药前要详细询问患者过敏史;对于高过敏体质患者,须用灯盏花素注射剂做皮试,皮试阴性后,方可静脉滴注;用药时应备齐各种抗过敏抢救用品;用药后应密切观察短时间内的患者临床反应,并时刻准备给予吸氧,肾上腺素、地塞米松、异丙嗪等药物应对可能的不良反应的发生。发热、皮疹和一般过敏反应是灯盏花素注射液主要不良反应,分别可以肌注复方氨基比林、静滴葡萄糖酸钙和口服阿司咪唑、静脉推注地塞米松和异丙嗪肌内注射应对可能的不良反应的发生。针对上消化道出血临床反应,可以给酚磺乙胺、氨甲苯酸、西咪替丁、奥美拉唑、麦滋林、输血等治疗出血。

(七)灯盏细辛注射剂

1.不良反应

包括过敏性休克、一般过敏性反应、皮疹、过敏性哮喘、消化道反应、关节肿胀疼痛不适、心律失常、多脏器功能损害、肝功能异常等不良反应。

2.不良反应防治措施

本品为活血化瘀之品,对脑出血急性期及有出血倾向者不宜使用,孕妇须慎用。心痛剧烈及持续时间长者,应作心电图及心肌酶学检查,并采取相应的医疗措施。此外,本品与其他酸性较强的药物配伍,易发生混浊、沉淀,故应谨慎选择稀释溶液。根据灯盏细辛注射液不良反应在首次用药或多次重复用药均可发生,提示我们不仅要重点密切观察首次用药时及用药后的患者临床反应,还应注意连续多次多天用药后的患者反应。由于灯盏细辛注射液为中药提取物,在生产过程中可能因提取不纯而混入植物蛋白及其聚合物,进入体内可成为抗原。有时虽然患者无过敏史,但连续用药过程中这些抗原可刺激机体产生大量抗体,使得再次使用该药时引起速发型变态反应,甚至过敏性休克,若抢救不及时可造成严重后果。因此,不管患者有无过敏反应史，临床应用时都应加强观察，若出现异常情况应立即停药并对症处理，并时刻备齐地塞米松、异丙嗪、肾上腺素、多巴胺等抢救药物以应对可能出现的过敏或过敏性休克。

（八）血栓通注射剂

1.不良反应

包括皮疹、过敏性休克、一般过敏反应、喉头水肿、肌肉疼痛、关节疼痛、眼结膜充血、低血钙、低血钾等不良反应。

2.不良反应防治措施

由于血栓通注射液最常见的不良反应是变态反应，用药前应仔细询问患者有无食物药物过敏史，对有过敏史的患者应慎重用药，尤其要注意患者用药期间及用药后的临床表现，告知患者可能会出现的情况，并时刻备齐地塞米松、异丙嗪、葡萄糖酸钙等抗过敏药物以应对可能发生的变态反应，及时采取有效的抢救措施，确保患者用药安全。该药的用药人群很多为老年人，由于老年人功能衰退，对药物的敏感性和应变能力都有改变，更易发生过敏反应，故应用本药时应注意药物反应的个体差异性。在发生过敏反应后应加强皮肤护理，在皮疹处涂止痒洗剂，防止因皮肤瘙痒抓破皮肤，继而引起感染。如已有皮肤破溃，应保持局部皮肤干燥，随时观察记录并及时处理，对老年患者更是如此。

四、其他中药注射剂

除上述三大类中药注射剂外，尚有艾迪、康莱特、刺五加、葛根素、穿琥宁、炎琥宁等临床常用中药注射剂。

（一）康莱特注射剂

1.不良反应

包括皮疹、荨麻疹、疼痛性休克、腰痛、恶心、呕吐、腹胀、腹痛、腹泻、胆红素升高、头晕、药物热、静脉炎、诱发急性心肌梗死等不良反应。

2.不良反应防治措施

康莱特注射液的主要成分为注射用薏苡仁油（含有薏苡仁酯和薏苡内酯），辅料为注射用大豆磷脂、注射用甘油，易产生致敏原，引起变态反应。特别要警惕出现的过敏性休克和剥脱性皮炎等严重不良反应。使用本品前应详细询问患者过敏史，对薏苡仁油、大豆磷脂、甘油过敏者严禁使用。用药后应密切观察短时间内的患者临床反应，如出现严重过敏现象应停止使用。并时刻备齐抗过敏和抗休克药物以应对可能的变态反应发生。本品主要在肝脏内代谢，可能引起血脂增高，因此不适用病理性高脂血症、脂性肾病变或伴有高血脂的急性胰腺炎。在脂肪代谢严重失调时（急性休克、急性胰腺炎、病理性高脂血症、脂性肾病变等患者）以及长期肝硬化患者、孕妇禁用。肝功能严重异常者慎用。如发现本品出现油、水分层（乳析）现象，严禁静脉使用。本品不宜加入其他药物混合使用，特别是碳酸氢钠溶液，以确保临床用药安全。使用本品时应使用一次性、带终端滤器的输液器。

本品对周围血管有刺激作用，临床用药要严格遵照药品说明书的用法用量。避免超剂量、超浓度的使用。严格控制滴速，特别是首次使用，滴注速度应缓慢，开始 10 分钟滴速应为 20

滴/分钟,20 分钟后可持续增加,30 分钟后可控制在 40～60 滴/分钟。静脉炎是康莱特注射液的最主要的不良反应。静脉滴注时应小心,防止渗漏血管外而引起刺激疼痛,冬季可用 30℃温水预热,以免除物理性刺激。严格掌握药物的输液速度,不宜过快,选择深静脉或中央静脉置管可预防和减少栓塞性静脉炎的产生。在康莱特注射液滴注后建议给予 5%葡萄糖注射液冲洗以减轻疼痛,减少或避免静脉炎的发生。如果发生药液外渗或栓塞性静脉炎,应立即停止输液,限制肢体移动,回抽外渗药物,拔针,外渗部位避免施压;局部用冷敷或热敷,适度抬高患肢,以缓解局部血液循环;局部用中药或硫酸镁等。对于浅表性静脉炎,高渗性药液静脉注射时外渗、外漏引起的局部红肿热痛,采用芒硝治疗效果较好。当发生渗漏及静脉炎后,使用芒硝越早疗效越明显,炎症发生半天内使用者疗效较好。

(二)艾迪注射剂

1.不良反应

包括过敏性休克、死亡、过敏反应、出血性皮疹、呼吸困难、左心衰竭、冠心病等不良反应。

2.不良反应防治措施

艾迪注射液药性温热,阴虚火旺者应慎用。本品含有斑蝥有毒,易损害肝肾功能,应在医师指导下使用。本品作为破血消瘕之品,有出血倾向者慎用,孕妇则忌用。

根据艾迪注射液不良反应发生时间多在首次用药的前 30 分钟内及个别不良反应可发生在第 2 次用药的实际情况,提示我们不仅要重点考察首次用药前 30 分钟患者临床反应,还应注意连续多次用药后患者反应。根据报道其不良反应有死亡和过敏性休克等严重不良反应,艾迪注射液由斑蝥、人参、黄芪、刺五加组成,从其组方分析,不良反应的发生可能与方中的斑蝥有关,中药斑蝥有大毒,单用就会引起皮肤及其附属器官、消化系统及泌尿系统等的出血反应,严重者可引起心动过速、消化性溃疡、心肾功能不全等,且无论外用、内服该药均有致患者死亡的报道。因此,为预防艾迪注射液不良反应的发生,更好地发挥其治疗作用,用药前应详细询问患者有无该药用药史、过敏史或药物不良反应史,对本药有过敏史者应禁用,对高敏体质、其他药物有过敏史或不良反应史者应慎用。在用药过程中应密切观察患者反应,如发现有异常反应时应立即停药并对症处理,严防继续使用,导致严重后果。

(三)刺五加注射剂

1.不良反应

包括荨麻疹、过敏性休克、呼吸心搏骤停、视盲、死亡、喉头水肿、过敏性哮喘、一般过敏反应、急性肺水肿、高热、高血压危象、流感样症状、全身疼痛、心动过速、房室传导阻滞、严重腹泻、眼结膜充血、重症多形红斑型药疹、育龄妇女泌乳等不良反应。

2.不良反应防治措施

在使用刺五加注射液时应重视以下问题:①从相关文献分析来看,本品不良反应多发生于 41～60 岁年龄组,刺五加注射液适用对象为老年人,老年人的各种生理功能开始衰退,建议临床用药能做到个体化。②在使用刺五加注射液前,应详细询问患者既往用药情况和过敏史,特别要考虑患者既往药物过敏史和是否为过敏性体质,对个人或家庭有过敏史者,应慎重用药。

③在用法用量方面，剂量过大、滴注液浓度过大以及滴注速度过快均易导致不良反应的发生。临床实践中，医护人员应严格掌握药物的剂量、滴注液浓度以及滴注速度。药物的剂量、滴注液浓度参照说明书，一般采取缓慢滴注，开始控制滴速在20～30滴/分钟。如无不良反应可将滴速调至40～60滴/分钟，尤其对老年、体弱或伴有多系统疾病的患者在使用中药注射液时应谨慎。刺五加注射液为中药注射剂，含有多种成分，注射液制备工艺复杂，易出现不良反应，如再与其他药物，特别是其他中药注射液，如复方丹参注射液配伍，更易出现不良反应。因此，建议临床在应用刺五加等中药注射剂时应尽量避免与其他药物配伍。④针对刺五加注射液不良反应发生时间多在首次用药的前30分钟内，提示我们要重点密切观察首次用药后的前30分钟患者临床反应，一旦怀疑为药物不良反应立即停止用药。但也有个别病例在连续用药数次后也会出现过敏性休克的严重不良反应，因此还应注意连续多次多天用药后患者反应，切不可麻痹大意。⑤根据过敏反应为该药的主要不良反应且严重的速发型过敏性休克较多的特点，用药后应密切观察短时间内的患者临床反应，并时刻备齐肾上腺素、地塞米松、异丙嗪等抗休克抗过敏药物以应对可能发生的反应。对于其他一般的不良反应等可根据患者具体情况对症处理。

(四)葛根素注射剂

1.不良反应

包括溶血反应、发热、一般过敏反应、过敏性休克、药物性皮炎、喉头水肿、急性血管内溶血肾衰、急性溶血性贫血合并肝、肾损害、窦性心动过缓伴、室上性心动过速、心源性休克、静脉炎、水肿、腹泻、全身频发抖动、腰痛、黄疸、肾绞痛等不良反应。

2.不良反应防治措施

随着葛根素的广泛使用，近年来有关葛根素不良反应的报道也越来越多，尤其是葛根素的严重不良反应，引起医药界广泛关注。国家药品不良反应监测中心早在2003年1月的第3期《药品不良反应信息通报》中即着重指出，葛根素注射液可引起急性血管内溶血的问题。2004年11月国家药品不良反应监测中心又发布了关于修订葛根素注射液说明书的通知，并要求生产单位限期在30天内修订说明书，以保证公众用药安全。2006年2月，国家药品不良反应监测中心再次在第10期《药品不良反应信息通报》中强调指出，由于葛根素注射液所引起的血管内弥散性溶血，发病急，进展快，病情危急，令人措手不及，患者的死亡率高，应引起高度重视。从我们收集的葛根素注射剂致不良反应案例中也发现许多严重的急性血管内溶血病例。根据葛根素注射剂的功用及不良反应特点，我们认为有严重肝肾损害、心衰及其他器质性疾病患者禁用本品，有出血倾向患者慎用本品。同时，使用本品时还应定期监测胆红素、网织红细胞、血红蛋白及尿常规等。

通过对本品不良反应统计分析可知，葛根素注射剂所致不良反应有其一般规律和特点，包括有对患者性别、年龄有一定的选择性，而对用药时间无选择性，并可累及机体多个器官系统损伤，临床表现亦复杂多样，主要表现为一般过敏反应。为减少葛根素注射剂的不良反应，根据葛根素注射剂所致不良反应的一般规律和特点特制订以下防治措施：①须重视受用人群，重点关注男性和老年人等特殊人群；②须重视连续用药数天后患者的临床反应，全程观察用药后不同时间段的临床反应；③根据本品主要不良反应为变态（过敏）反应，而有过敏史患者发生过敏反应的概率高，故在使用葛根素前一定要详细询问药物过敏史，在葛根素输注过程中要密切观察病情变化，注意葛根素的配伍用药。

（五）穿琥宁注射剂

1.不良反应

包括过敏性休克、一般过敏反应、血小板减少、皮下紫癜、白细胞减少、皮疹、瘙痒、寒战、发热、腹痛腹泻、肝功能异常、急性肺水肿、急性喉头水肿、脑水肿、头痛、小儿惊厥、肌肉震颤、血管神经性水肿等不良反应。

2.不良反应防治措施

鉴于穿琥宁注射剂可引起严重的不良反应，提醒广大医务人员应严格按说明书使用，对有药物过敏史或过敏体质的患者应避免使用，儿童慎用。其次用量要适宜，浓度不易过高，静脉滴注速度控制在 40 滴/分钟以内，并嘱咐患者在用药过程中出现不适症状时要及时报告医护人员。由于不良反应多在首次用药中出现，故特别提示医护人员在患者初次用药，尤其是前 10 分钟内务必须加强用药监护，以防止因药品不良反应出现可能导致的严重事件发生。另外，2005 年 11 月国家食品药品监督管理总局曾发出通知，要求修改穿琥宁注射剂说明书，增加“目前尚无足够儿童用药的临床资料”，删除用法用量项“小儿酌减或遵医嘱”等内容。但自 2006 年后，国家药品不良反应监测中心仍收到相当数量的儿童应用该药致严重不良反应的病例。对于小儿患者，用药要采取谨慎的态度，能够使用其他更加安全的药物的时候，穿琥宁不应作为首选。由于该药可能引起血小板减少，尤其是应用剂量大于每日 600mg 时，应注意观察血小板变化情况，若患者需要连续多天使用穿琥宁注射液（粉针）时，还应及时监测肝功能和血象，以防不良反应的发生。

此外，穿琥宁应单独注射，勿与其他药物混合，尤其忌与酸性药物或含硫酸氢钠、亚硫酸氢钠等抗氧剂的药物合用。有研究表明，穿琥宁与维生素 B6 注射液、葡萄糖酸钙注射液、沐舒坦注射液、葡醛内酯、甘草酸二铵注射液、头孢他啶配伍可发生混浊、沉淀及油脂状改变。穿琥宁与以上药物存在配伍禁忌，在临床应用时应密切观察输液瓶内容物的颜色变化，以防患者发生不良反应。

（六）炎琥宁注射剂

1.不良反应

包括皮疹、荨麻疹、剥脱性皮炎、颜面部溃烂、一般过敏反应、过敏性休克、药物热、寒战、血管刺激痛、血小板减少、急性呼吸窘迫症、呕吐、精神异常、白细胞降低、惊厥与血压下降、视物不清等不良反应。

2.不良反应防治措施

本品为穿心莲提取物经酯化、脱水、成盐精制而成。应用时应充分了解炎琥宁注射剂用药风险，严格掌握其适应证，权衡患者的治疗利弊，谨慎用药。特别是老年和儿童患者（尤其是

10 岁以下儿童)应慎用,如确因病情需要用,应严格按推荐剂量和浓度使用。本品对胎盘绒毛滋养叶细胞有细胞毒作用(杀灭作用),动物试验提示有抗早、中孕作用,故孕妇禁用。同时还应重视以下问题:①应严格按照说明书规定的用法用量给药,不得超剂量应用,尤其是儿童患者;用药期间密切观察,发现异常应及时停用,并及时采取救治措施。②用药前仔细询问患者有无家族过敏史和既往药物过敏史,对使用炎琥宁注射剂曾发生过过敏反应的患者应禁止使用,其他过敏体质患者(对其他药品或物质产生过敏反应的患者)应谨慎用药,如需用药,应在用药过程中对患者进行密切监测。③本品需输注前新鲜配制,药物性状改变时禁用。忌与酸、碱性药物或含有亚硫酸氢钠、焦亚硫酸钠为抗氧剂的药物配伍;不宜与氨基糖苷类、喹诺酮类药物配伍。忌与维生素 B_6 配伍。据报道,将炎琥宁 80mg 等渗盐水溶化后与维生素 B_6 100mg,直接抽入一副注射器内,立即出现白色絮状沉淀,2～3 分钟后即变为胶冻样透明凝聚物。所以应避免两者配伍使用,若必须使用 2 种药物时,应分开使用,并在两者之间用糖或盐水冲管。配药时应严格注意配伍禁忌。④对首次用药的患者,应加强用药监护(特别是用药的 30 分钟内)。静脉滴注时要从缓慢滴速开始,待机体适应后再逐渐加快滴速,速度控制在 40～60 滴/分钟。在输注过程中,如有发热、寒战、胸闷、气短现象,应立即停止用药,对症处理。一旦出现过敏性休克,应立即采取相应的抢救措施,即刻给予吸氧,静脉注射地塞米松、肾上腺素等药物治疗。

第六章　中药药源性疾病

任何药物都有双面性，既有对人体疾病的治疗作用，也有对人体造成损伤的副作用。因此，如果用药不当，这种副作用发生就有可能导致人体出现新的疾病，这就是所谓的“药源性疾病”。使用中药或中成药时因其毒副作用而导致人体出现新疾病就是所谓的“中药药源性疾病”。近年来，随着中药与中成药的使用不断普及，中药药源性疾病的发生率也在不断增高。如何防止或避免中药药源性疾病的发生是我们中药临床药学的重要任务。

第一节　药源性疾病概述

一、药源性疾病的概念

药源性疾病(drug-induced diseases，DID)亦称药物诱发性疾病或药物性疾病，是药物在用于疾病的诊断、治疗、预防和保健过程中，所用药物因药物本身的作用、药物相互作用以及药物使用引起机体某个(或几个)器官或局部组织发生功能性或器质性损害而出现各种临床症状与体征的疾病。这是一类由于药物在用于预防、诊断、治疗疾病的同时，其本身又成为致病因子，引起人体功能的异常或组织结构的损害并且有相应临床症状的疾病。它一般不包括药物过量导致的急性中毒。药源性疾病是医源性疾病(iatrogenic diseases)的最主要组成部分。事实上，药源性疾病就是药物不良反应(adverse drug reaction，ADR)在一定条件下产生的后果。

人类对药源性疾病的认识经历了漫长的过程。19 世纪，人们通过调查三氯甲烷麻醉造成猝死的原因，认识到三氯甲烷可以增强心肌对儿茶酚胺的敏感性，从而引起严重心律失常而致死。20 世纪 40 年代以后，新药不断问世，如青霉素、非甾体抗炎镇痛药、钙通道阻滞剂、血管紧张素转化酶抑制剂等。

大量新药的问世为人类战胜疾病提供了重要利器，同时也给人类健康带来了新的威胁。随着多种抗生素的研制成功和广泛使用，过敏性休克、听觉神经损害、肝肾脏损害和骨髓抑制等不良反应越来越多见，而肾上腺皮质激素在临床的广泛应用，以及合并用药和长期疗法的增多，使药源性疾病更加普遍，过度医疗和不合理用药导致白血病、再生障碍性贫血、耳聋、肝肾损害、心脏毒性等难以治愈的药源性疾病大量出现。特别是 20 世纪 60 年代的“沙利度胺”(反应停)事件和普拉洛尔引起的“眼-耳-皮肤黏膜综合征”使全球震惊。20 世纪 80 年代以后上市的抗心律失常药氟卡尼和恩卡尼，又引发了美国历史上空前严重的药品灾难。19 世纪以来，国内外经历的多起严重药物危害事件，向人们揭示了药物的危害性，并纷纷制定各种法规和措施，设立有关监测部门，加强对新药审批和上市后药品的监管。

大量临床观察和研究资料证实，可诱发药源性疾病的药物包括很多种类，按其来源分类，包括：植物药、矿物药、动物药、中成药、化学药、生物制品等，而且很多是临床常用药物，如抗生素、磺胺药、解热镇痛药、激素等。目前已知的各种药物可引起的疾病和（或）综合征已达100多种，严重时可给患者造成不可逆性器官脏器损害，甚至死亡。

药源性疾病与药物不良反应有密切联系，又有不同区别。药物不良反应特指药物在正常剂量和正常用法下出现的与治疗意义相反的不良反应，在机体的反应程度和持续时间上呈现状况不一，多为一过性，也有时间较长和严重反应者。药源性疾病不仅包括药物正常用量情况下所产生的不良反应，也包括因误用、超剂量应用、错用及应用不合理和药物中毒等情况所引发的疾病，一般呈现反应较严重且持续时间长，有些甚至伴随终生。

二、药源性疾病的分布特点

药源性疾病现已成为主要的致死疾病之一，对人类健康构成严重威胁，在20世纪60年代已演变成为全球性问题，引起各国政府的高度重视和广泛关注。但是，药源性疾病有其自身的分布特点，如不同的组织器官对药物的敏感性不同，患者本身的特异体质、年龄、性别等因素均会导致其发生的概率和严重程度有所差异，不仅如此，不同种类的药物引发的药源性疾病发病率也有很大差别。由于药源性疾病分布的多样性、广泛性和不稳定性，了解其分布特点对预防和治疗药源性疾病有积极的帮助。

（一）组织器官损害性分布

1.药源性肝损害（drug-induced liver diseases）

是指某些药物或其代谢产物对肝脏的直接或间接作用引起的肝损害，包括中药在内的不同药物所致的，具有不同临床特征和不同病理类型的一组疾病。肝脏是人体的重要代谢器官，在药物代谢中起着十分重要的作用，对来自体内外的许多非营养性物质如药物、毒物，以及体内某些代谢产物，具有生物转化作用，通过新陈代谢分解转化或以原形排出体外。这种功能也被称为“解毒功能”，某些毒物经过生物转化，可以转变为无毒或毒性较小，易于排泄的物质；也有一些药物经肝脏代谢后毒性增强（如非那西汀）、溶解度降低（如某些磺胺类药物）。当肝脏发生病理生理改变时，可影响药物的代谢、疗效和不良反应；同时药物本身或其代谢产物亦会对肝脏造成损害，引发药物性肝损害。

药源性肝损害的发生率很高，仅次于皮肤黏膜损害和药物热。多数药源性肝损害是由于药物的活性代谢产物的毒性作用，当其生成速率超出其清除速率时，在肝脏内蓄积表现出肝毒性。活性代谢产物可以通过氧化应激、共价结合改变特异质蛋白功能以及启动免疫反应等多种方式和途径损害肝细胞、影响肝功能。据统计，药源性肝损害约占所有药物不良反应的6%，占黄疸和急性肝炎住院患者的2%～5%，占非病毒性肝炎的20%～50%，并且是引起暴发性肝衰竭的重要原因之一。目前至少有500多种药物可引起药源性肝损害，包括了抗生素类、解热镇痛类药物、抗结核类药物及抗肿瘤药物等。

药源性肝损害的病理变化主要有肝细胞变性坏死和肝细胞器的损害两类。肝细胞变性坏死可分为点状坏死、局部坏死和片状坏死三类，但临床上很难区分。引起点状坏死的药物包括异烟肼、磺胺类、甲基多巴等；引起局部坏死的药物包括对乙酰氨基酚、氟烷、水杨酸类等。根据病程长短及肝实质的变化可分为急性肝炎、慢性活动性肝炎、迁延性肝炎、脂肪肝、肝纤维化和肝硬化等。肝细胞器的损害表现为肝内胆汁淤积为主的肝损害。由于药物或其代谢产物损害高尔基体、细胞骨架等胆汁排泄细胞器，急性胆汁淤积常伴有轻度的急性肝损害或胆管炎。

不仅如此，药源性肝损害的临床表现复杂多样，且常为基本病所掩盖，极易误诊。按临床特征可分为急性和慢性两型。国际医学科学组织委员会(CIOMS)认为：如肝功能异常持续时间不超过 3 个月，为“急性肝损害”；如肝功能异常持续时间超过 3 个月，为“慢性肝损害”。而我国临床上一般以第 1 次发病，肝功能异常持续 6 个月以内的肝损害为急性；2 次以上发病或肝功能异常持续 6 个月以上者为慢性。

2.药源性肾损害(drug-induced renal disease)

是指肾脏对治疗剂量药物的不良反应和因药物过量或不合理使用而出现的毒性反应，包括中药在内的不同药物所致的、具有不同临床特征和不同病理类型的一组疾病。肾脏是体内药物代谢和排泄的重要器官。随着抗生素和解热镇痛药等化学药物和中药的广泛应用或滥用，临床上药源性肾损害越来越常见。大多数肾病是从出现大量蛋白尿或呈肾病综合征时肾功能障碍才在临床上受到重视.药源性肾损害也类似。许多药物在常规剂量时即可发生损害和非预期的不良反应，某些药物所致的肾损害多缺乏特征性的临床表现，且肾脏具有巨大的储备能力，因而药源性肾损害不易及早发现。

肾脏易发生药源性肾损害的原因：①肾脏血流丰富，血流量大。肾脏重量仅占体重的 0.4%～0.5%.但其血流量几乎占心排血量的 1/4。由于大量的血液流经肾脏，同时也把代谢产物和原形药物大量带进肾组织内。②肾小管内的药物浓度高。肾小管的重吸收功能，导致药物可能在肾组织蓄积。有些药物经肾小球滤过后，又在肾小管内返回扩散，集中在肾乳头间质及肾小管内皮细胞表面和细胞内，使其浓度远高于血中浓度，导致肾损害。③肾脏毛细血管内皮细胞的表面积大，药物与毛细血管内皮细胞有较大的接触面积，易产生肾损害。④肾耗氧量大、组织代谢率高，缺血缺氧时很容易受到损害，对药物肾毒性的易感性较高。肾内多种酶作用活跃，一些酶将药物(如对乙酰氨基酚、非那西汀等)降解为有毒产物，加剧了药源性肾损害的发生。⑤肾脏的逆流倍增机制使肾小管中药物浓度随小管液的浓缩极大升高，使肾脏更易受损害。⑥肾有酸化功能，尿液 pH 较低，一些药物(如 MTX、磺胺类药物等)易沉淀析出，这也是肾脏易发生损害的一个原因。

药物引起肾损害的方式主要有：①直接肾毒性。这种肾损害的发生与药物剂量及持续用药时间密切相关。致病的药物常为抗生素(如氨基糖苷类、头孢菌素类、多黏菌素 E 万古霉素、两性霉素 B 等)和碘造影剂(尤其是离子型的高渗碘造影剂)，某些中药(如含马兜铃酸的中药)也能引起。上述药物导致的急性肾损害的主要病理改变为急性肾小管坏死，临床上可出现非少尿型或少尿型急性肾功能衰竭(ARF)。②免疫炎症反应，即过敏反应。能引起免疫炎症反应的药物很多，最常见的为抗生素、磺胺类、非甾体消炎药及利尿剂等，近几年，中药也发现了能引起免疫炎症反应而导致肾损害的作用。药物进入机体后，作为半抗原与体内蛋白质结合，引起机体超敏反应(包括细胞及体液免疫反应，前者最常见)导致肾损害。病理改变为急性过敏性间质肾炎。这是机体过敏反应致病，故与用药剂量无关。③梗阻性病变。药物本身或其代谢产物引起机体代谢改变，在肾内形成结晶，造成阻塞性病变。某些磺胺类(如磺胺嘧啶)在体内能生成乙酰化代谢产物而经肾排出,这些乙酰化代谢产物溶解度低,若不同时服用碳酸氢钠,也不多饮水促其排泄,它们即可在肾小管中形成结晶,继而阻塞及损害肾小管,导致ARF。此外,静脉注射抗病毒药阿昔洛韦和大剂量应用抗肿瘤药MTX时,药物(或其代谢产物)也能在肾小管中形成结晶,阻塞及损害肾小管,导致ARF。④代谢紊乱。利尿药引起水、电解质紊乱,抗肿瘤药物引起肿瘤细胞溶解综合征致尿酸增加、高血钙,糖皮质激素引起糖、蛋白质代谢紊乱等,均可致肾损害。⑤血流动力学影响。一些药物引起肾血管收缩,如非甾体消炎药,通过抑制前列腺素合成,引起肾血管收缩。如环孢素、他可莫司亦可引起肾血管收缩。

3.药源性皮肤病(drug-induced diseases)

又称药物的皮肤反应(cutaneousdrug reactions),也就是药物不良反应的皮肤表现。药源性皮肤病在药物反应中占有重要地位,一方面它发生于皮肤黏膜表面容易引起注意,另一方面它也可能是全身性严重反应的外在表现。药物变态反应在药源性疾病中有重要地位,其发生除难以预测和难以避免外,轻症反应如发疹型药疹、荨麻疹、血管性水肿等,也能影响继续治疗,有些严重反应如剥脱性皮炎、中毒性表皮坏死性松解症、Stevens-Johnson综合征等还可致死。尽管很多药物引起的皮肤过敏反应有一定的变应性或毒性基础,但其原因仍然不清楚,遗传可能是一个比较重要的影响因素,患肝病、肾病、获得性免疫缺乏综合征(AIDS)患者和老年人等发生皮肤反应的危险性较高。在住院患者中,药物引起的过敏反应高达3%。事实上,所有的药物都可能引起皮肤反应,虽大多数比较轻微,但有些较严重,甚至危及生命。药源性皮肤病的主要特征是瘙痒和皮疹。严重反应包括黏膜损伤、水疱、皮肤剥脱、高热、血管神经性水肿或舌肿胀、面部水肿、皮肤坏死、呼吸困难等。

药源性皮肤病在临床使用分类可分为:变应性接触性皮炎,引发该疾病的药物一般为外用药,且大多数含有化学药物(如红汞、碘酊、甲酚皂溶液等);光敏感性皮炎,其临床表现与病理学所见与变应性接触性皮炎相同,区别在于其只有在日光照射后才能引发皮炎,如磺胺类、对氨基苯酸盐类、补骨脂素类、香豆素类、四环素、灰黄霉素和氯丙嗪等药物可引发光敏感性皮炎;过敏症,常见于服用青霉素类、头孢菌素类、氨基糖苷类、喹诺酮类、局部麻醉剂等药物;发疹型药疹,青霉素类、链霉素、呋喃妥因、对氨基水杨酸、巴比妥类等药物可能会导致其发生;荨麻疹与血管性水肿型反应,多见于可待因、吗啡、多黏菌素D、血清制剂、碘化物等。其他还有固定型药疹多形性红斑型与Stevens-Johnson综合征、紫癜型药疹、红斑性狼疮样综合征反应等20余种分型。

4.药源性心血管系统疾病(drug-induced cardiovascular disease)

是药源性疾病中最常见的表现之一,常见的有药源性心律失常、药源性心力衰竭、药源性高血压等。药源性心血管疾病的发病因素是多方面的,概括如下:

(1)药物方面的因素:主要表现为选药不当、用法不合理及配伍禁忌等。例如不了解患者的用药史,尤其是药物不良反应史,随意给患者用药,药物的剂量、使用时间不当;对老年人、婴幼儿及肝肾功能不全患者未做剂量调整,引起药物过量或加剧脏器损害;联合用药时药物之间发生有害的相互作用等。上述情况都有可能引起药源性心血管疾病的发生。

(2)机体方面的因素:①性别:药源性疾病总的发病率女性高于男性。如过敏反应,女性发生率约为男性的2倍;②年龄:不同年龄组药源性疾病的发病率不同,老年和小儿患者的发生率较高;③病理状态:在疾病情况下用药,可使药物在体内的吸收、分布、代谢、排泄等发生变化,影响到药物的疗效和不良反应。患者有多脏器、多系统功能衰竭或严重的患者,用药后不良反应的发生率及其严重程度均高于病情单纯者。

药源性心血管疾病的致病药物种类繁多,有时一种药物可引起多种类型的疾病。药源性心血管疾病病理学改变主要有心脏病变和血管病变。其中,心脏病变常见:①心肌损害:药物对心肌细胞的直接或间接毒性作用,导致心肌细胞变性、炎症渗出、灶性坏死及间质水肿,常伴有心包病变;②冠脉损害:药物可引起冠脉痉挛发生心绞痛;③心包和心内膜损害:药物可引起凝血酶机制障碍,发生心包炎或心包积血,甚至出血性休克,药物引发二重感染,可引起感染性心内膜炎;④抑制心脏功能:某些药物的负性肌力作用,使心肌收缩力减弱,心排血量减少、诱发或加重心力衰竭,甚至可引起严重低血压或心源性休克;⑤影响心电生理:某些药物可致心律失常、心搏骤停,甚至心源性猝死;⑥减少冠脉血供:药物可致心肌耗氧量增加或冠状动脉痉挛。血管病变常见:①药物收缩动脉血管平滑肌引起高血压;②药物引起周围动脉血管痉挛,可产生雷诺综合征,甚至发生血管栓塞或坏死;③药物引起动脉血管扩张,可发生低血压甚至休克;④血压降低,回心血量减少,可诱发心绞痛或心肌梗死;⑤药物损害静脉,可发生血栓性静脉炎;⑥药物引起异常脂蛋白血症,导致冠脉及周围动脉粥样硬化,可发生或加重冠心病及高血压。

其他药源性组织器官损害分布还可见于血液系统、呼吸系统、胃肠道、神经系统、精神障碍等,在不同的组织器官所引起的损害程度不一,很多药源性引起的器官组织损害仍需要进一步探讨。

(二)药品种类致病率分布

随着科学技术的发展和进步,药品种类呈现爆发式的增长,药品种类的增加,极大提高了人类生存质量,改善了人们的日常生活。但药物是一把“双刃剑”,可治病也可致病。很多药物的出现及滥用,已导致越来越多的药源性疾病的发生,对人类健康构成了威胁。

目前已有的药物不良反应报道中,引发各种不良反应较多的是β-内酰胺类、大环内酯类、镇静催眠药类、解热镇痛抗炎类等,而一些皮肤用药、胃肠道解痉药、止吐药等所报道的不良反应较少。

在我国,除了上述药物较多的发生不良反应外,中药注射剂引发的不良反应事件也越来越多进入我们的视野。清开灵注射液、鱼腥草注射剂、银杏叶提取物注射剂、双黄连注射剂、茵栀黄注射剂等不良反应事件的频频发生也使得我们对中药注射剂的安全性产生了极大的关注并进行了深入研究。

(三)疾病的人群分布

1.年龄

药物不良反应和药源性疾病发生率与患者年龄有密切关系。老年人机体已发生了许多病理和生化功能改变,甚至存在某些老年性疾病的病理状态。因而老年人的药物不良反应和药源性疾病的发生率较青壮年显著升高。有报道,75岁以上的老年人受到药物影响最多的是胃肠道和造血系统。研究表明，药动学4个过程——吸收、分布、代谢、排泄，除了吸收外都与患者的年龄有着密切的关系。例如药物在体内的分布，年轻人和老年人有很大差别，因为随着年龄的增长体内脂肪增加，会影响诸如长效的苯二氮草类这类脂溶性高的药物在体内的分布。

在新生儿，特别是早产儿，由于几种与药物代谢和消除有关的酶尚未成熟，因而对某些药物的不良反应发生率显著增加。在这方面最危险的药物为：氯霉素、新生霉素、磺胺类、巴比妥类、吗啡及其衍生物、维生素K及其类似物等。在婴儿时期，氯霉素可以引起灰婴综合征，磺胺类、新生霉素及维生素K可引起或加重黄疸。一些耳毒性的抗生素如链霉素是经肾脏消除的，而婴幼儿的消除速度较成年人缓慢，如果不减少剂量就容易发生听力损害。新生儿对吗啡敏感性增加的原因可能是与葡萄糖醛酸结合能力不足和血脑屏障尚未发育完全有关。

2.性别

不少报告显示，妇女的药物不良反应发生率要高于男性。虽然这被解释为女性的皮肤和肠道对有害刺激的反应比男性敏感，但是女性对地高辛、肝素、卡托普利的毒性作用也表现得比男性敏感。在妇女，由保泰松或氯霉素引起的粒细胞减少症为男性的3倍，由氯霉素引起的再生障碍性贫血是男性的2倍。药物相关的红斑狼疮样反应如同自发性红斑狼疮一样，女性亦较男性多见。

3.遗传与个体差异

多数药物进入机体后会被代谢转化，代谢过程和产物与药物的一系列药理毒理作用密切相关，在体内药物代谢酶存在种族差异，相同民族的不同个体间也存在明显差异，如N-乙酰化酶、氧化代谢酶等。酶活性的差异或酶缺乏(如葡萄糖-6-磷酸脱氢酶)，成为许多药源性疾病的原因，同时又使某些药源性疾病表现出种族差异和个体差异。如甲基多巴引起的溶血性贫血在高加索人中较其他人种多见；在非洲人中抗结核药物吡嗪酰胺致肝脏损害的发生率远远低于黄种人。此外，药物转运蛋白的遗传多态性也通过影响药物的体内过程而与药物的毒副反应相关联，如多耐药基因(multidrug resistance gene) MDR1 编码的 P 糖蛋白(P-glycoprotein，P-gp)在骨髓组织的低水平表达是化疗药产生骨髓毒性的原因。MDR1基因型与某些治疗范围窄的药物的血药浓度及不良反应关系密切，如苯妥英、环孢素等。

遗传因素导致的药动学和药效学差异.以及个体之间的差异，不仅可能导致不同个体间药源性疾病的起病和程度存在差异，还可能影响药物作用的性质，例如巴比妥类药物在一般催眠剂量时，对大多数人可产生催眠作用，但对个别人不产生催眠作用而引起焦虑和入睡困难。

三、药源性疾病的发病因素

(一)药物因素

1.药物本身的作用

易致药源性疾病的药物种类甚多，按其发病率统计，最主要的药物依次为：抗菌药、解热镇痛药、镇静催眠药和激素等。

药物的化学结构决定了药物的某些不良反应，如20世纪70年代开发的噻唑烷二酮类化合物(胰岛素增敏剂)曲格列酮，因其严重的肝毒性上市3年后即在全球撤出市场，而经过化学修饰的罗格列酮和吡格列酮，肝毒性得到了显著改善。大分子药物如疫苗、胰岛素、葡萄糖酐等本身就是免疫原，可以刺激机体产生抗体 IgG、IgM 和 IgE 等，分子量 500～1000 的小分子化合物与体内蛋白载体如白蛋白、变性 DNA、细菌代谢产物等结合后具有抗原性。如青霉素半抗原的决定簇主要是青霉噻唑化合物。药物的脂溶性影响药物吸收、分布以及消除速率，因此可以影响药物不良反应的性质或程度。

药物中的添加剂（如稳定剂、赋形剂、乳化剂、着色剂等），原料药中的杂质，生产过程中的杂质，以及药物在运输、储藏过程中产生的氧化、分解、聚合、降解的产物都可能成为引起药源性疾病的潜在危险因素。如胶囊的染料常可引起皮疹；青霉素制剂中所含的青霉烯酸、青霉素噻唑酸等可导致变态反应。固体剂型中的赋形剂可以改变药物的生物利用度，还可以与药物发生相互作用，从而影响疗效或出现不良反应。通常药物中杂质含量越高，毒副反应发生率也越高。同一组成成分的药物，可因厂家和制剂技术的差别，使药物纯度等质量指标产生差异，而影响其不良反应的发生率。此外，药物变质、污染、过期或贮藏条件不符合规定导致产生有害产物等，也常引起药源性疾病的原因。

2.药物的相互作用

患者同时或在一定时间内先后使用 2 种或 2 种以上药物所出现的反应，包括协同作用、拮抗作用、改变原有作用及产生某些特殊作用。药物相互作用机制比较复杂，与多种因素相关。药物的相互作用可以发生在药动学或药效学水平上。药动学方面的相互作用是对吸收、分布、代谢和排泄方面的影响，其中代谢相互作用发生率最高，临床意义也最为重要，药效学相互作用是对受体或生理系统的影响。

(1)药物相互作用对吸收的影响：药物的吸收与多种因素有关，如剂型、药物油水分配系数、器官血流量、胃肠道 pH、肠道菌群等。能改变上述因素的药物均有可能改变另一种或几种药物的吸收，包括吸收速度和吸收程度。对于治疗窗较窄的药物，加快吸收可能造成峰浓度过高而产生副作用。例如甲氧氯普胺能加速胃排空提高许多药物的吸收速率和血药浓度，这些药物包括地西泮、普萘洛尔、对乙酰氨基酚、乙醇、环孢素等。

(2)药物相互作用对分布的影响：药物相互作用对分布的影响主要体现在与蛋白的竞争性结合。药物吸收后，需要与血浆蛋白结合才能运送至体内各组织器官。结合型的药物无药理活性，只有游离型的药物才会呈现出药理作用。当药物合用时，它们可在蛋白结合部位发生竞争性置换现象，与蛋白结合力较高的药物会置换出结合力较低的药物，使得后一种药物的游离型增多，增强其药理活性。例如保泰松、阿司匹林、苯妥英等是强力置换剂，与双香豆素合用时可将双香豆素从蛋白结合部位置换出来，使得游离型药物增加可能导致出血。

(3)药物相互作用对代谢的影响：药物代谢的主要场所是肝脏，肝脏进行生物转化依赖微粒体中的多种酶系，其中最重要的是细胞色素 P450 混合功能氧化酶系统。细胞色素 P450 氧化酶系统，可受遗传、年龄、机体状态、营养、疾病等多种因素影响，尤其是药物，能够显著影响药酶的活性。药物在体内经一系列酶的催化，使药物由有活性者转化为无活性代谢产物，或由前体药物转化为有活性的代谢物而起作用。诱导药物代谢酶和抑制药物代谢酶，分别使其他药物代谢加速或代谢受阻。例如环丙沙星、红霉素使茶碱代谢受阻，血药浓度升高，出现不良反应，造成药源性疾病。

(4)药物相互作用对排泄的影响:药物排泄主要通过影响胆汁排泄、影响肾功能、竞争性肾小管主动分泌、改变尿液 pH 等产生。例如奎尼丁、胺碘酮和维拉帕米能减慢地高辛的胆汁排泄。许多酸性药物或代谢产物都通过肾小管主动转运系统分泌排出,他们的主动转运可发生竞争性抑制作用。一种药物通过干扰另一种药物经肾脏分泌排出,能使其在体内蓄积并增加其发生毒性反应的可能性。竞争性抑制作用的产生和消失迅速,且呈剂量依赖性。通过这种机制产生相互作用的药物,包括磺胺类、乙酰唑胺、噻嗪类药、氯霉素、头孢菌素和香豆素等。

(5)药物相互作用对药效学的影响:对药效学的影响主要表现在受体水平药物的相互作用、相同位点或相同生理系统的药物相互作用、改变体液水电解质平衡的药物相互作用、影响药物摄取或转运的药物相互作用等几个方面。例如噻嗪类利尿药与洋地黄合用,前者引起低血钾,以致在服用洋地黄维持量时有出现心律失常的潜在危险。钙拮抗剂与 β 受体阻断剂普萘洛尔或地高辛合用,能引起心动过缓、房室传导阻滞。

3.药物应用

合理用药系指按照安全、有效与经济的原则选择和使用药物。在每一位个体患者的药物治疗中,给予适当的药物,以适当的剂量,在适当的时间,经适当的途径,使用适当的疗程,达到适当的治疗目标。目前不合理用药主要体现在:

(1)无适应证用药或用药适应证不符:多数情况属于选用药物不当,用药适应证不明确,如病毒性感冒选用抗菌药物治疗。

(2)剂量不适当:用药剂量不足或剂量过大,剂量偏低达不到有效治疗剂量,延误治疗或导致疾病反复发作,给药剂量过大,造成药物性损害。

(3)用药时间间隔或滴速控制不当:间隔控制或速度及浓度控制不当,不仅会对治疗带来贻误影响疗效,也会带来损害甚至付出生命的代价。例如林可霉素静脉滴注要求时间和浓度应在 0.6g 溶于 100~200ml 输液中,滴注 1~2 小时,如果浓度过高且时间缩短,可导致心搏骤停,临床曾出现因剂量大且静滴速度过快而导致心搏骤停的死亡案例,对于不同的药物应限间隔时间、限速度、限浓度使用。

(4)给药疗程不合理:包括疗程过长或过短,都直接影响治疗效果,例如长期使用广谱抗菌药物后,敏感的菌群被消灭,而不敏感的菌群或真菌大量繁殖,例如念珠菌、葡萄球菌肠炎等,导致继发性感染。前列腺癌患者长期应用雄激素治疗,可引起男性乳癌;更年期综合征患者用雌激素治疗,会导致子宫内膜癌。

(5)途径不合适:根据患者病情临床治疗可选用的制剂品种,现实临床医疗中过度使用输液或注射剂尤其突出。

(6)重复用药:在药物治疗中,特别在多科就诊或原有疾病治疗期间出现新的病患及自我进行药物选择时,同类药物或相同作用的药物重复给予同一患者,造成损害的案例时有发生。例如治疗感冒药物基本都含解热镇痛、缩血管、镇咳祛痰、抗组胺、抗病毒成分的复方制剂,当感冒患者同时服用含相同成分的 2 种治疗感冒的药品,可造成白细胞减少,带来隐患和潜在的不良反应。

(7)联合用药或联合使用品种过多:2 种或 2 种以上的药物在吸收、分布、代谢和排泄过程的不同环节均可诱发相互作用，使其原来效应发生变化。这种变化既包括效应强度的变化，也可能发生作用性质的变化从而影响药物应用的有效性和安全性。例如喹诺酮类、康唑类在酸性条件下消化道易吸收，而抗胆碱药、H_2 受体阻滞剂、质子泵抑制剂等碱性药物都可使胃肠道 pH 升高，而阻碍前述药物的吸收。单胺氧化酶抑制剂（MAOI）对肝脏药物代谢酶有抑制作用，可减慢巴比妥类、吩噻嗪类、中枢抗胆碱药、哌替啶、抗组胺药、口服降糖药等药物的代谢，减少这些药物的首过效应，如果联合用药可增强药效和毒性。

（二）患者机体因素

1.年龄

年龄是诱发药源性疾病的重要原因之一。

（1）小儿特别是新生儿和婴幼儿的解剖、生理和生化功能，尤其肝、肾、神经和内分泌功能与成人差异很大，影响药物的吸收、代谢。早产儿、新生儿期由于某些生理性物质缺乏，对某些药物的不良反应发生率较成人高。婴幼儿特别是新生儿肝药物代谢酶系统发育不完善，功能不全，可使某些药物的代谢减缓，半衰期延长，引起不良反应。

（2）老年人的特点表现在体内各种生理功能减退。经口服给药消化道吸收率显著降低。肾血流量、肾小球滤过和肾小管功能减退导致药物消除减缓，加之慢性疾病多，用药频繁，品种多，引起药源性疾病比例在各年龄组为最高。据统计，我国 70 岁以上老人患药源性疾病为 25%，61～70 岁为 15.4%，51～60 岁为 6.3%，而 40～50 岁为 1.2%，所以应特别给予关注。

2.遗传

多数药物进入体内后会被代谢转化，代谢过程和产物与药物的一系列药理毒理作用密切相关，许多药物代谢酶存在种族差异，相同民族的不同个体间也存在明显差异。这种遗传基因差别造成人类对药物反应的不同，是个体差异的决定因素。

酶活性的差异或酶缺乏（如葡萄糖-6-磷酸脱氢酶，G-6-PD），成为许多药源性疾病的原因，同时又使某些药源性疾病表现出种族差异和个体差异。如慢乙酰化患者异烟肼周围神经炎的发生率高于快乙酰化患者；硫嘌呤甲基转移酶（TPMT）缺乏的患者使用常规剂量巯嘌呤，会出现严重甚至致命的血液系统毒性等。此外，药物转运蛋白的遗传多态性也通过影响药物的体内过程而与药物的毒副反应相关联。

遗传因素导致的药动学和药效学的差异，不仅可能导致不同个体间药源性疾病的起病和程度存在差异，而且可能影响药物作用的性质。例如巴比妥类药物在一般催眠剂量时，对大多数人可产生催眠作用，但对个别人不产生催眠作用而引起焦虑和入睡困难；吗啡也有类似情况，对个别人不表现抑制作用而呈现兴奋作用。

3.性别

药源性疾病的发生率一般女性高于男性，例如保泰松引起的粒细胞缺乏症为男性的 3 倍；氯霉素引起的再生障碍性贫血为男性的 2 倍，药源性红斑狼疮亦较男性多见。

4.疾病

当机体处于疾病状态时，对药物的代谢会发生一系列的改变，即能改变药物的药效学又能改变药动学。药物在体内的代谢和清除速率受肝、肾功能的直接影响，当肝、肾疾病时，代谢延缓，清除降低，药物半衰期延长，血药浓度增高，可导致药物不良反应，诱发药源性疾病。

四、药源性疾病的处理原则

（一）药源性疾病的诊断

药源性疾病是在一种或多种原发疾病使用药物治疗基础上发生的，由于继发性使得诊断更为复杂和困难。正确的诊断是对药源性疾病进行处理的基础，是研究药源性疾病的关键。

（1）首先追溯用药史，包括现用药史、既往用药史、药物过敏史和家族史，了解是否有类似的反应。

（2）药源性疾病发生于用药之后，用药时间与发病时间的关系密切，根据不同药物的药动学和药效学及其特点和患者症状，确认发病在用药之后的相关时间段内。

（3）排除药物以外其他因素是否能造成该临床表现，例如患者的病史中有无疾病本身可出现的临床症状。

（4）各种实验室检验结果、病理组织学检查、药物检测结果等资料可否为诊断提供依据。

（5）是否符合药源性疾病的反应特征。

（6）停药后是否减轻。

（7）联合用药还要设法从多种药物中找到致病药物。可根据药物的特殊临床病理类型确定，如氯丙嗪引起的肝细胞胆管性肝病，血清转氨酶值升高不明显，但碱性磷酸酶值显著上升，胆固醇检测值增高。

（8）也可采用“除激发”与“再激发”方法确定，即停药可使疾病停止发展，再次用药又可使疾病再发。但再激发可能给患者带来危害，应慎用。

（二）药源性疾病的处理原则

药源性疾病可分为A型不良反应和B型不良反应。A型不良反应是药物效应“量”的异常，是可以预见的，有剂量依赖的，发生率高而死亡率低。B型不良反应是药物效应“质”的异常，一般是不可预见的，没有剂量依赖性，发生率低而死亡率高。因此，这两类药源性疾病的处理原则也有所不同。

在临床上，对于A型不良反应的药源性疾病，常常通过调整药物剂量，或者用一种作用类似但是更有选择性的药物替代，或者加用对引起不良反应的药物有拮抗作用的药物予以处理。对于B型不良反应的药源性疾病的处理通常是必须停药。

在临床治疗过程中，若怀疑或发现出现的病征是由药物引起的，临床治疗若允许，首先停止应用的所有药物，这样做不但能及时终止药物继续损害身体，而且有助于诊断。停药后，临床症状减轻或缓解常可提示考虑疾病为药源性。此后根据病情采取治疗对策并找出致病药物，多数药源性疾病有自限性特点，一般停用药物后无须特殊处理，待药物自体消除后，可以缓解。

症状严重时，要进行对症治疗，如果引起药源性疾病的药物已被确认，可选特异性拮抗剂。若是药物变态反应，应向患者告知避免再次使用，防止再度发生。对于药源性疾病应以预防为主，最大限度地减少其发生，一旦发生则需要准确诊断及时处理，以保证患者的生命安全。

（三）加强药源性疾病的预防

人们得了疾病不可能离开药物治疗，在药物治疗过程中又可能发生不良反应和药源性疾病。近年来药源性疾病的发生率不断增加，对人们健康带来危害，要减少药源性疾病对人们健康的危害，首先要提高广大医务人员对药源性疾病的重视，注意预防。要使医务人员充分认识到，药物是一把双刃剑，它不单单是治疗疾病的一种手段，也是一种致病因素，如果对其致病作用认识不足，不加以科学管理，就可能成为社会的公害因素，可以给人类带来严重危害。

误用和滥用是引起药源性疾病的主要原因。如果能做到合理用药，大多数药源性疾病是可以避免的。如何做到合理用药，以下几点是必须考虑的。

(1)选药要有明确的指征，选药不仅要针对适应证，还要排除禁忌证。禁用疗效不明确的药物。

(2)要有目的地联合用药，可用可不用的药物尽量不用，争取能用最少品种的药物达到治疗目的。在必须联合用药时，要排除药物之间因相互作用而可能引起的不良反应。

(3)根据所选用药物的药理学特点，即根据选用药物的药效学和药动学规律，制订合理用药方案。

(4)在用药过程中严密观察药物的疗效和反应，发现异常时应尽快查明原因，及时调整剂量或调换治疗药物，使药源性疾病的发生减少到最低限度。

第二节　中药药源性疾病的主要表现、产生原因及预防措施

中药药源性疾病是特指在疾病的诊断、治疗、预防等过程中由于应用中药所导致的人体器官功能失调或组织损害而出现的疾病。中药在应用过程中会出现药源性疾病早在远古时代即为人们所注意，可以说中药药源性疾病是伴随着中药药学发展而萌芽的。古人在同疾病斗争中同时注意到了某些自然物质的药效和毒性，即其治疗作用和不良反应。如《淮南子·修务训》即有“神农尝百草……一日遇七十毒”的记载。“遇毒”是原始人类在医药发现时对药物毒副作用的认识。《周礼·天官冢》记载：“医师掌医之政令，聚毒药以供医事。”东汉郑玄注曰：“毒药，药之辛苦者，药之物恒多毒。”表明了周代沿袭了上古“以毒为药”的传统，并且已认识到药物作用的两重性，即“药”与“毒”。我国现存最早的一部药学专著《神农本草经》即根据药物的功效和毒性将药物分为上、中、下三品。上品专主补益，无毒，可以久服；中品治病补虚，有毒或无毒，当慎酌使用；下品专主治病，大多有毒，不可久服。对于药物副作用的防治方法，《神农本草经》提出药物的“七情和合”理论，将药物之间相互配合应用及其可能发生的相互作用进行了总结，概括为七个方面，称为药物的“七情”，即单行、相须、相使、相畏、相杀、相恶、相反，认为正确的配伍可以增强药物的疗效，减轻或消除药物的毒性、烈性和副作用，而不合理的配伍则可以降低药物的作用，甚至可以引起不良反应。梁代陶弘景《本草经集注》增列了“畏恶反忌表”“解百毒及金石毒例”“服药食忌例”等篇章，专门论述了药物使用不当所致不良反应、药源性疾病及防治措施。南朝《雷公炮炙论》专门叙述了药物通过适宜的炮制，可以减轻毒副作用、提高疗效。其中很多有效的炮制方法和技术一直沿用至今。其后代医药学家对药物的毒副作用和不良反应都十分重视。对药物毒副作用严重性的认识，《诸病源候论》做出了高度概括：“凡药物云有毒及大毒，皆能变乱，于人为害，亦能杀人。”唐代《新修本草》《药性本草》对药物的

有毒无毒、配伍禁忌进行了专门论述。金元时期已明确认识到不恰当的配伍是引起药物不良反应的重要原因，并将此类配伍禁忌归纳总结，提出了"十八反""十九畏"的概念。《本草纲目》还对一些比较著名的医药书籍中的药物配伍禁忌、服用禁忌、妊娠禁忌、饮食禁忌等进行了整理，并详细论述了药物的畏恶反忌，对药物的毒副作用及不良反应的论述颇为详尽。

随着我国中医药事业的进步和发展，有关中药的毒副作用、不良反应及药源性疾病也越来越受到人们的关心与重视。有关中药不良反应和药源性疾病的报道逐年增多，有关中药药源性疾病的认识逐渐提高，对不良反应的认识逐步深入，对药物相互作用有了进一步了解。中药临床应用多以复方为主，各种药物的性味归经、化学成分、理化性质及药理作用各不相同，所以配伍的结果，可因药物之间的相互影响而出现一些理化性质或药理作用上的变化。包括药理配伍变化、物理性配伍变化和化学性配伍变化。药理性配伍变化可表现为协同作用和拮抗作用两方面。物理配伍变化则是指 2 种或 2 种以上的药物合用后，因发生物理变化而影响了制剂的稳定性，使药物的药效降低甚至引起不良反应。中药常见的物理配伍变化主要有：熔点的改变、溶解度的改变、吸湿潮解、吸附作用、分层和沉淀析出等情况。化学配伍变化是指药物配伍后由于产生化学反应，影响药物的稳定性和药理作用，如引起浑浊、沉淀、变色、结晶等外观的变化，导致药理作用减弱或消失，甚至引起不良反应。

中药不仅为中华民族的健康做出了重要贡献，而且正逐步走向世界。由于 20 世纪 60 年代以来国际上发生了诸多严重的化学药物不良反应事件，世界很多学者开始重视天然药物的开发研究。近年来，随着世界上"回归自然"的兴起，研究、开发、利用天然药物已成为一种世界潮流，中医药以其独特的理论和肯定的疗效在国际上受到越来越多的关注与重视。但随着中药在国际上越来越广泛的应用，由于人们对重要特点的认知不足，以及使用不当或以中药某些提取成分替代中药使用，而产生了不良影响。不仅如此，世界上一些中药进口国家认为中药饮片、中成药的包装和说明书中对农药残留量、重金属含量、不良反应等指标未能进行详尽说明，因而缺乏可信性和安全性。可见，中医药要与国际医药接轨，要开拓国际市场，要在竞争激烈的国际医药市场上求得生存和发展，必须重视中药不良反应和中药药源性疾病的研究。

迄今为止，有关中药毒副作用、不良反应、药源性疾病的研究尚停留于一般零散的报道，未能就中药药源性疾病的发病原因、发病机制、临床表现、防治措施做出系统的整理和研究，这与中药学源远流长的发展史、与中药临床应用的广泛性和在防治疾病中的重要地位是不相适应的。对中药毒副作用和不良反应应进行全面总结整理，做出科学评价，对中药药源性疾病做出系统研究，以提高中药使用的安全性、合理性，进一步提高临床疗效，是中药走向国际的需要，也是中药学术研究发展的需要。

一、中药药源性疾病的主要表现

（一）中药致药源性肝损害

中药引起的肝损害呈逐年上升的趋势，其所致的肝损害居药源性肝损害的第 2 位，仅次于抗结核药。我国药源性肝损害 2003—2008 年调查结果显示：中药引起的肝损害占所有药源性肝损害的 20.97%，以中成药常见，单一药物以雷公藤、三七、何首乌、黄药子报道较多。2008 年 10 月，国家不良反应监测中心还发布了痔血胶囊导致肝损害的不良反应信息通告。小柴胡汤、妇康片、妇复春、复方丹参（及丹参）注射液、苦参素胶囊及注射液、黄芪注射液、含鲜白皮制剂等均有肝损害的文献报道。中药致药源性肝损害的特点与其他化学药的药源性肝损害相似，具有一定的潜伏期，主要表现为发热、乏力、食欲缺乏及黄疸，有的患者可同时出现皮疹、肾损害等其他脏器表现。

中药引起肝损害的病理分型及临床表现如下：

1.肝内胆汁淤积

部分中药易引起胆汁淤积型肝损害，肝细胞分泌胆汁功能受到药物及代谢产物的破坏，不能将胆汁排出细胞（小叶内淤胆），或由于胆小管内胆汁流速减慢以及免疫反应引起小叶间胆管进行性的破坏和减少，胆汁在小叶间聚集（小叶间淤胆）的结果。临床表现类似于病毒性肝炎的胆汁淤积型或梗阻型黄疸，除血清胆红素升高外，ALT＞2 倍正常限或 R≤2（R＝ALT 正常上限的倍数/ALP 正常上限的倍数）。常见临床症状为乏力、食欲缺乏、厌食、腹胀、恶心呕吐、尿黄、肝区不适等，少数可出现皮疹、发热。病理改变为胆小管栓塞形成，或见胆管炎和轻度肝细胞坏死。

易引起胆汁淤积型肝损害的中药有：贯众、茴香、苍耳子、石蒜、淫羊藿、铜绿、复方丹参注射液等。

2.肝细胞损害

肝细胞损害是中药致药源性肝损害的主要病理表现，可出现肝细胞混浊肿胀、脂肪变性和急性出血性坏死，主要由毒性中间代谢物引起。轻度的肝细胞损害一般不出现症状，或仅有轻微的症状，血清 ALT 和 AST 轻度升高；中度损害表现为恶心、呕吐、食欲缺乏、厌油、黄疸、肝区疼痛、肝大、ALT 和 AST 明显升高，PT 延长；严重者可出现大块肝细胞坏死，类似急性重型肝炎。主要病理学改变为肝细胞损害，引起肝细胞脂肪变性或坏死。易引起肝细胞损害型肝损害的中药有：治疗银屑病的中药，如复方青黛丸、克银丸和消银片等；雷公藤制剂、黄药子、苍耳子、苦楝子、牛黄解毒片等。

3.肝纤维化

中药引起肝脏损害有炎症反应、肝组织免疫系统反应，同时加速肝纤维化。肝纤维化是组织修复过度或失控时，肝组织内细胞外基质过度增生与异常沉积所致肝脏结构和肝功能异常改变的一种病理过程。临床表现为：疲乏无力是早期常见症状之一；食欲减退往往是最早的症状，有时伴有恶心、呕吐；慢性消化不良症状，腹胀气、便秘或腹泻，肝区隐痛等；慢性胃炎表现，许多患者出现反酸、嗳气、呃逆、上腹隐痛及上腹饱胀等胃区症状；出血，由于肝功能减退影响凝血酶原及其他凝血因子的合成，肝纤维化临床常出现蜘蛛血管瘤、牙龈出血、皮肤和黏膜有紫斑或出血点，女性常有月经过多。

容易引起肝纤维化的中药有：小柴胡汤、金不换、牛黄解毒片等。

（二）中药致药源性肾损害

国内学者从 20 世纪 40 年代就发现雷公藤中毒致死的人体及实验动物出现胃肠道、心、肝、肾充血、出血、心肌、肾小管变性坏死等病理改变。随后也有含关木通的药物引起急性肾功能衰竭（ARF）的报道。据 1960-1996 年国内文献分析表明，木通、斑蝥、泽泻、蜂蜜、蜈蚣、鱼胆、钩吻、雷公藤、苍耳子、山豆根、马桑果、丢了棒及含汞的中成药，引起肾损害的报道最多。中成药、中药注射剂、中草药引起泌尿系统不良反应的发生率分别为 9.9％、1.6％、5.1％。鱼胆中毒肾损害发生率达98.2%，急性肾功能衰竭发生率达89.3%；斑蝥引起肾损害发生率和死亡率达34.2%；雷公藤引起肾损害的发生率达25.5%，死亡率14.7%。中药及其制剂所致肾损害的报道有逐年增加趋势，甚至有人提出中草药肾病(Chinese herbs nephropathy)的概念。中药引起肾损害的主要临床表现如下：

1.急性肾功能衰竭(ARF)

多在超剂量服用具有毒性的中药后1天至数周内发生，常伴有呕吐、恶心等胃肠道症状，继而出现氮质血症、少尿，甚至无尿。但也有部分患者无明显尿量减少。临床表现为少尿期、多尿期、恢复期。病理表现既可表现为急性肾小管坏死，也可为急性间质性肾炎(AIN)，及时停药并给予支持对症治疗常可恢复，预后一般较好，但也有少数重症者死亡。容易引起ARF的中药有：雷公藤、苍耳子、蜜源、海马煎剂、益母草等。

2.慢性肾功能衰竭(CRF)

多发生在少量、长期或间断性反复服用含肾毒性的中药后，多数起病缓慢隐匿，往往经数月乃至数年才进入终末期。临床表现呈非特异性，如夜尿增多、无力、疲倦、恶心、呕吐等。由于肾脏的储备功能强大，而且病变发展又很缓慢，即使肾功能损害到80%以上的患者，仍可能无明显的临床症状。直到药源性肾损害发展到不能维持体内正常的体液和电解质平衡，体内代谢产物不能经肾排出而大量积聚时，才显出一系列尿毒症症状。CRF病理表现为：肾小管间质纤维化，病情较难逆转，预后差。容易引起CRF的中药有：黄药子。

3.肾小管疾病

多在超量服用含肾毒性的中药后发生，导致肾小管酸中毒、范可尼(Fanconi)综合征等。范可尼综合征临床表现为乏力、肾性糖尿、氨基酸尿与近端肾小管性酸中毒。肾小管坏死可有蛋白尿、一般<2g/24小时，以中、小分子为主，可有血尿、管型尿。血肌酐、尿素氮(BUN)升高，严重者发生少尿型或非少尿型ARF。常见的引起肾小管疾病的中药有：关木通、苍耳子、鸦胆子、白果、蓖麻子、马钱子、雷公藤、斑蝥、鱼胆、铅粉、商陆、雄黄、轻粉、朱砂、山慈菇、棉酚、川楝子等。

4.马兜铃酸肾病

此病是由于服用某些含有马兜铃酸的中草药所引起的肾损害。马兜铃酸肾病以CRF居多，临床特征包括患者早期表现为严重贫血、轻度蛋白尿和管型尿，半数患者血压正常，但肾活组织检查发现肾皮质从深层到浅层的间质发生广泛纤维化，萎缩的肾小管和肾小球逐渐增加。近半数患者，肾盏和输尿管的上皮细胞发生恶性病变。含有马兜铃酸的中药主要包括：马兜铃(果)、青木香(马兜铃根)、天仙藤(马兜铃茎)、广防己(木防己)、汉中防己(异叶马兜铃)、寻骨风(锦毛马兜铃)、朱砂莲、关木通(木通马兜铃)等。

(三)中药致药源性心血管系统损害

1.心律失常和传导阻滞

某种中药由于用量过大、用药时间过长、药物过敏等原因，可直接损害心肌，或兴奋迷走神经，使心肌应激性增高。临床上以心律失常、心电图损害为特点，甚至可因心脏和呼吸麻痹而死亡。可引发此类毒性反应的中药有如下几类：

(1)含乌头碱类药物：以二元酯类的海帕乌头碱和美沙乌头碱毒性最强，口服乌头碱0.

2mg 可出现毒性反应，3～4mg 可致死。川乌中毒量为 3～30mg，草乌为 1～9g，附子、雪上一枝蒿、天雄、铁棒锤、搜山虎、雪莲花等含乌头类中成药如大活络丹、小活络丹、活血壮筋丹、附子理中丸亦有引起中毒的报道。

（2）含强心苷类药物：洋地黄、夹竹桃、罗布麻、羊角拗、冰凉花、万年青、北五加皮等，使用不当易发生类似洋地黄中毒反应。

（3）其他药物：矿物药朱砂、雄黄、轻粉、铅粉等，以及含蟾酥药物六神丸、喉症丸等中毒可致心律失常；雷公藤口服可引起心悸、胸闷、气短、心律失常等，严重中毒时血压可急剧下降，甚至出现心源性休克或室颤而危及生命；丹参具有拟交感及直接兴奋心肌的作用，可引起细胞膜电位改变，从而引起频发室性期前收缩；红花油中毒表现以心电图 ST 段下降、房扑和室颤、房室传导阻滞等为主。其他报道引起心律失常的还有：瓜蒂、龙骨、槟榔、蜈蚣、鹿茸、鱼胆、苍耳子、八角枫、罂粟壳等。

2.影响血压稳定性

番泻叶煎服可致血压升高或降低，过量可对延髓加压或减压中枢造成影响，使血压骤然恶性升高或降低。人参大剂量应用表现为血压升高并伴有失眠、过敏、皮疹、欣快、不安等；麻黄、细辛等中毒表现为心搏加快、血压突然升高；附子可致高血压头痛等不良反应。桔梗可产生低血压反应；山慈菇可引起昏迷、休克，血压下降；舒精活血丸可引起血压骤降。

中药引起的其他心血管系统损害还可见于云木香致心力衰竭、藻酸双酯钠致心绞痛、冬虫夏草片致心包炎等。

（四）中药致药源性消化系统损害

1.胃肠道症状

胃肠道症状是中药发生中毒和副作用时出现的较早症状，而且各系统的不良反应又多伴有胃肠道症状，一般可见胃脘不适，恶心呕吐、食欲减退、腹痛腹胀、腹泻，甚至呕血、便血等。

常见的引起胃肠道症状的中药有：大戟、马鞭草、六轴子、决明子、青木香、苦参、白矾、白附子等。

2.急性胃黏膜病变

急性胃黏膜病变（AGML）是一组以胃黏膜糜烂或急性溃疡为特征的急性胃黏膜表浅性损伤，常引起消化道出血。中药引起胃黏膜病变的表现为服中药后出现上腹不适、隐痛、烧灼感、食欲减退、腹胀、恶心、呕血和便血等。

常见的引起急性胃黏膜病变的中药有：小活络丹、感冒通、六神丸、牛黄解毒片、元胡止痛片、黄连上清丸、鲜竹沥、大活络丸、六应丸、消炎利胆片、胆石通胶囊、速效伤风胶囊等。

3.其他病症

硇砂、朱砂、汞及其制剂（轻粉、白降丹、红升丹）、铜青等均可致胃肠穿孔。据报道，原有肠结核患者用陈皮泡水当茶饮，引起消化道穿孔。雷公藤、胆矾、大黄、羊蹄、蓖麻子、牵牛子、甘遂、芫花、京大戟、朱砂、艾叶、汞剂、铜青等，可引起肠炎。复方青黛丸可诱发缺血性结肠炎。个别患者服用含百部的中成药引起胆绞痛。目前报道的中药致消化系统损害的病例还出现有消化道穿孔、假膜性肠炎、缺血性结肠炎、胆绞痛等。

(五)中药致药源性呼吸系统损害

中药可致多种药源性呼吸系统疾病,其形成机制较为复杂,主要与过敏反应及毒副作用有关。目前已发现,口服万年青可发生过敏性肺炎;柴胡、甘草、麻黄、地龙、五味子、部分含丹参制剂,以及蓖麻子和红花外敷均有致哮喘者。需注意,同一种药物在不同的个体可引起不同的肺损害反应,同一临床表现也可由不同药物所致,各类临床表现之间可相互重叠。

1.呼吸道病症

主要表现为咳嗽、呼吸困难、喘息甚至呼吸衰竭。如青鱼胆、肉桂、两面针可引起咳嗽;白果、苦杏仁、八角枫、闹羊花、曼陀罗、商陆、五味子、乌头类可致呼吸困难;六神丸、小活络丸、半夏中毒表现为声嘶、胸闷、呼吸困难;苍耳子、百部、山豆根、瓜蒂可致呼吸衰竭;马钱子、钩吻、藜芦、曼陀罗可影响延髓呼吸中枢引起呼吸困难,甚至呼吸衰竭;五味子、罂粟壳、全蝎可引起呼吸抑制;苦杏仁、桃仁、白果、亚麻子含有氰苷,水解后释放氢氰酸,可抑制兴奋的呼吸中枢产生止咳平喘效果,过量中毒引起呼吸中枢麻痹可致死。

2.嗜酸性粒细胞肺浸润症

已有报道称万年青可引起此症,临床表现为干咳、气促、呼吸困难,嗜酸性粒细胞可高达65%,肺部有斑片状阴影。

(六)中药致药源性免疫系统损害

1984—1998 年文献分析表明,药物所致变态反应报道涉及的中药达 150 多种,可分为单味中药及其制剂、中成药及复方制剂、有效成分制剂三大类。单味中药及其制剂致敏者近 60 种,其中过敏反应发生频率较高的有三七、天花粉、水蛭、灰叶铁线莲、乳香、没药、鸦胆子、雷公藤、番泻叶、蜈蚣、丹参注射液、柴胡注射液、穿心莲注射液等;中成药及复方制剂致敏者 70 余种,其中过敏反应发生频率较高的有清开灵注射液、双黄连注射液、复方丹参注射液、参麦注射液、牛黄上清丸、牛黄解毒丸、华佗再造丸、藿香正气水、六神丸、正天丸、跌打丸等;有效成分致敏者 20 余种,如蝮蛇抗栓酶、藻酸双酯钠、小檗碱等。

中药成分中可诱发过敏反应的物质很多,如蛋白质、多肽、多糖等大分子物质具有完全抗原性;另外某些小分子物质作为半抗原在体内与蛋白质结合表现出完全抗原性,这些半抗原在中药中广泛存在,如小檗碱、茶碱、丹参酮等。据报道,中药不良反应中过敏反应占 30%~40%。中药过敏反应中,过敏性休克约占 15.32%,剥脱性皮炎及大疱性表皮坏死松解型药疹占 3.47%,过敏性紫癜占 3.47%,过敏性肾炎占 1.16%。中药变态反应是一种较常见、较严重的副作用。

中药所致变态反应中,皮疹的发生率占 60.2%,以荨麻疹型、猩红热型、麻疹型药疹居多。固定性药疹的发生率极低。

(1)荨麻疹型药疹:表现为大小不等的水肿性风团性皮疹,呈皮肤色或红色,可独见本症,也可作为全身变态反应的一个症状。

可引起荨麻疹型药疹的中药有:黄连、辛夷、鹿茸、桑葚、黄芪、芍药、穿山甲、四季青、蒲公英、五味子、穿心莲、三七粉、仙鹤草、西洋参、生天麻粉、白芥子、六神丸、香连丸、鼻炎丸、小活络片、云南白药、牛黄解毒片、羚翘解毒片、安神补脑丸、速效救心丸、川北止咳糖浆、板蓝根冲剂、复方丹参片、蝮蛇抗栓酶、藻酸双酯钠、柴胡注射液、丹参注射液、穿心莲注射液、银黄注射液、双黄连针剂、茵栀黄注射液、灵芝素注射液、花粉素羊膜腔内注射剂等。

（2）猩红热样或麻疹样药疹：该药疹呈弥散性鲜红色斑或红色斑疹，密集对称分布，瘙痒、伴发热等症状。

可引起猩红热样或麻疹样药疹的中药有：防风、黄芪、黄连、远志、丹参、续断、白芍、乳香、蜈蚣、三七、全蝎、木香、夏枯草、何首乌、夜交藤、板蓝根、牛蒡子、番泻叶、炮山甲、连钱草、地锦草、白花蛇舌草、六神丸、磁朱丸、跌打丸、消肿丸、木瓜丸、三黄膏、大活络丸、复方青黛丸、六味地黄丸、金匮肾气丸、独活寄生丸、安神补心丸、消炎利胆丸、藿香正气水、雷公藤制剂、复方草珊瑚片、蛇胆川贝液、牛黄清火丸、丹参注射液、茵栀黄注射液、清开灵注射液、鱼腥草注射液、四季青注射液、板蓝根注射液、双黄连粉针剂、藻酸双酯钠、猪苓多糖注射液、复方大青叶注射液等。

（3）其他病症：固定性药疹，表现为局限性圆形或椭圆形红斑，鲜红色或紫红色，水肿，如砂仁、麻黄、何首乌、正天丸、小蘗碱片、复方甘草片、牛黄解毒丸等可诱发；剥脱性皮炎，表现为全身皮肤鲜红肿胀，伴有渗液、结痂、大片状鳞屑剥脱，感冒清、颠茄片、克银丸、藻酸双酯钠、透骨草外洗等中药药物会导致其发生；还可见中毒性表皮坏死松解型药疹、多形性红斑型药疹、寻常性银屑病、光敏性皮炎、接触性皮炎、血管性水肿等病症的发生。

不仅如此，中药及其制剂若使用不当，还可能导致生殖系统、神经系统等药源性疾病。随着科学技术的发展及研究的深入，诸多中药所致的药源性疾病的发病机制及致病因素也被更多的发掘，而很多药物使用的不规范、管理的不健全，也为更多的药源性疾病的出现埋下安全隐患。

二、导致中药药源性疾病的原因及其影响因素

导致中药药源性疾病的原因及其影响因素很多，归纳起来主要有药物、机体和给药 3 个方面。

（一）药物因素

1.品种混淆

我国地域辽阔，药用资源丰富，中药品种种类繁多，目前的药用基源已达到 8000 余种。其中品种混淆、同名异物、同物异名的现象难以避免，不同药物之间相互替代和乱用的现象就必然会导致毒副作用和药源性疾病的发生。如南五加皮，为五加科落叶灌木细柱五加的干燥根皮，无毒，可祛风湿、补肝肾、强筋骨；而北五加皮萝摩科植物杠柳的根皮则有一定毒性，虽有强心利尿作用，但应用不当可致中毒。若将 2 种五加皮混用，则可能导致不良反应发生。又如白附子，目前市售商品白附子有 2 种，一是毛茛科植物黄花乌头的干燥块根，习称关白附；二是天星科植物独角莲的干燥块根，习称禹白附。两者分别为 2 种药材，其功效、应用各有不同。但长期以来，由于各地区的用药习惯等方面的原因，关白附和禹白附仍有混淆部分的现象。2 种附子均为有毒中药，尽管实验表明关白附和禹白附的混悬液和煎剂有相似的抗炎作用，但是禹白附的毒副作用主要表现为明显的刺激性，而关白附则主要表现为心血管系统的毒性。因此，不能因为 2 种附子有相似的抗炎作用就将其混用通用。

2.炮制不当

炮制是中药在应用前或制成各类制剂前的必要加工过程。通过规范的炮制，可减轻或消除药物的烈性、毒性，还可提高药物的疗效，减轻或消除药物的不良反应，尤其对于一些含毒性

成分的中药，在用药前必须经过规范的炮制，才能减轻毒性，初步保证药物的安全性。如芫花为瑞香科灌木芫花的花蕾，含芫花素、芹菜素、羟基芫花素、谷甾醇、苯甲酸和刺激性有毒油状物。其性味辛温，人肺、胃、大肠经，有泄水逐饮、祛痰止咳、杀虫疗癣等功效，芫花毒性较大，生品尤甚。李时珍认为："芫花流数年陈久者良，用时以好醋煮十数沸，去醋，以水浸一宿晒干用，则毒减也.或以好醋炒者次之。"目前，芫花的炮制方法仍为醋煮或醋炙。有人观察了芫花醋炙前后的化学成分、药理作用及毒性变化，结果发现芫花生品和醋炙品黄酮类成分无明显差异，醋炙对芫花中所含的黄酮类成分影响不大，醋炙芫花对实验动物肠蠕动的促进作用较生品增强，且醋炙芫花的/Dso较生品提高了一倍，说明芫花醋炙后期药理作用增强、毒性降低。可见，炮制对于减轻毒副作用，减少不良反应，以及提高疗效都具有重要的临床意义，未经炮制或炮制不当是中药产生不良反应、导致药源性疾病的重要因素之一。现在中药的炮制工作仍然存在一些问题：一是有毒中药的炮制质量及含有毒中药制剂的质量检查缺乏可以依据的质量控制标准。二是有毒中药的炮制及其制剂在管理上存在漏洞，毒性中药及其制剂炮制加工方面的管理工作还没引起人们的足够重视。如毒性中药的炮制加工缺乏集中统一管理，医药公司、批发部、零售部、医院中药房、甚至个体诊所都能进行炮制加工，其中不少单位炮制工具简单、炮制设备落后，炮制加工毒性中药时不按照《炮制规范》操作，炮制加工仅凭经验、手摸、眼看、口尝，特别是一些单位缺乏自检能力，单靠药品监督管理部门的抽检难以控制质量问题，无法保证药品尤其是有毒中药的炮制达到有关部门规定的标准。这些都为药物因炮制不当引发药源性疾病埋下了隐患。

3.药品质量

药品质量不合格或药品质量低劣也是导致中药不良反应或引发药源性疾病的重要因素之一。药品质量的问题包括两个方面：一是中药饮片的质量问题。以次充好、以假乱真的现象很多见，并且中药饮片的储藏、保管条件直接影响到药材的质量。若储藏保管不当，中药发生霉烂、变质、虫蛀、走油，不仅影响到药材的药理作用和临床疗效，还会不同程度地增强药材的不良反应。二是中药制剂的质量问题。中药成分复杂，加上中药大多为复方制剂，因而中药制剂的质量控制、不同药厂生产的同一品种以及同一药厂生产的不同批次产品的质量标准把握也存在很大难度，特别是中药注射剂的质量问题更值得引起注意。在中药的不良反应中变态反应占有很大比例，一方面与中药含有大分子物质有关，另一方面也与中成药制剂的质量，尤其是注射剂的质量也密切相关，因注射剂肌注后吸收迅速、静脉注射后直接进入血液循环，若质量不纯或含有杂质则抗原性显著增强，易引起过敏反应。

同时我们必须还注意到由于中成药原料多来自植物、动物，处方成分复杂，制备工艺烦琐多样，有效成分多为混合物质，而且中药制剂品种繁多，剂型不一，自身存在着许多质量不稳定因素。再加上包装不够严密和合理，而使用周期又偏长，给药品的贮藏、保管带来了一定的困难，因此容易造成药品的变质，从而导致药品疗效降低、不良反应发生率提高。

4.毒性成分

原卫计委会同国家中医药管理局规定的毒性中药品种为27种（砒石、砒霜、生川乌.生马钱子、斑蝥、生甘遂、雄黄、生草乌、红娘子、生白附子、生附子、水银、生巴豆、白降丹、生千金子、生半夏、青娘子、洋金花、生天仙子、生南星、红粉、生藤黄、蟾酥、雪上一枝蒿、生狼毒、轻粉、闹羊花)。27种毒性重要中药系指原药材及饮片,不含制剂和炮制品。这些中药中所含的毒性成分影响机体正常生化功能、损害组织结构是其产生毒性作用的物质基础。如马钱子有大毒,主要是由于马钱子含有番木鳖碱即士的宁,其安全范围小,毒性反应严重,中毒后四肢轻微抽搐、吞咽困难、颈面部肌肉抽搐、精神不安或失常,继而伸肌与屈肌同时极度收缩、强直性痉挛而出现惊厥、甚或呼吸肌麻痹而死亡。再如巴豆有大毒,主要是由于巴豆油对消化道黏膜和皮肤有很强的刺激作用,可产生严重的口腔刺激症状、恶心、呕吐、腹痛、腹泻、里急后重、皮肤发红、起泡、坏死。药物的有毒和无毒、毒性大和毒性小是相对的,若经过适当炮制、配伍,严格限制用量,则可以避免其毒性反应。

(二)机体因素

1.性别年龄

我国现行药典、教科书及相关中药论著中所标明的药物用量一般是指正常成年人的用量。在用量上与成人差别较大的小儿与老年人,儿童和老人对药物的反应跟成年人有所不同,这种差异表现在质和量两个方面。用药时尤其是使用一些毒、剧药材时若忽视了年龄因素的影响,则易发生毒性反应而引起药源性疾病。在量的方面,小儿和老人体重较成年人轻,小儿器官组织功能尚未发育成熟,而老人器官组织功能逐渐减退,因而对药物的耐受能力和代谢能力较成年人弱,用量一般小于成年人。小儿和老人对药物的反应还存在质的不同,如老年人对作用于心血管系统,尤其是能够导致血压升高或下降的药物较为敏感,剂量稍大,可能会出现明显的不良反应;小儿则对某些作用于中枢神经系统的药物如中枢兴奋药较为敏感,用量稍大即可能出现严重的不良反应。

在性别方面,女性有经、带、胎、产等生理的不同,其对药物的反应具有很强的性别特点,易受女性生理的影响。因此,用药时应该考虑到这些因素的影响,否则可能发生意想不到的不良反应。如经期、妊娠期妇女对泻下药比较敏感,作用较猛的泻药可导致盆腔器官充血而引起月经过多或流产;经期和妊娠期的妇女应尽量避免使用活血化瘀药物,妊娠期特别是怀孕最初3个月的妇女,必须禁用有致畸危险的中药等。

2.病理状态

机体在病理状态下对药物的反应可能发生变化,从而影响或改变药物的药理作用,甚至产生不良反应。临床用药时必须充分认识到这一影响因素,利用其有利的一面,避开病理因素对药物作用的负面影响,防止因不同的病理状态导致的药源性疾病。如气分热盛、阳明热炽的高热患者,对大苦大寒的清热泻火药如黄芩、黄连、板蓝根、栀子等的耐受性增加;具有解热作用的中药(辛温解表药、辛凉解表药)可使发热者体温降低而正常的体温却没有影响;患有肝肾疾病的患者,药物代谢、排泄速度减慢,容易导致药物在体内蓄积而发生中毒,应适当减轻用药剂量,缩短给药时间,防止药物蓄积中毒。另一方面,病理状态对药物的影响还包括患者因长期使用某些药物后产生的强迫要求继续使用该药物的行为和其他不良反应,这些反应称为药物的依赖性。总之,由于机体状态异常而影响药物在体内的正常代谢,尽管就其责任不在于药物本身,但却提示临床用药应多注意患者生理病理特点,避免不良反应的发生。

3.个体差异

一般来说,年龄相似、性别相同的情况下,多数人对某一药物的反应相同或相近,但也有极少数对药物的反应与一般人不同，存在质和量的差异，这种差异称之为个体差异。导致个体差异的原因主要是遗传因素，同时也与个体的用药情况有关。个体差异大致有如下几种情况：①高敏性。有少数人对某些药物特别敏感，仅用较小的剂量就会产生较强的药理作用，剂量稍大就会出现明显的不良反应。如附子的中毒剂量一般在30g以上，但有报道在复方中仅用3g附片即发生中毒。②耐受性。与高敏性相反，有少数人对某些药特别不敏感，必须用较大剂量才能产生应有的药理作用，耐受性的产生又有两种情况，其一是遗传差异导致的先天耐受性，其二是因连续用药导致的后天耐药性。耐受性降低了药物的疗效也抑制了药物的不良反应，如同附子，有报道产生耐受性的患者煎服120g而不发生毒性反应。③特异质，如先天性缺乏葡萄糖-6-磷酸脱氢酶患者。如服用治疗量的板蓝根糖浆后发生溶血反应，分析认为可能与先天缺乏葡萄糖-6-磷酸脱氢酶有关。

4.精神因素

用药者的精神状态对药物的药理作用和不良反应都能产生重要的影响。安定乐观的情绪，积极向上的精神状态和克服战胜疾病的坚强信心能使呼吸、循环系统功能稳定，使神经、内分泌系统功能协调，提高机体的免疫功能，从而增强药物的疗效。烦躁焦虑、忧郁悲观、愤怒恐惧等情绪，能造成自主神经功能紊乱、神经递质分泌功能失调，从而降低药物的疗效。而对治疗药物信心不足甚至怀疑药物的患者则不仅疗效欠佳，而且还容易产生不良反应导致药源性疾病。

5.环境因素

患者所处的环境，如居住条件、气象条件、温度湿度都能间接地影响或改变机体状况，从而影响药物的作用。如夏季或热带地区应用发汗解表药剂量过大则较冬季寒冷地区容易导致出汗过多而发生虚脱；再如寒冷的冬季和高寒地区应用苦寒清热泻火药则容易损伤脾胃而导致食欲减退、腹痛便溏等症。

(三)用药过程

1.给药途径

不同给药途径直接影响到药物吸收速度、吸收量和体内药物浓度，进而影响到药理作用的快慢、强弱，甚至还会产生完全不同的作用。给药途径对药物不良反应的发生与否、药源性疾病的严重程度也有着及其重要的影响。如红花油为外用药，严禁内服，曾有报道18例口服红花油的中毒者中，4例因肺水肿、中毒性休克、呼吸衰竭而死亡。还有些中药虽然既能外用也可内服，但外用的方法、剂量与内服均有很大的不同。如砒霜、雄黄等含砷矿石的加工品，有大毒，能麻痹毛细血管、抑制含巯基的酶活性，使肝细胞坏死，毛细血管扩张，因此一般只做外用，若需内服，要严格限制剂量，以防止中毒。另外，还必须注意到用于皮肤、黏膜局部消毒、灭菌、去腐的外用药大多具有一定的毒性，可因皮肤黏膜破损药物吸收量增加而中毒。

2.误用滥用

中医用药向来强调辨证求因、审因论治、以法统方。临床辨证失误、用药不当或未经辨证、随意滥用，是发生毒副作用导致药源性疾病的重要原因之一。临床若辨证失误，热证阳证误用温热药物，阴证寒证乱投寒凉药物，最易导致机体耗损阴津、损伤阳气，贻误病情。值得注意的是，在滥用中药导致的药源性疾病中很大一部分是因为滥用补益药物所致。食品、糖果、饮料内添加药物,含药物的各种保健品充斥市场,肆意宣传夸大药物的作用,药物的不良反应表述不清,致使人们经常有意无意地摄取药物,无病用药现象普遍,滥用补药泛滥。特别是很多人认为中药是纯天然药物,没有毒副作用,尤其是补益类中药可以长期服用,可以达到有病治病、无病防身的目的。其实不然,中药虽然大多为天然药物,但若使用不当,同样会产生不良反应。如人参,若长期大剂量服用,也会引发一系列的不良反应,甚至导致死亡,有人将其定义为"人参滥用综合征"。其不良反应包括中枢神经系统过度兴奋或抑制;心血管系统的心律失常、血压升高甚或出现高血压危象;消化系统胃肠功能紊乱、胃溃疡或消化道出血;水、电解质代谢紊乱;过敏反应、目盲、视物不清、视力减退等症状。

3.长期用药

长期用药在中药临床用药中是一个普遍的问题,究其原因大致有以下几点:一是中药大多数起效缓慢,必须延长用药时间才能使药物充分发挥作用;二是中药大多数用于治疗慢性病,疾病本身的性质和病理要求长期用药;三是由于对长期应用中药的危害性认识不足,未能中病即止,及时停药。长期应用某些药物周期过长尤其是代谢速度缓慢的药物,药物进入体内的速度远大于消除的速度,就容易引起药物在体内的蓄积而发生中毒。特别是有一定毒性的药物。如有连续应用 1 个月朱砂致肾衰竭的报道;甘草一般认为味甘性平无毒,如每日以甘草 5～10g 煎服,连续服用时间长可导致水肿、高血压、低血钾等假性醛固酮增多症。可见临床应用中药,不仅要考虑每次的用药剂量,而且还要考虑用药时间和用药总量,不可守一法一方而长期应用,应尽量避免长期用药。非长期用药不可时则应该采用逐渐减量或间歇用药,防止因用药时间过长,药物蓄积而发生药源性疾病。长期用药的不利影响主要有三点,一是用药时间过长,可能产生耐受性而使药物的疗效降低;二是用药时间过长,药物容易蓄积而产生毒性反应;三是用药时间过长,有些药物可能形成生理依赖性而成瘾。

此外,还有因药物剂量过大、配伍失宜、合用西药、煎服不当等原因(第七章第二节中有详细论述)导致药源性疾病的现象时有发生,必须予以充分重视。

而现实中由于中药管理不善、监督不严所导致的不良反应和药源性疾病比比皆是。药材市场混乱,以假乱真、以次充好现象屡禁不止。对民间应用中药的教育指导不够,因自种、自制、自用、误用而引发的不良反应和药源性疾病也时有报道。因此,随着我国药品生产、经营和使用管理制度及法规的不断健全,逐步规范药品的各个渠道。

三、避免药源性疾病的措施

(一)建立健全中药管理制度

中医的学术奠基于战国秦汉时期。以《内经》中的认识方法和理论原则、《伤寒杂病论》中的辨证论治原则、《神农本草经》中的方药基础理论相互融合,构成中医独特的理论体系。几千年来中医药学承担着人民的医疗、康复、保健的重任,为中华民族的繁荣做出了不朽的贡献。随着科学技术的发展,研究建立现代的中医诊疗体系、健全中药药品的管理制度、法规,对科学规范地使用中药,研制新的中药,提高中医临床诊断治疗的效果有着重要意义。重视中药不良反应的研究,首先要建立一系列符合中医药本身特点和规律的、健全的中药不良反应监测制度,既借鉴西药不良反应监测制度及药品管理法规,又需要根据中医药独特的理论体系和中药用药的基础理论与特点,制订相应的中药管理制度及不良反应监察报告制度。针对其复杂性和特殊性，因时、因地、因人、因药制宜，全面加以管理。只有将其法制化、规范化，才能有效地保证群众的用药安全。

(二)加强中药的基础研究和临床试验研究

除了在政策法规和具体实施工作环节上重视中药不良反应的监察工作外，还应当以科学的态度对其毒副作用进行科学分析和研究，加强基础研究和临床实验观察，全面、客观地评价中药安全性和有效性。国家食品药品监督管理总局颁布的《药品非临床研究质量管理规范》(GLP)和《药品临床试验管理规范》(GCP)，都从法律法规上规范了研究工作，旨在加强对中药安全性和有效性的评价，减少中药不良反应的发生，以便促进中药的合理使用。

1.基础研究工作

在中国、日本、中国香港特别行政区以及美国等几个国家和地区已构建了草药和天然药物的资料库。我们可以利用这些资料库进行详尽的文献检查，掌握各类草药的应用背景，从而作为进行中药研究的参考。具体步骤如下：

(1)根据文献资料、按照中药预期疗效，应用实验动物进行与疗效有关的药效学研究。

(2)进行一般的药理学研究，以阐明除主要的药效学作用外的各种药理作用，通常包括对神经系统、心血管系统和呼吸系统的实验，必要时还包括其他系统。实验应在清醒的或麻醉动物身上进行。

(3)进行毒理学研究，已明确短期应用可能产生的毒性，特别是检测长期用药后或停止用药后可能出现的毒性，包括致突变、致畸和致癌作用等特殊毒性试验。

(4)采用标准方法进行中草药的实验研究，鼓励采用新技术新方法，以增加中草药研究的可信性。

2.临床研究工作

首先应以中医药临床用药理论、组方原则的研究为基础，深入探讨中医用药思想，阐明中医临床用药精华，为广大医师安全用药提供用药依据。还应注意，虽然中药有着长期临床实践积累的经验，但是仍需进行科学的临床试验，从而论证中药的安全性和有效性。尤其对新的中草药及新配方制剂的质量、用药途径或新适应证进行严格评价。明确临床研究目的、研究内容和研究方法。同时，在进行研究的过程中，应恰当考虑中药及中医独特理论体系在实际工作临床应用中的特殊性，确保在中医理论指导下辨证施治，合理正确使用中药，为解除患者病痛做出应有的贡献。

(三)加强药品生产过程的管理

1.把好药材质量关

①做好“正名”工作。医疗机构应针对目前中药品种繁多、同药异名、同名异药名称混乱的情况，对临床处方做出要求。严格医师、药师药名的书写，要求使用药物正名。同时规范药材销售，使用规范名称，以减少药材误用。②应集中各方力量，探索并制订出一套准确鉴定药物品种的有效方法。其中应考虑到以下几个方面因素对中药质量的影响：中药产地、生长环境和自然条件对中药材质量的影响；不同用药部位因生长年限、采收季节及贮藏期不同，对药材中活性成分的影响；不同用药部位所含化学成分的差异对中药作用的影响等。设置统一标准鉴定药材，明确不同等级，使药材的管理规范化，从而使流向市场的药材具有相同的标准。③加

强毒性中药材的管理。中药有无毒性不仅与所含的某些成分直接相关,还与药材的基原、产地等因素有关。特别是多来源的中药,由于科属不同,虽品名相同,所含成分却不尽一致,炮制与用药要区别对待,要重视临床研究报道。

2.严格质量控制,加强中药炮制及剂型的管理

很多中药材需经炮制后方能人药,尤其是一些药性峻烈中药更需要通过炮制以制毒、去毒、缓和药性。炮制毒性中药材及其制剂生产尤应严格执行炮制规范及现行药品质量标准。加强毒性中药饮片管理,实行定点加工炮制,为保证药品质量提供保证。经营和医疗单位所需毒性中药饮片应从定点生产部门购入。所有炮制品只有经检验合格后方能用于临床或制剂生产中。医药管理部门应尽快改革饮片管理体制,同时还应加强正规饮片厂的建设,使中药饮片加工炮制规范化。中成药生产厂家在生产含有毒性中药的成方制剂时,对生产使用的毒性中药原料药在质和量上要严格把关,要实行监督投料管理制度。

近年来随着中药科学研究的发展,中药新剂型、新品种不断涌现。要认真研究中药制剂有效成分的最佳溶出及各组分间相互作用对人体的影响,并找出规律,为中药制剂提供依据。制剂工艺要科学,制剂过程要规范,从选料、投料到工艺过程、检验都要依据规范而行。尤其是中西医复方制剂是研究的主要内容,如何使中西药共同发挥药效,减少拮抗,减少中西药各成分在制剂中产生的不良相互影响,是今后要努力探讨的一个重要问题。国家食品药品监督管理总局颁布的《新药审批办法》《新药保护和技术转让的规定》和《药品生产质量管理规范》等一系列法规,对于规范中药新药的研制、生产和保障人民用药安全具有十分重要的意义,药品研制、生产和监督管理部门要严格遵照执行。

(四)加强药品使用过程的管理

1.加强临床医师基本功训练

临床医师在使用中药及其制剂之前,应对他们进行严格规范的基础研究学习。使其用药正规化、标准化,以减少因用药失误导致的药源性疾病。主要应包括以下几方面:一是处方规范:药名(正名),剂量,煎服法,标注,剧、毒、限药的用法、药量,称量单位的标准化;二是用药指征:辨病与辨证结合,以法统方,随症加减,配伍合法,避免滥用和盲目地联合用药;三是药物疗效反馈:包括中药单味药及复方应用后患者的反应;四是强化中药药源性疾病临床报告意识:对在医疗过程中出现的可疑现象,要有足够的警觉,能及时、准确地记录患者病情、药物反应时间、症状、药品产地、剂量、使用时间、患者救治过程与结果等,并提出小结与初步经验上报有关不良反应监测部门。

2.注意中药配伍的合理性

合理的中药配伍使用,在防止中药药源性疾病的发生中具有重要意义。中药复方的功效是方剂中所有药物的联合效应,如配伍不当则适得其反,不仅降低疗效,还可能增加毒性。从中医理论出发,要注意配伍的宜忌。中药复方应力求配伍巧妙,用药得法,使其相互协调,以增加疗效减低毒性。中医在长期的用药经验中已总结出一整套用药经验,如归经、引经、配伍理论等,要重视"十八反""十九畏"等配伍禁忌。组方在于精巧,能小方轻剂解决问题者,尽量避免用大方,因大方重剂而增加的不良反应应当予以重视。

此外,由于临床常常中西药并用,中西药合方导致的不良反应已非鲜见。故探讨中西药联

合使用及中西药共组制剂的用药形式与规律，对提高疗效、减少药源性疾病的发生十分必要。应当严格按照制剂说明及实验研究谨慎用药。中西药联用有利有弊，如何做到优势互补，还有很多工作要做。如加强中西药合用后的临床观察，研究中西药监配伍变化规律等。了解中西药物在体内吸收、分布、代谢、排泄等方面的差异，才能采用最佳给药途径和给药时间，以期最大限度发挥药效，最有效地减轻不良反应的发生。

3.审慎规范用药

用药的目的是防治疾病，如果使用不当，非但不能达到预期的疗效，而且还可能产生药物不良反应，甚至引起严重的后果。为了用药安全，谨防药物不良反应的发生，我国历代医家特别提倡慎重用药。在用药过程中，对一次用药量或不同疗程用药总量都要有严格的限制。药物的不良反应，在严格用药规范的前提下是可避免的。因此，用药必须严格规定剂量，超剂量用药即使是毒性低的药物也会导致意外。对含毒性成分的药物更要严格控制剂量。剂量的确定是药物安全的一个可靠标志。

中药剂量的确定应在通过科学实验确定单味药剂量的基础上，不断总结实践经验，并对中药复方、中西药复方的临床用药进行科学统计，才能确定中药的治疗量。因此，应严格遵守辨证施治原则，以法统方，随症加减，因人、因地、因时制宜，克服用药的盲目性。严格选择适宜的、安全有效的剂量，使中药剂量的确定既严格又不失灵活。

对长期用药的患者，更应注意严格掌控剂量。长期用药时，必须注意药物有无蓄积性；可多途径给药或逐渐减量，也可采取间歇给药法，防止蓄积中毒；在给药期间观察病情变化，嘱患者定期复查主要脏器的功能。

临床用药过程中，应保证中药服用时间、给药途径、用药时机及疗程的合理性。用药需根据病情掌握时机，适时用药才能奏效。同时也应将是否能导致不良反应作为一项因素加以考虑，以期既收到疗效又避免不良反应。治病用药，应掌握疗程。中药和西药一样，不可仅守一方一法长期使用，以防长期用药致药物蓄积或改变机体对药物的敏感性与反应性、导致蓄积性中毒、生理依赖性等不良反应。

另外，我国民间流传有很多单方、偏方、验方、秘方，其中一些方剂凝聚着广大人民群众与疾病做斗争的实践经验，但要注意不能盲目滥用，轻信甚至迷信其功效而致不良反应。

4.发挥护理人员在不良反应监测工作中的作用

医师和药师在药物疗效监测与不良反应发现中起着重要作用，但护理人员与患者对用药情况的关注也非常有意义。护理工作直接与患者接触，发现不良反应的时间也可能最早。因此，建立相应中医护理对策，对中药不良反应的早期发现、早期诊断、早期治疗起着重要作用。

（五）提高对中药药源性疾病的识别能力

对药物不良反应及药源性疾病的判断应认真观察和研究，既要避免轻易停药、终端正确的治疗方案，而又不致发生严重后果。为准确判断药物不良反应，需注意下列问题：①观察、实验和研究要严格，要有可信的参考和对照，数据需经统计学处理，最后才能得出实事求是、不偏不倚的正确结论；②是否为原有潜在疾病影响，需全面查阅病史、家族史，并依据实验室检验和临床症状的综合分析，才能判定；③是否属新发疾病，其发生是否与时间有关联，留心观察判断；④不良发应出现的时间、过程、与近期所用的药物及其药效学、药动学有何关系；⑤有无药物之间相互作用的不良影响；⑥注意与某些疾病相鉴别，如药物过敏性休克与中毒性休克；⑦注意有无其他因素的影响。

人们对药物的认识，是不断深化的。临床医务工作者往往对文献已有报道的不良反应较为重视，而对文献尚未报道或罕见的不良反应常常误认为是病情变化而不甚重视。为保障人民用药安全有效，减少不良反应的发生，尤其是对新药的任何可疑不良反应以及新发现罕见的不良反应，都应提高警惕并及时分析总结报道。

（六）开展有中医药特色的中药不良反应监控工作

中药药源性疾病的发生，有其特殊的发生原因、发病机制和临床特征。不仅有药材品种及质量、炮制制剂质量、剂型合理与否等因素，还涉及中药临床辨证施药的方式方法。因此，中药不良反应监测工作既与西药有相似之处，又要根据中医药学临床用药规律，确立符合中医药实际的、确实可行的不良反应检测方法。并在获得中药不良反应详细资料的前提下，探讨其发生的原因或易发因素，为临床医师、研究人员和政府相关部门提供全面准确可靠的数据，以在更广的范围内实施中药不良反应监控，进一步将中药不良反应检测工作推广应用，全面提高中药的安全性、有效性，指导临床正确合理用药。

1.针对不同药物特点加强监测措施

首先，重点加强毒性中药使用中不良反应的监测。根据科研实验数据及临床药理学资料，对可能引起不良反应各类反应的药物进行归纳分类，并将有毒、性烈的中药分为不同等级，严格管理。其次，针对不同剂型的中成药、中西药组合药引发不良反应可能性的差异，有重点、有针对性地进行监控，使有限的监测资源得到有效利用。从中药不良反应流行病学调查来看，中药剂型发生药源性疾病的可能性大，针剂引发的不良反应快且重、过敏反应多、全身症状多、后果较严重。故相比之下，针剂尤应引起注意。中药生产厂家应遵循《药品生产质量管理规范》，加强对中药制剂生产过程与产品质量的把关与技术鉴定。药品监督管理机构要加强对不良反应防范、规范制剂生产、销售和临床应用的各环节的监管力度，根据各类剂型自身的特点采取相应不良反应监测措施。

2.加大力度宣传中药不良反应监测工作及设立报告表制度

首先，提高医务工作者对中药不良反应监测工作的认识。中药不良反应的监测是一项复杂的系统工程，应加大宣传力度，利用专栏、药学通讯及讲座等形式宣传中药不良反应监测工作的目的、意义和作用；宣讲不良反应监测工作的重要性和不良反应的危害性，尤其是临床使用中药发生不良反应的可能性。使医务人员真正认识到为用药安全有效、为提高患者的生存质量、为提高医疗诊治技术水平，有责任和义务开展不良反应监测工作。其次，设立中药不良反应监测报告表制度。中药不良反应监测报告表基本内容包括：中药不良反应的表现（症状、出现时间、发生发展特征以及症状出现、加重、缓解与用药的关系等）、患者一般情况、治疗过程（患者症型、药物适用证型、治疗效果）、可疑药物、不良反应救治过程及其他情况等。一旦发生不良反应，做好不良反应监测报告表填报工作，为中药不良反应原因的分析提供参考。

3.建立中药不良反应集中监测体系

中药不良反应的集中监测更能集中反应不良反应发生的特点、流行病学趋势、药物不良反应特征等。在设立不良反应监测报告表填报制度的基础上，大力开展中药不良反应集中监测并设立试点医院进行抽查,以此获得医院内有关不良反应的详细资料。同时,在资料积累的基础上进行总结分析,进行有关药物和流行病学研究等,并总结报告不良反应的情况。通过监测了解中药不良反应的易发因素并建立中药不良反应数据库,为中医临床医师提供准确、可靠的参考数据。这对全面提高中药的安全性、有效性、指导临床正确合理使用中药具有重要的意义。

4.建立相应中医护理对策

医师与药师在药物疗效与不良反应发现中起着重要的作用。但护理人员与患者对用药情况的关注也非常重要。护理工作直接与患者接触,发现不良反应的时间也可能更早。其对中药不良反应的早发现、早诊断、早治疗起重要作用。中医护理具体操作内容如:①对处方进行复审,核对医嘱的用药途径、用法、用量、给药时间;②询问患者有无过敏史;③宣传中药知识,如,正确煎煮、服用等方法;④对于采用中西药物联合治疗的患者要特别交代清楚服用方法和注意事项;⑤新药、新剂型投入临床使用时,医护人员要认真学习有关资料,做好宣传、解释、说明等工作,要注意观察患者服药后的反应。

5.协调监测体系的多方面因素

对中药不良反应监测体系的规范化管理,应通过立法及法规性文件使实际工作有法可依。由于我国这项工作起步较晚,迫切需要健全和加强中药药品管理体系,并对中药不良反应的程度进行评级。使医、药、护人员明确开展中药不良反应监测工作的重要性和必要性,在实际临床诊疗过程中使医、药、护人员明确责权、各有侧重、相互配合协调工作;对于不良反应监测工作做得好的医护人员应适当给予精神或物质奖励,充分调动他们开展这项工作的积极性。

随着社会经济发展,在西药不良反应日趋明朗的同时,中药的不良反应也越来越被人们所关注和重视。除中药自身性质外,环境、心理等也是中药不良反应的影响因素。目前,国家已采取成立中药不良反应监测中心等措施,对中药不良反应进行监测、预防和管理。只有重视中药不良反应,努力降低或避免中药不良反应,才能使中药更加完善和进步,实现中药现代化。

第三节 常用中药致药源性肝肾损害及其防治

在众多的中药药源性疾病中,最多的还是中药药源性肝损害和肾损害,这也是中药药源性疾病的研究中应该重点关注的。现将常用中药中致药源性肝肾损害的品种及防治措施介绍如下。

一、常见致药源性肝损害的中药及其防治

苍耳子《神农本草经》

【不良反应】

肝大、压痛,天门冬氨酸氨基转移酶(AST)、丙氨酸氨基转移酶(ALT)升高,少数患者出现黄疸,严重者可有黄疸进行性加深,肝脏急剧缩小,肝性脑病等急性重型肝炎的表现。与甲硫氧嘧啶、甲巯咪唑;青霉素类、氯唑西林、羧苄西林、苯丁酸、氮芥、硫唑嘌呤等合用可能加剧

对肝脏损害，导致混合型肝炎。与苯妥英钠、丙戊酸钠、卡马西平、丙咪嗪、异丙肼、地西泮、氟烷、甲氧氟烷、保泰松、辛可芬、吲哚美辛、对乙酰氨基酚、丙磺舒等合用可能加剧对肝脏损害，导致肝细胞型肝损害。

【预防及解救方法】

应用苍耳子应该注意剂量与疗程。成人剂量不宜超过 10g，症状缓解后可服用中成药，以克服苍耳子的不良反应。轻度中毒者应暂停饮食数小时至 1 天，在此期间大量喝糖水。严重者早期可洗胃，导泻及用 2% 氯化钠溶液高位灌肠，同时注射 25% 葡萄糖液，加维生素 C 500ml；预防出血，可注射维生素 K 及芦丁；必要时考虑输血浆；保护肝脏；可服枸橼酸胆碱，肌内注射甲硫氨基酸；低脂饮食。民间也有用甘草绿豆汤解毒的，可配合使用。

柴胡《神农本草经》

【不良反应】

小柴胡汤致药性肝损害的胆道闭锁症。

【预防及解救方法】

过敏体质的患者应慎用柴胡。肝阳上亢、肝风内动、阴虚火旺及气机上逆者忌用或慎用。

葛根《神农本草经》

【不良反应】

葛根致 ALT 升高 2 例，主要临床表现为患者在用药的第 7～8 天自觉肝区不适，厌食、厌油腻，查肝功能，ALT 均升高。肝功能损害：出现肝区压痛，肝大，黄疸，血清 ALT、AST、总胆红素（TBIL）升高等。有报道葛根素粉针剂致震颤 1 例。在同一病例中同时出现肝细胞严重损害，TBIL 与结合胆红素急剧上升，肝功酶谱的显著异常等，在临床上颇为罕见，其黄疸的性质也是溶血性与肝细胞性共同所致。

【预防及解救方法】

临床使用葛根素时，应询问用药史，过敏性体质者慎用或不用。确诊葛根素中毒后应停止用药，切断抗原抗体反应途径并积极对症治疗，预后较好。

白屈菜

【不良反应】

肝脏损害表现为 ALT 升高，急性坏死性肝炎。

【预防及解救方法】

①洗胃、导泻、输液，同时应用利尿剂，出现尿潴留时，进行导尿处理；②肌内注射新斯的明 0.5mg；③其他对症处理。

天花粉

【不良反应】

动物实验表明对肝、肾功能影响：犬使用 3～4mg/kg 剂量时，ALT 显著升高，同时有血钠、血氯下降，血钾升高，CO_2 结合力降低，呈现代谢性酸中毒；病理检查，0.2～2mg/kg 组出现全身毛细血管和小静脉扩张、瘀血，肝、肾实质性细胞轻度变性，3～4mg/kg 者尚出现多种器官出血点及肾脏近曲小管大片坏死，有的出现肝实质细胞小灶坏死；少部分犬肝功能 ALT 轻度升高，并出现全身毛细血管和小静脉扩张瘀血，肝、肾实质细胞轻度变性。大剂量组（人引产剂量的 9～12 倍），大部分犬在 1～2 周后严重衰竭而死亡，心电图 ST 段随病程逐步降低，T 波明显倒置，个别出现多发性期前收缩现象。同时出现肝肾实质细胞坏死及代谢性酸中毒。

【预防及解救方法】

出血性疾病、严重贫血、精神异常、智障及活动性心脏疾病、肝脏疾病、肾脏疾病或功能不良者慎用。

青黛

【不良反应】

用青黛主要成分靛玉红 200mg/kg 灌胃，连续 1 个月，可使大鼠肝细胞肿胀变性，核及核仁肥大，灌胃给药连续 6 个月，肝细胞出现肿胀、溶解性坏死及萎缩变性。大、中剂量服药后动物出现食欲减少、腹泻、便血以及 ALT 升高和灶性肝细胞坏死等反应。以青黛为主要药物组成的复方青黛丸在临床应用中有肝损害报道。

【预防及解救方法】

临床注意剂量使用，安全剂量无肝毒性。

北豆根

【不良反应】

蝙蝠葛碱治疗大鼠肾性高血压时，用药 8～12 天后可引起肝细胞变性坏死，提示北豆根对肝细胞功能有轻度抑制作用。蝙蝠葛碱的亚急性毒性试验表明，用量 150mg 以上持续用药 18 天至 3 个月时，对肝脏有不同程度的损害，受损程度随剂量增大而加重。按该药的降压和抗心律失常有效量计算，该药只对肝脏有轻度损害。

【预防及解救方法】

一旦出现中毒，除按一般处理中毒原则外，应静脉注射利多卡因。对于长期或大剂量应用导致的肝脏损害，应停药，同时加用保肝药。

千里光

【不良反应】

对肝的损害：急性导致肝坏死，慢性引起进行性肝变性，致肝硬化、腹水，最后可因肝性脑病而亡。

【预防及解救方法】

①中毒后立即催吐；用 1∶5000 的高锰酸钾或 1%～2%的鞣酸溶液洗胃。口服药用炭或解毒剂。②保肝疗法：口服维生素 B_1、B_6 及复合维生素 B、葡醛内酯；肌内注射维生素 B_{12} 等；静脉注射 50%葡萄糖液 60ml，加维生素 C2g，每天 2 次。③其他对症治疗。

紫草

【不良反应】

紫草的鲜叶及根干燥磨粉按比例混入食料，喂饲大鼠 480～600 天，均能诱发肝癌。

【预防及解救方法】

应避免长期服用紫草。

蓖麻子

【不良反应】

肝功能损害，黄疸，血清转氨酶及胆红素升高等。

【预防及解救方法】

蓖麻子中所含有毒成分受热后即破坏。故中毒者多为生食后发生。曾报告3例小儿，生服蓖麻子仁2～7粒后发生持续呕吐，并伴腹痛，其中1例严重者神志模糊，出现脱水征象。经中毒常规处理及对症治疗，均逐渐恢复。

昆明山海棠《滇南本草》

【不良反应】

文献报道，女性患者服用昆明山海棠片6片/天，服药20余天后出现腹胀食欲缺乏、乏力、巩膜黄染，ALT＞500U等药源性肝损害症状。

【预防及解救方法】

及时停药。由于昆明山海棠片毒性作用广泛，不良反应较多，用药期间应注意观察。一旦发现肝损害的表现，如黄疸、肝功能异常等，立即停药。以终止药物对肝脏的损害。慢性中毒应立即停药，并根据肝脏损害的表现，作相应的处理。原有肝脏疾病的患者禁用，年老体弱、肝肾功能减退的患者慎用。

雷公藤《本草纲目拾遗》

【不良反应】

肝区肿痛，肝大，黄疸，ALT升高，肝脏出血及坏死而致死亡。

【预防及解救方法】

为慎重起见，对患有心、肝、肾、胃等器质性疾患的患者及孕妇应禁用；治疗过程中出现恶心呕吐、腹痛腹胀、肝肾区疼痛，尿中出现蛋白及血清转氨酶不正常时，应立即停药。中毒后一般急救措施，除催吐洗胃、灌肠、导泻外，可服鲜萝卜汁200g或炖服莱菔子400g，也可用鲜韭菜汁或浓茶、羊血等以解毒。据20余例中毒案例的观察，中毒表现均为腹痛、呕吐、腹泻，但不发热。死亡大都在24小时内，最多不超过4天。如在服雷公藤后4小时内用催吐剂、泻剂，一般均能康复。

丁香《雷公炮炙论》

【不良反应】

丁香服用过量会引起中毒反应，表现为呼吸困难、下肢无力、胃出血、肝大。

【预防及解救方法】

①洗胃、导泻、内服药用炭混悬液。静脉输液，加维生素C。②中药治疗：半边莲12g，茶叶12g，五味子6g，人参12g（另煎），麦冬12g，水煎服。

川楝子《神农本草经》

【不良反应】

有儿童服川楝片0.3～4g就可发生中毒，服2～4g即可引起死亡的病例。该药中毒剂量和安全剂量接近，安全范围小。川楝子中毒主要表现为中枢抑制和肝脏损害，例如：疲乏无力、恶心、食欲缺乏、肝大、黄疸、转氨酶升高、腹痛、腹泻和神经系统损害等。

肝中毒反应：可出现口渴、呕吐、腹痛、腹泻、腹胀、食欲减退，继而可能出现黄疸、肝大、有压痛及叩击痛、肝功能损害、中毒性肝炎，鼻、肝、肾和肠等出血。

【预防及解救方法】

应用维生素等保肝和其他对症治疗。在使用川楝子时一定要注意适量服用，根据《中国药典》明确要求，该药入汤剂每天口服剂量为3～10g。不宜长期服用，以免引起肝脏蓄积毒性。小儿慎用，肝、肾病者禁用。

苦楝皮《名医别录》

【不良反应】

超量服用可中毒，主要表现为：口渴、呕吐、腹痛、腹泻，继而可出现黄疸、肝大、有压痛及叩击痛、肝功能损害、中毒性肝炎，肝、肾、肠出血等。苦楝皮肝损害包括肝功能异常、引起药物性黄疸或中毒性肝炎、肝肿瘤等。

【预防及解救方法】

①中毒后立即催吐，用1:5000的高锰酸钾洗胃及温盐水灌肠，服硫酸钠导泻，而后服用蛋清、面糊或药用炭。②对症治疗：出现肠痉挛时，皮下注射阿托品。出现狂躁、抽搐时，用苯巴比妥、安定或水合氯醛等镇静剂。同时给予保肝、止血、抗休克治疗。③中药治疗：全虫1.5g，蜈蚣2条，研末冲服。甘草30g，水煎，当茶饮。

芫荑《神农本草经》

【不良反应】

大剂量的芫荑亲脂性提取物长期摄入的毒性主要表现在肝脏及肾脏，如ALT升高，肝脏受损表现为肝窦明显扩张、瘀血。肝细胞普遍肿胀，胞体肿大。胞质疏松、有空泡变，小叶中心静脉周围肝细胞变性，推测肝脏可能是芫荑毒性的靶器官。

【预防及解救方法】

应避免长期大量服用本品。

地榆《神农本草经》

【不良反应】

对于大面积烧伤患者，使用地榆制剂外涂，可因所含鞣质被大量吸收而引起中毒性肝炎。

【预防及解救方法】

不要使用地榆制剂大面积外涂，当引起中毒性肝炎时应给予对症治疗。

艾叶《名医别录》

【不良反应】

肝功能损害、黄疸等。

【预防及解救方法】

①中毒后如患者出现抽搐、惊厥时，先给予镇静药控制后，方可用1∶5000高锰酸钾液洗胃、硫酸镁导泻，然后服用药用炭或解毒剂；②对症治疗：出现中毒性肝炎时，可静滴葡萄糖注射液，加氢化可的松，并口服维生素 B_1、C及葡醛内酯等；③中药治疗：中毒性肝炎可用茵陈30g，板蓝根30g，山栀子9g，龙胆9g，车前子15g(包煎)，甘草9g，水煎2次，早晚分服。

白果

【不良反应】

肝功能损害。

【预防及解救方法】

输液以加速毒物的排泄，并加用维生素C、B及葡醛内酯等。注意水电解质平衡。中毒早期立即洗胃，并以硫酸钠导泻。必要时给氧及皮质激素。惊厥给予地西泮、水合氯醛等。教育儿童不可生食，且不能多食。

桔梗《神农本草经》

【不良反应】

可致溶血及心、肝、肾等脏器损害。严重时呼吸抑制及休克。

【预防及解救方法】

首先用1∶5000的高锰酸钾洗胃，用硫酸镁导泻。再采用对症治疗。

黄药子《滇南本草》

【不良反应】

对肝脏的损害表现为肝大、黄疸、ALT升高、尿胆阳性、胁肋胀痛、腹水等，严重者可引起肝性脑病。

【预防及解救方法】

①首先用1∶5000的高锰酸钾洗胃，用硫酸镁导泻，再口服药用炭、牛奶、蛋清等。②应用保肝药如葡醛内酯、维生素C、消炎利胆和降低转氨酶的药物等。如出现肝性脑病时，口服左旋多巴，精氨酸加入5%葡萄糖液中静滴。③腹痛、腹泻、呼吸困难、瞳孔缩小时，皮下注射阿托品。④中药治疗：生姜30g，榨汁加白米醋60g，甘草9g，水煎，含漱且服下。岗梅250g，煎煮饮服。大量服绿豆汤。也可应用茵栀黄注射液。

满山红《东北常用中草药手册》

【不良反应】

临床上副反应轻微，但长期服用满山红可能对肝脏有一定影响，应予重视。有毒成分主要为梫木毒素。

【预防及解救方法】

避免长期大量服用。

朱砂《神农本草经》

【不良反应】

引起肝大，肝功能异常。

【预防及解救方法】

①急性中毒：口服中毒者，给予2%碳酸氢钠溶液或水洗胃，应用50甲醛、次硫酸钠溶液洗胃。应用解毒剂，二巯丙磺酸钠、二巯丁二酸钠、二巯丙醇、青霉胺、硫代硫酸钠均有效，青霉胺对急性中毒疗效甚好，一般每次口服0.3g，每天3次，连续5～7天。停药2天后，开始下一疗程，可用1～3个疗程。纠正水和电解质紊乱，酸中毒给予乳酸钠100ml或5%碳酸氢钠200ml，静脉滴注。②中药治疗：土茯苓120g，水煎服(慢性中毒酌减量)；甘草、防风各30g，水煎服(慢性中毒酌减量)；鲜蛇莓30g，绿豆60g，冷开水浸泡绞汁服；鲜野鸡尾草90g，捣烂，绞汁服；银花、紫草、山慈菇各30g，乳香、没药各15g，煎汤，空腹服，取汗即愈。③慢性中毒：钙剂能减低细胞的渗透性及减低组织对汞的吸收，一般用10%葡萄糖酸钙或50/0氯化钙10～20ml用25%葡萄糖液稀释1倍，缓慢静注。每天1次，共注射10～20次。

磁石《神农本草经》

【不良反应】

黄疸，肝损害。

【预防及解救方法】

早期按常规处理，口服解毒剂，纠正酸中毒，抗休克治疗等。特效药物：去铁胺，首先肌内注射0.5～1g，以后每4～12小时，肌内注射0.5g。亚甲蓝加入25%葡萄糖液20ml，每次每千克体重1～2mg，缓慢静脉注射。大剂量的维生素C静脉滴注，其他对症治疗。

蜈蚣《神农本草经》

【不良反应】

长期服用可引起黄疸，肝功能损伤。有报道蜈蚣粉致肝功能损害2例。

【预防及解救方法】

内服中毒后，用2%～3%碳酸氢钠液洗胃，然后服药用炭，吸附毒素。输入5%葡萄糖盐水或10%葡萄糖液并加入维生素C。中药治疗：半边莲、白花蛇舌草适量，捣烂外敷；芋头、鲜桑叶、鲜扁豆叶、鱼腥草或鲜蒲公英适量，捣碎，外敷伤口周围；凤尾草120g，金银花90g，甘草60g，加水1000ml，煎至250ml，1次灌服。每天2剂。脉搏缓慢，呼吸困难时，用人参9g(先煎)，附子12g，五味子9g，甘草9g，水煎2次，合在一起，2次服完，每次间隔4小时，连续服2～4剂。

牛黄《神农本草经》

【不良反应】

牛黄解毒片可引起上消化道黏膜损伤。表现为上腹饱胀不适、疼痛、恶心、呕吐，呕吐物呈咖啡色，随后便血。胃镜检查，镜下见胃黏膜充血、水肿，有糜烂面和出血点。部分病例为药物性肝病、急性黄疸及肝功能损害。长期或者过量服用牛黄解毒丸可能导致慢性砷中毒，表现为毛发脱落，皮肤角化、变黑，肝脏损害和神经感觉异常，严重时会出现四肢瘫痪、肝硬化和皮肤癌。

【预防及解救方法】

①早期应催吐、洗胃，然后服用解毒剂；②中药治疗：茶叶 15g，五味子 9g，人参 6g（先煎），甘草 4.5g，水煎服，连服 2～3 剂；半边莲 15g，樟木 6g（后下），厚朴 9g，石斛 12g，麦冬 9g，加水煎煮 2 次，合并煎液，分 2 次服，每 4 小时 1 次。

冰片《新修本草》

【不良反应】

对肝功能有一定影响，可出现肝脾轻度肿大，部分患者还可出现溶血性黄疸。

【预防及解救方法】

①中毒后停药，用 1% 肾上腺素 0.5ml 皮下注射，肌注苯海拉明，静推 10% 葡萄糖酸钙注射液；②出现过敏反应后，可口服泼尼松 5mg 及维生素 C、B2 等。其他对症处理，同时给予保肝疗法。口服异丙醇 25mg、泼尼松 5mg，并静脉注射 10% 葡萄糖酸钙 10ml，30 分钟后症状缓解，2 小时后恢复正常。

何首乌《开宝本草》

【不良反应】

肝脏损害。6 例因服何首乌致转氨酶升高，肝脏有不同程度损害。2 例服用何首乌片后，反复多次出现黄疸，肝功能损害，排除病毒性肝炎，经保肝对症治疗 1 个月肝功能恢复正常。另 1 例口服何首乌片，出现黄疸，肝功能异常。

【预防及解救方法】

①用高锰酸钾液洗胃，然后服用解毒剂或药用炭，用硫酸镁导泻；②静脉输液，并对症治疗，兴奋烦躁时可给镇静剂。

五倍子《本草拾遗》

【不良反应】

肝损害，中毒性肝炎。

【预防及解救方法】

由于其所含水解型鞣质可被黏膜和创面吸收，如果吸收过多，可导致肝小叶中心坏死而致中毒性肝炎，故对于大面积皮肤或黏膜病患者不宜使用。

诃子《药性论》

【不良反应】

直接损害肝脏，引起中毒性肝炎。诃子中有收敛止泻、抗菌作用的水解鞣质是直接的肝脏毒物，长期大量应用可引起肝小叶中央坏死、脂肪肝及肝硬化，能诱发肝癌。临床使用诃子，常表现为类似急性病毒性肝炎，有乏力、食欲缺乏、恶心、呕吐、尿色加深等症状、肝脏肿大，压痛，血清转氨酶升高。

【预防及解救方法】

避免长期大量服用，用药期间给予保肝药。出现中毒反应应进行对症治疗。

石榴皮《名医别录》

【不良反应】

长期大量使用可导致脂肪肝、肝硬化。

【预防及解救方法】

①大量清水或 1∶4000 高锰酸钾液洗胃，危重者服解毒剂，硫酸钠导泻。②取碘酊 1ml 加水至 100ml(或 15～20 滴入半杯水内)，口服。口服维生素 B_1、B_6、C 及鱼肝油。③中药治疗：当归 9g，大黄 9g(后下)，明矾 30g，甘草 15g，水煎 2 次，合在一起，每 6 小时服 1 次；惊厥时可用天麻 9g，蜈蚣 2 条，钩藤 15g(后下)，琥珀 1.5g(冲服)，水煎 2 次，合在一起，每 3 小时服 1 次，2 次服完，连服 2～4 次。

瓜蒂《神农本草经》

【不良反应】

对肝脏有损伤，可见转氨酶升高。

【预防及解救方法】

①中毒后用 1∶5000 高锰酸钾洗胃，并给予药用炭口服，吸附未被吸收的毒物；②静脉输液，促进毒物排出，纠正电解质紊乱；③对症治疗：如有呼吸困难时，给予中枢呼吸兴奋剂。如有药疹出现，给予地塞米松、葡萄糖酸钙、维生素 C，静脉输入。也可肌注异丙醇，口服氯苯那敏等。

胆矾《神农本草经》

【不良反应】

主要中毒表现为：黄疸、肝区疼痛，中毒时间延长时，可造成肝损害。

【预防及解救方法】

①中毒后立即口服含丰富蛋白质的食品，如蛋清、牛奶、豆浆等，形成蛋白铜盐而沉淀，阻止胃肠道吸收，保护胃黏膜。而后用 1010 亚铁氰化钾洗胃解毒。②解毒剂首选依地酸二钠，成人每天 1g，小儿每次 15～25mg/kg，每天 2 次，加入 10%葡萄糖溶液中静滴，每个疗程不超过 5 天。也可用青霉胺，成人每次口服 0.3g，每天 3～4 次，小儿每天 20～25mg/kg，分 3～4 次口服，也可用 1～3g 加入葡萄糖液中静滴。二巯丁二钠 2g 加入 20ml 注射用水静脉注射，以后每次 1g，4～8 小时 1 次，5 天为 1 疗程。③内服解毒剂；硫酸镁 37g，硫酸氢钠 12.5g，氢氧化钠 1g，硫化氢 4g，加水至 1000ml，摇匀，每次 50～100ml，口服；硫酸亚铁饱和液 100ml，碳酸镁 88g，药用炭 40g，加水至 800ml，混匀，每次服 50～100ml。④对症治疗：有溶血时可用氢化可的松、碳酸氢钠，必要时输血。血压下降或心力衰竭时，给予抗休克治疗。⑤中药治疗：乌豆衣 30g，当归 15g，黄芪 30g，阿胶 12g(烊化)，茵陈 15g，田七末 3g(冲水服)，水煎服。

雄黄《神农本草经》

【不良反应】

可引起肝脏脂肪性变性，导致中毒性肝炎或急性、亚急性肝萎缩。

【预防及解救方法】

①中毒后立即用氢氧化铁溶液催吐，用1%硫代硫酸钠洗胃，硫酸镁导泻，而后服蛋清、牛奶、豆浆、药用炭等，吸附毒物，保护黏膜。②肌内注射二巯丙醇解毒，直至中毒症状消失，静脉输入葡萄糖或葡萄糖盐水注射液，也可输入碳酸氢钠注射液，以碱化尿液，减少血红蛋白在肾小管内沉积。③中药治疗：绿豆120g，煎汤服；绿豆60g，连翘30g，木通9g，金银花30g，黄连9g，滑石12g，天花粉15g，甘草9g，煎汤，早晚分服，连服3～4剂；白芷15g，绿豆60g，水煎即服；香附9g，冰片3g，鸡血藤、青木香、广木香、三七各15g，水煎3次，合在一起，每2～4小时服1次，3次服完，连服2～4剂；玉叶金花鲜叶90～120g，捣汁，调鸡蛋白3～5个，大蘚根粉、天门冬粉各1.5g，先催吐后灌服。每15分钟1次，口渴时多饮绿豆汤。

轻粉《本草拾遗》

【不良反应】

中毒性肝炎

【预防及解救方法】

洗胃，解毒，护肾，抗休克，对症治疗。①立即予2%碳酸氢钠溶液洗胃；②口服黏膜保护剂和毒物吸附剂(蛋清7个，药用炭20g，牛乳300ml)；③口服对抗剂，按每0.06g汞计算，用磷酸钠0.324～0.65g，再加入醋酸钠0.324g，溶于150ml温水中，每小时服1次，共服4～6次，可使氯化汞还原为毒性较低的甘汞；④禁用食盐或生理盐水洗胃或口服，以免增加升汞的溶解度；⑤予解毒剂二巯丙磺钠或二巯丁二钠或二巯丙醇等，剂量按3mg/kg计算，第1、2天每4～6小时1次，第3天每6～12小时1次，以后每天1次，7～14天为l疗程。

铅丹《神农本草经》

【不良反应】

肝区触痛，黄疸，肝大，转氨酶增高。

【预防及解救方法】

中毒时首先应进行洗胃，适当给予钙剂，对于慢性铅中毒或急性中毒者在给予一般治疗后，应立即用解毒剂进行驱铅治疗。

硼砂《日华子本草》

【不良反应】

初始为恶心呕吐、腹痛腹泻，继则便血等急性肠胃炎的表现，甚则有黄疸、肝区痛、肝大等表现。

【预防及解救方法】

凡一次大量服入者，应立即催吐、洗胃。腹痛腹泻剧烈者，皮下注射阿托品。血尿、血便时,可给予止血剂。进行保肝,保肾治疗,给予低脂肪,高热量饮食,B族维生素,以及山梨醇等利尿药,防治肝损伤。本品一般不作内服,必要时,要严格控制剂量。外用时,也不可大量。本品有蓄积作用,不可长期用药。

二、常见致药源性肾损害的中药及其防治

苍耳子《神农本草经》

【不良反应】

苍耳子可使患者出现泌尿系统症状,主要表现为全身水肿、血尿和ARF,多伴有水电解质紊乱。

【预防及解救方法】

苍耳子全株有毒,以叶子为最毒,嫩叶毒于老叶,高热储压力或者炒炭后可破坏其毒性。用药时间不宜超过1周。内服苍耳子要依法炮制,严禁使用苍耳幼芽、苍耳子和苍耳子油。一般苍耳子用量不宜超过9g。中毒后可采用催吐洗胃、导泻、灌肠等方法治疗。严重肝肾功能衰竭者,可考虑血液透析。

细辛《神农本草经》

【不良反应】

细辛对肾脏有一定毒性,慢性肾脏病者服用较大剂量细辛,可导致ARF。

【预防及解救方法】

细辛的中毒一般与其用量和剂型有关。临床一般对轻症及年老体弱,儿童,产妇患者都不宜大量使用,对糖尿病患者应慎用。中毒后早期可洗胃、催吐、导泻、肌内注射镇静剂异丙醇或静脉注射巴比妥类。出现泌尿系统症状时可口服氢氯噻嗪。

鸦胆子《本草纲目拾遗》

【不良反应】

鸦胆子为剧烈的细胞原浆毒,对肝肾等实质有损害作用,并能使动脉及内脏血管显著扩张,并引起出血等,引起肾脏充血及变性。

【预防及解救方法】

催吐或洗胃后,给予10%药用炭混浊液,酌用泻剂,并给润滑剂如牛奶、蛋清,口服维生素B_1、维生素K,可输入葡萄糖注射液促进排泄。

山慈菇《本草拾遗》

【不良反应】

山慈菇毒性作用广泛,早期恶心,呕吐,腹痛,腹泻等消化道刺激症状,可出现泌尿系统不良反应,血尿,尿少,尿蛋白,ARF,电解质紊乱,或皮下出现斑点,严重者可致呼吸、循环衰竭死亡。

【预防及解救方法】

清除毒物,以5%碳酸钠溶液或者清水洗胃;选用渗透性利尿药,如甘露醇,山梨醇;强效利尿药或利尿合剂;必要时进行血液透析或腹膜透析。由于山慈菇毒性较大,必须严格限制用

药剂量，成人人汤剂以每天剂量小于 9g 为宜，避免长时期用药。

牵牛子《雷公炮炙论》

【不良反应】

过量的牵牛子对肠道有强烈的刺激作用，亦可刺激肾脏使之充血，重者能损伤中枢神经系统，特别是舌下神经，使舌下运动麻痹，出现语言障碍。

【预防及解救方法】

口服中毒的患者，可用五倍子 12g，鸡蛋清 6 个，蜜糖 60g，水调温服。无呕吐现象的给予催吐剂，洗胃。中毒较轻的患者，可服牛奶或鞣酸蛋白。牵牛子使用时需要严格控制剂量，正确掌握药物的适应证和禁忌证，对原有肾脏病以及肾脏功能不全的患者应慎用或禁用，以避免药物诱发或加重肾脏的损害。

独活《神农本草经》

【不良反应】

长期服用可引起肾脏严重充血、血尿。

【预防及解救方法】

洗胃，导泻，补液等对症治疗。阴虚血燥者忌服。

草乌头《神农本草经》

【不良反应】

自制草乌酒可致 ARF，服后即感口唇、四肢麻木、心悸、胸闷、出汗，3 天后可出现 ARF。

【预防及解救方法】

临床应用在无把握的情况下应先用小剂量，无效可逐渐增加用量，并先以辅助药为前提，服至舌麻为度。应用时要注意剂量及服法，饭后服用毒性吸收缓慢，不易中毒但疗效可受一定的影响。注意合理搭配，体虚、孕妇忌用。

蕲蛇《雷公炮炙论》

【不良反应】

中毒动物可见到肾小球及间质的小血管呈中度充血，近曲小管上皮细胞有中度浑浊，肾盂黏膜有散在性出血，输尿管、膀胱黏膜及肌层等均呈弥散性出血。

【预防及解救方法】

有出血症状者，停药后不能自行恢复的，可用复方阿胶浆、维生素 B_4、维生素 B_6、利血生、鲨肝醇。应用时候要严格掌握适应证，用药前应作皮试，治疗期间应密切观察病情，注意出血倾向。

松节《名医别录》

【不良反应】

本品大量吸入后，对中枢神经系统先兴奋后麻痹，对肾脏有一定的毒性，可使肾小球变性、肾小球坏死。中毒量为 60g 以上。

【预防及解救方法】

清除致病物，进行常规催吐或洗胃，抗炎并防止肺水肿，可给予利尿药，扩张内脏血管。

防己《神农本草经》

【不良反应】

对肾脏有刺激作用，使尿量增加。中毒量可使肾小球坏死，出现尿少、尿闭。

【预防及解救方法】

使患者处于安静和温暖的环境，中毒时间在30分钟以内的患者可洗胃。应用时需要注意剂量及间隔时间。超出剂量使用时需注意呼吸变化。阴虚而无湿热者慎用。

臭梧桐《本草图经》

【不良反应】

超量服用可引起中毒，出现恶心、呕吐、腹泻、精神萎靡、四肢厥冷、血压下降。个别人对肾脏有一定的影响，可出现血尿、蛋白尿等。

【预防及解救方法】

必须使用鲜品，注意用药剂量。根据患者中毒的临床症状不同，进行对症治疗，可选用鞣酸蛋白、药用炭等可用于止泻。可静脉滴注葡萄糖盐水、维生素C、维生素B_6、钾盐及能量合剂补充能量，调节电解质平衡失调。

雷公藤《本草纲目拾遗》

【不良反应】

中毒严重者可见心悸、胸闷、气短、脉搏细弱、血压下降、唇及甲发绀、心律失常，并可见肾小管坏死。

【预防及解救方法】

中毒早期，宜用催吐法。用药时要注意辨证，严格控制剂量，避免使用新鲜雷公藤。体弱者，有胃肠道疾病及严重的心、肝、肾脏疾患者，未婚或已婚无子女的患者禁用。

木通《中国药典》

【不良反应】

关木通有肾毒性趋向，关木通煎剂可导致肾功能衰竭，肾脏损害。

【预防及解救方法】

中毒后要绝对卧床休息，维持饮食与水电解质平衡，对于ARF危象的患者，有效处理方法为血液透析或腹膜透析。代谢中毒者，需补充足够热量，减少体内组分分解。少尿期的死亡原因之一是感染，故根据细菌培养和药物敏感试验合理选用对肾脏无不良反应的抗生素治疗。需要严格控制药物的用量。在治疗肾病性水肿时，应慎用或禁用关木通。

川楝子《神农本草经》

【不良反应】

本品对肾小管上皮细胞有刺激及损害，可出现尿频、蛋白尿、血尿等。

【预防及解救方法】

治疗原则：催吐、洗胃、导泻、补液、止血、对症治疗。若使用疗程过长，易引起肝损害。川楝子是小毒类药物，有一定毒性，治疗量与中毒量差距较大，但用量过大也可发生中毒不良反应。脾胃虚寒者慎用，孕妇慎用或禁用。

青木香《新修本草》

【不良反应】

急性中毒性肾变性出现少尿或无尿、全身水肿或双下肢水肿、腹水、尿血素氮、血肌酐升高、血尿等肾功能衰竭的表现。

【预防及解救方法】

过量中毒在1～2小时内可用茶水或稀鞣酸洗胃，输液，并注意纠正酸中毒及对症治疗。虚寒者慎用，不宜过量。

天仙藤《本草图经》

【不良反应】

马兜铃酸肾病，临床表现多种多样，可表现ARF综合征、急性肾小管间质疾病、急性肾炎综合征、肾病综合征等。有时可表现为肾脏形态改变。

【预防及解救方法】

服药反应存在个体差异。可用糖皮质激素治疗马兜铃酸肾病及中医的辨证治疗。用量不宜过大，以免引起呕吐，虚寒咳嗽及脾虚便溏者禁服，胃虚者慎用。

使君子《开宝本草》

【不良反应】

口服生使君子可发生急性过敏性肾炎，表现有血尿、蛋白尿，并伴有体温升高。

【预防及解救方法】

中毒早期宜洗胃，催吐，并给予镇静剂及升压药。呃逆时，可少量多次地食醋，过敏性肾炎者应给予泼尼松龙、异丙醇、维生素C等。不宜大剂量服用。避免与热茶同服。

苦楝皮《名医别录》

【不良反应】

可出现肾脏损害、排尿困难、尿少、尿内有红细胞、管型及蛋白等。

【预防及解救方法】

对症处理，排毒，服用中西药解毒。ARF的处理需要严格控制水的摄入，纠正酸中毒。肝炎、肾炎患者慎用。体弱及脾胃虚寒者忌服。

槟榔《名医别录》

【不良反应】

长期咀嚼槟榔可致支气管哮喘发作。槟榔具有肾毒性。

【预防及解救方法】

治疗原则：洗胃，催吐，导泻，阿托品拮抗，对症治疗。气虚下陷者慎服。有支气管哮喘、帕金森综合征、消化性溃疡、胃肠疾患或心脏疾患者，不宜过量服食或长期嚼食。孕妇忌用。

槐花《日华子本草》

【不良反应】

出现血尿、蛋白尿、肾区叩击痛。

【预防及解救方法】

脾胃虚寒及阴虚发热而无实火者慎用。不宜与碳酸银、胶丁钙、硫酸镁、硫酸亚铁、氢氧化铝等含有金属离子的药物合用。

侧柏叶《名医别录》

【不良反应】

过量服用可引起中毒，中毒症状有腹痛、腹泻、吐白沫，尚有引起肾脏损害的报告，可发生少尿、尿闭、尿毒症等。

【预防及解救方法】

早期应洗胃、导泻，控制惊厥。患者应安置在安静，光线暗处，避免声音刺激，其他对症处理。内服不宜过量。

丹参《神农本草经》

【不良反应】

文献报道致肝肾损伤 1 例。

【预防及解救方法】

发现不良反应立即停药，严重者给予糖皮质激素、肾上腺素、抗组胺药、氨茶碱、升压药等综合措施治疗，妇女妊娠期慎用。血寒无瘀者不宜使用，有该药物过敏史者及出血倾向者禁用。

益母草《神农本草经》

【不良反应】

可出现休克，尿血，阴道出血。有报道致 ARF 或并发结核性脑膜炎，双肺播散性结核。

【预防及解救方法】

早期催吐，洗胃。同时.静脉滴注葡萄糖氯化钠注射液，促进毒素排泄并维持水、电解质平衡。孕妇禁用。

斑蝥《神农本草经》

【不良反应】

肾毒性表现为尿频尿痛、尿血、腰痛、尿道烧灼疼痛、排尿困难，甚至引起 ARF 而致死亡。

【预防及解救方法】

一般处理，即卧床休息，保持情绪安定。补充血容量，进行止血治疗，对症治疗。若腹痛严重者，可服用蛋白水或服用氢氧化铝乳剂。掌握用量用法，注意用药禁忌。斑蝥有大毒，临床应用必须严格掌握适应证，避免禁忌证，防治并发症。内服慎用，心肾功能不全、消化道溃疡者和孕妇禁用。

黄药子《滇南本草》

【不良反应】

动物实验表明：中毒死亡小鼠肾脏肿大，包膜紧张。临床上无具体病例。

【预防及解救方法】

急性中毒应洗胃，导泻并内服葛粉糊及活性炭。有研究发现，黄药子配伍当归后，可明显减轻其对肝组织的损害程度，并且对肾脏损害也有一定的缓解作用。不宜长期服药，以免蓄积中毒，要严格控制剂量，适当配伍当归。脾胃虚弱及肝肾功能损害者慎用。

紫苏子《本草经集注》

【不良反应】

紫苏子可引起心悸、头昏、神经失调、胸痛、支气管炎、肾炎及引起慢性接触性良性肿瘤。

【预防及解救方法】

肺肾虚喘忌服。

马兜铃《药性论》

【不良反应】

急性马兜铃酸肾病临床表现：短期大剂量服用者临床常呈非少尿性或少尿性 ARF，可伴近端及远端肾小管功能障碍，尿常规显示蛋白尿，伴少量红、白细胞；可有轻度贫血，血压不正常。此外，患者常有肾外表现，如恶心、呕吐等。

【预防及解救方法】

过量中毒在 1～4 小时内可以用茶水或鞣酸洗胃，输液并纠正酸中毒及对症治疗。另外可用糖皮质激素治疗，中药纤维化治疗，免疫调节治疗，促进有毒物质排泄和酸碱平衡。虚寒喘咳及脾虚便溏者慎用。用量不宜过大，以免引起呕吐。

朱砂《神农本草经》

【不良反应】

可引起肾小管肿大、坏死。泌尿系统症状多表现在中毒中后期，有少尿、尿闭、水肿、蛋白尿、尿毒症等，严重者可致 ARF 而死亡。

【预防及解救方法】

首先消除毒物，如催吐等。治疗：应用二巯丙醇类，纠正水和电解质紊乱，抗休克，肾透析等对症治疗。应用煎好的朱砂药液或温开水冲服，禁与群药同煎。不宜长时间服用，应控制在 7 天以内。避免与含铝的药物或铝器接触，防止铝汞剂中毒。肝、肾功能不正常者应慎用朱砂，以免加重病情。

蜈蚣《神农本草经》

【不良反应】

泌尿系统有蜈蚣粉致死病例，诊断为 ARF。

【预防及解救方法】

中毒者,可用碳酸氢钠溶液洗胃,服硫酸钠导泻。静脉输入葡萄糖盐水碳酸氢钠及氢化可的松,维生素C等。呼吸循环衰竭选用中枢兴奋剂、强心剂和升压药。在用药过程中应考虑到个体差异,尤其是患者的具体情况,肝肾功能不健全者慎用。血虚生风及孕妇慎用。内服蜈蚣不可过量。

冰片《新修本草》

【不良反应】

对肾脏的损害,可引起尿少、血红蛋白尿等。

【预防及解救方法】

口服中毒的早期应立即催吐,呼吸抑制时吸氧及人工呼吸,亦可给予中枢兴奋剂,血压下降时给予升压药。气虚者慎用。

绞股蓝

【不良反应】

长期毒性试验中出现中毒症状,肝肾实质变形等。

【预防及解救方法】

注意使用剂量,避免长期大量服用。

瓜蒂

【不良反应】

瓜蒂大剂量服用对肾脏也有一定的损害,可见有蛋白尿出现,甚至引起肾功能障碍。

【预防及解救方法】

以高锰酸钾洗胃。大量补液,纠正电解质紊乱,防止代谢性酸中毒,并促进毒物的排泄。体虚、吐血、咯血、胃弱、孕妇及上部无实邪者忌服。

雄黄《神农本草经》

【不良反应】

对肾小管、肾小球有直接损害作用,严重时可引起ARF。出现少尿、无尿、颜面水肿、腹水、高血钾,患者可死于ARF。

【预防及解救方法】

可用高锰酸钾溶液洗胃,给活性炭吸收残留胃内的毒物,必要时可用肥皂水高位灌肠。要注意用量、炮制、辨证、患者的个体差异来用药。不可久用。

轻粉《本草拾遗》

【不良反应】

汞盐吸入血液后损害肾脏,严重者可在1～2天内发生肾坏死病变,引起尿少、尿闭、尿毒症。中度或轻度中毒可在4～10天内出现肾脏损害,尿中可见蛋白、红细胞及管型。

【预防及解救方法】

早期中毒应立即洗胃，服用牛奶、蛋清等并同时给予特效药，如二巯丙醇。可选用呋塞米、氢氯噻嗪以利尿抗炎保肾。本品有毒，内服慎重，且服用后应漱口。体虚及孕妇慎用。

砒石《开宝本草》

【不良反应】

急性中毒可出现肝、肾功能衰竭和呼吸中枢麻痹。

【预防及解救方法】

中毒后尽快洗胃，排出毒素。采用支持疗法，及时补液，加用维生素C、辅酶A、肌苷、ATP、细胞色素C等药物保护心、肝、肾功能，预防休克及纠正酸碱平衡失调，并注意防止肺水肿和心衰的发生。

铅丹《神农本草经》

【不良反应】

由于大量铅进入血液发生毒性作用，经肾脏排泄，对肾脏损害较为严重，尿中可有蛋白、脓球、管型等；严重者可出现少尿或者无尿甚至肾功能衰竭。

【预防及解救方法】

首先应进行洗胃，适当给予钙剂，对于慢性铅中毒或急性中毒者在给予一般治疗后，应立即用解毒剂进行驱铅治疗。

硼砂《日华子本草》

【不良反应】

表现为少尿、无尿、氮质血症等，严重致尿毒症和肾功能衰竭。

【预防及解救方法】

凡一次大量服人者应立即催吐，然后洗胃。腹痛腹泻剧烈者皮下注射阿托品。血尿、血便时可给予止血剂。进行保肝、保肾治疗，给予低脂肪、高热量饮食，B族维生素，以及山梨醇等利尿药，防治肝损伤。本品一般不作内服，必要时要严格控制剂量。外用时也不可大量。本品有蓄积作用，不可长期用药。

第七章　中药临床药动学

临床药动学研究始于20世纪60年代，我国于20世纪70年代末开始开展临床药动学研究工作，而中药临床药动学则是近年来才迅速发展起来的药学新领域，主要研究中药单体、单方、复方在体内过程动态变化的规律，并将研究结果用数学方程和相关药动学参数来表达，反映了药物在体内的吸收、分布、代谢和排泄过程，具有整体、综合、动态和定量的特点。其研究对阐明中药的药效物质基础、组方原理、作用机制，指导中药新制剂的研究和促进临床合理用药等方面都具有重要意义。

第一节　药动学概述

一、药动学概念

药物进入机体后，出现两种不同的效应。一种是药物对机体产生的生物效应，包括药物对机体产生的治疗作用和毒副作用，即药效学（pharmacodynamics），也称作药物代谢效力学、药代效力学、药物效力学等；另一种是机体对药物的作用，包括药物在机体内的吸收（absorption）、分布（distribution）、代谢（metabolism）及排泄（excretion），即药动学（pharmacokinetics）又称药物代谢动力学。

药动学是主要研究机体对药物处置的动态变化，即定量研究药物在生物体内吸收、分布、代谢和排泄规律，并运用数学原理和方法阐述血药浓度随时间变化的规律的一门学科。

药动学通过对药物进入机体后的吸收、分布、代谢和排泄整个动态过程的变化规律进行定量描述，可以考察药物浓度与药物效应的关系，考察疾病对药动学过程的影响规律，考察合并用药对药动学过程的影响规律等，为新药的临床评价提供理论依据，同时为制订科学合理的给药方案提供理论依据。目前，药动学是新药开发研究中必不可少的重要内容，随着药物化学的发展及人类健康水平的不断提高，对药物的药动学性质的要求越来越高。药动学已渗透到药物开发的各个环节：如药物评价、设计、剂型改进、优化给药方案及指导临床合理用药等具有重要的实用价值。临床药动学则是药动学原理在临床治疗中的应用，利用血药浓度检测数据对个体患者给药剂量进行调整，使临床用药更加安全有效。

二、药动学基本原理

药动学是运用动力学原理和数学公式来阐明药物在体内的过程，并进一步明确体内药物浓度随时间变化的规律。研究的基本方法是通过测定给药后不同时间体液（主要是血液）中的药物浓度，得到浓度-时间曲线（concentration-time curve，C-t curve），根据C-t曲线确定药动学模型，求算相应的动力学参数，以此来反应药物吸收、分布、代谢和排泄整个体内过程的定量规律。

(一)吸收过程的定量规律

1.吸收过程规律

吸收是指药物从给药部位进入体循环的过程。血管内给药不存在吸收；血管外注射给药，吸收速度主要受药物分子大小和注射部位血管丰富程度的影响；口服给药的吸收大多通过胃、肠道黏膜以被动扩散方式进行，主要吸收部位在小肠，主要受药物本身的脂溶性、分子大小、崩解速度及溶解度、胃排空速度、肠蠕动等胃肠道功能及胃肠血流动力学状况等因素的影响。

药物在到达体循环前，任何部位对药物的破坏均可导致吸收下降。其中，肝和胃肠道是破坏药物的主要器官。这种在药物口服后吸收过程中，通过胃肠道黏膜及经肝脏时，有部分药物被胃肠黏膜，或被肝细胞中酶代谢失活，而使进入体循环的量减少的现象称“首关消除”(first pass elimination)或“首关效应”。首过消除强的药物，对口服药物吸收度会产生明显影响。

2.吸收过程中的相关参数

(1)吸收速率常数(K_a)：是指药物从给药部位以一级速率过程被吸收的速率常数，是药动学的一项重要参数。精确估算 K_a，有利于推算药物的生物利用度和了解体内过程。

(2)达峰时间(T_{max})：指血管外给药后，药物到达最高血药浓度时所需的时间。反映药物吸收的速度。

(3)峰浓度(C_{max})：指血管外给药后，药物在血浆中的最高浓度值。反映药物吸收的程度。

(4)血药浓度-时间曲线下面积(AUC)：指药一时曲线与横坐标所围成的区域面积，表示一段时间内药物在血浆中的相对累积量。与吸收后进入体循环的药量成正比，反映进入体循环药物的相对量，血药浓度随时间变化的积分值，是计算生物利用度的重要参数。

(5)生物利用度(F)：是指血管外给药后，药物能够进入体循环的相对量和速率。有绝对生物利用度和相对生物利用度之分。绝对生物利用度 F＝AUC 血管外给药×100％/AUC 血管内给药；相对生物利用度 F′＝AUC 供试药×100％/AUC 对照药。生物利用度是用来评价制剂吸收程度的重要参数，也是评价药品质量的重要标准。

(二)分布过程的定量规律

1.分布过程规律

分布是药物随血液循环输送至各器官、组织，并通过转运进入细胞、细胞间液及细胞器内的过程。药物分布主要受下列因素影响：①药物的分子大小、pK_a、脂溶性等理化性质；②药物与血浆蛋白的结合；③特殊的膜屏障如血脑屏障、胎盘屏障和血眼屏障等；④生理性体液 pH 差异；⑤主动转运或特殊亲和力等。

药物的体内分布过程相当复杂，药物在体内的分布往往并不是均匀(浓度相等)的，可达到动态平衡。房室模型是数学上的一种抽象表达方式，它是人为地假设机体可以分成一个或几个房室，把药物进入或离开相似的器官归并称为同一房室，按药物分布速度以数学方法加以划分。①一室模型：把机体看作均一的体系，药物进入其中迅速分布，很快达到平衡。凡是药物经快速静脉注射后，经分次采血测其浓度，以对数浓度为纵坐标，以时间为横坐标，浓度-时间曲线成为直线者即为一房室模型。这是最简单的房室模型。②二室模型：把机体分为中央室和周围室，中央室大致包括血浆及血流多的器官，周围室包括机体其余部分。多数药物按二房室模型转运，时量曲线大致分为分布相和消除相两个指数衰减区段。药物经快速静注后，首先进入中央室，并在其中消除，同时可在中央室和周围室进行可逆性运转。此外，根据药物的分布速度，还有三室，甚至多室模型。

2.分布过程中的相关参数

(1)表观分布容积(V_d)：是指理论上药物均匀分布所占有的体液容积，单位是 L 或 L/kg。是表示体内药物总量与血药浓度关系的一项指标。即当药物在体内达到平衡时，体内药物总量(X)与血浆药物浓度(C)的比值，即 $V_d=X/C$。

V_d 是假想容积，不代表生理容积，但可看出药物与组织结合程度。若体内药量相同，而血药浓度高，则 V_d 小(主要分布在血浆中)；若体内药量相同，而血药浓度低，则 V_d 大(主要分布在组织中)。

(2)血浆蛋白结合率(PPB)：药物吸收进入血液循环后与血浆蛋白结合，血浆蛋白结合率是指血液中药物结合部分占血浆中总药量的百分比，是药物在体内转运的重要环节。血浆中游离的药物才能转运和产生药理效应，而血浆中被结合的药物为暂时性的储存。结合率高低与药物水(脂)溶性相关，一般来说，脂溶性高的药物结合率高，反之则结合率低。与血浆蛋白结合率高的药物，一般半衰期较长，为长效制剂的研制提供了理论根据。

(三)消除过程的定量规律

1.消除过程规律

药物的生物转化和排泄统称为消除(elimination)。机体对药物进行的化学转化、代谢称生物转化(biotransformation)。生物转化不是简单的药理活性的灭活。实际上，有些药物必须经过生物转化才生成具药理活性的代谢物。如可卡因需在肝脏脱甲基代谢为吗啡，才能发挥镇咳止痛作用。但生物转化总的结果能使药物极性升高，有利于排泄。

药物排泄的主要途径为经肾脏随尿排出。游离的原形药物和代谢物均可通过肾小球毛细血管壁小孔隙滤入原尿中，也有少数弱酸、弱碱药可在近曲小管上皮细胞，以主动转运方式分泌入原尿中。原尿液中的原形药物仍可以被动扩散等方式被肾小管重吸收，此时尿液 pH 通过对药物解离度的影响，明显改变原尿液中药物被重吸收的量。此亦是通过碱化或酸化尿液，促进药物排泄的原因。而代谢物因极性高，一般不会被重吸收。药物除经肾脏排泄外，部分药物及其经肝细胞生物转化而成的代谢物，可随胆汁经胆道系统排人十二指肠，随粪便排出体外。此外，挥发性气体药物可由肺脏排泄，少量药物也可从汗液中排出，某些弱碱性药物可自偏酸性的乳汁中排泄等。

药物消除速率规律有以下 3 种情况：

(1)一级速率：又称恒比消除，是指药物在单位时间内以恒定的比例消除，即每一时间的消除速度与当时体内药量成正比。大多数药物在治疗剂量下以一级速率消除。

(2)零级速率:称恒量消除,是指药物在单位时间内以恒定的药量消除,即每一时间的消除速度与当时体内药量无关。

(3)非线性速率:是指药物在高浓度时以零级速率(恒量)消除,而在低浓度时以一级速率(恒比)消除。

2.消除过程中的相关参数

(1)消除速率常数(K_e)是指单位时间内消除药物的分数。K_e 是体内各种途径消除药物的总和。一般来说,K_e 基本恒定,其数值大小反应药物在体内消除的快慢。

(2)半衰期($t_{1/2}$):是指血浆中药物浓度下降一半所需的时间。多数药物在体内属于一级速率变化,其 $t_{1/2}$ 是一个恒定值,与血浆药物浓度和给药途径高低无关。$t_{1/2}$ 对指导临床用药有重要意义。它不仅反映药物消除快慢的程度,而且反映机体消除药物的能力。一般按药物 $t_{1/2}$ 值长短不同,可将药物分为超短效(≤1h)、短效(1～4h)、中效(4～8h)、长效(8～24h)、超长效(≥24h)5 类。一般,一次用药后经过 4～6 个 $t_{1/2}$ 后体内药量消除 95%左右;若每隔 1 个 $t_{1/2}$ 用药一次,经过 4～6 个 $t_{1/2}$ 体内药量可达稳态水平的 95%左右。

(3)血浆清除率(CL_s):是指单位时间内血浆中的药物被清除的体积,是药物自体内清除的重要指标,是肝、肾等清除率的总和。CL_s 能较正确地反映机体清除药物的能力。每种药物都有相对恒定的清除率值,可在工具书中查找。但当肝肾功能受损时,CL_s 下降,应根据病情的变化,随时调整药物剂量和用药间隔时间。

3.其他

以上介绍的是单次给药后的药物体内过程的定量规律。实际在临床治疗中多数药物经过多次给药才能达到有效的治疗浓度,并维持在一定的浓度水平才能发挥有效的治疗效果。下面介绍几个多次给药的药动学参数:

1)平均稳态浓度(C_{ss}):是指当血药浓度达到稳态后,在一个剂量间隔时间内($t=0\text{-}\tau$),血药浓度一时间曲线下面积除以间隔时间(τ)所得的商。

(2)达稳时间(t_{ss}):是指达到稳态血药浓度所需的时间。获得稳态血药浓度的时间取决于 $t_{1/2}$,$t_{1/2}$ 短的药物 t_{ss} 短,反之 $t_{1/2}$ 长的药物 t_{ss} 亦长。

(3)波动度(DF):是指峰浓度与谷浓度之差与平均稳态浓度的比值。

(4)累计因子(R):是指多次给药后药物在体内的累积程度,又称累积系数。通常用最大稳态浓度或最小稳态浓度与峰浓度或谷浓度的比值表示,能说明第 n 次给药后体内药量是首次给药量的多少倍。

第二节　中药药动学

一、中药药动学的概念及发展概况

(一)中药药动学的概念

中药的药动学是借助于动力学原理,研究中药活性成分、组分、中药单方和复方体内吸收、分布、代谢和排泄的动态变化规律及其体内时量—时效关系,并用数学函数加以定量描述的一门边缘学科。

它是中药药理学与药动学相互结合、相互渗透而形成的学科,为药动学带来了新的活力,可为药物的初步筛选、剂型设计、质量评估及给药方案的制订提供依据,可指导临床合理使用中药,同时为复方的组成、药物相互作用及药物作用机制等研究奠定了基础和提供了实验依据。

(二)中药药动学的发展概况

自 1913 年 Michaelis 和 Menten 提出动力学方程,药动学的发展已有近百年的历史,1924 年,Widmark 和 Tandberg 又提出了开放式一室动力学模型,1937 年 Teorell 进一步提出房室药动学模型的假设,由于当时科学发展和认识的局限,药动学研究没有引起足够重视。直到 20 世纪 60 年代,由于药理学、临床治疗学和生物学的迅速发展,才逐渐引起了研究者对药动学发展的关注,1953 年,第一本药动学教科书问世了,随后有学者发表了药动学论文,及有关药动学综述的文章。20 世纪 70 年代,药动学成为独立的学科。短短 30 年的发展历史,使药动学得到了突飞猛进的发展。近 10 年来,我国药动学研究得到了前所未有的重视,亦取得了斐然成绩。

"十一五"期间,科技部重点启动了国家临床前药动学技术平台建设项目,由中国药科大学、天津药物研究院、沈阳药科大学等多个单位组成的联合研究项目,为新药临床前研究提供了技术保证。国家药代平台的启动为与国际接轨奠定了基础,并经过多年的努力,形成了具有中国特色的研究指南。

国外对中药药动学研究的国家主要是日本,从 20 世纪 70 年代开始,日本学者对多种中药和中药复方的有效成分如人参皂苷、芍药苷、大黄素、黄芩素、小柴胡汤、三黄泻心汤等进行了药动学研究,并就肠道菌群对中药苷类成分的代谢作用进行了开拓性的研究工作,提出了血清药理学新理论,极大促进了中药药动学的发展。

我国古代医家早就对中药体内过程有了一定程度的认识,如有"汤者荡也,去大病用之;散者散也,去急病用之;丸者缓也,不能速去之,用其药之舒缓,而治之意也"的论述。说明中药不同剂型在体内的代谢过程不同,吸收、分布速度不同,适用于不同的病情。随着科学技术的发展,中药药动学也成为了一些研究的热点,自 1963 年陈琼华教授对大黄的研究开创了中药的代谢研究。据统计,1949—1996 年国内发表的中药药动学研究论文约 450 篇,其中 80%以上为利用中药的有效成分进行药动学研究。20 世纪 60 年代发表的相关文章不足 5 篇，70 年代研究报道的共 29 篇，自 20 世纪 80 年代以来，该领域的研究十分活跃，新理论、新方法的涌现使中药药动学迈向了一个新的台阶，研究报道有了大幅度增加。按照研究内容和数量，可将中药药动学研究发展大致分为三个阶段。

第一阶段(1949—1970 年)这一时期，主要进行活性成分的体内过程研究，并未应用现代药动学理论对实验数据作动力学分析。论文数目少，仅有 34 篇。

第二阶段(1970—1990 年)中药的药动学研究得到了迅速发展。表现在：①论文数目大增，仅 1980—1985 年的统计，有 88 篇；②高灵敏、特异的微量分析技术的采用，如气相色谱、高效液相色谱及酶免疫法逐渐被应用于血药浓度的测定，从而使药物浓度测定技术水平大幅度提高；③在许多有效成分的药动学研究中动力学模型理论得到普遍应用，如房室模型拟合广泛用于药一时数据的解析和参数计算；④国际上一些创新的研究方法的出现对中药药动学研究产生了一定的影响。同时我国药理工作者对中药有效成分和单味中药进行了大量的药动学研究，并提出毒理效应法与药理效应法研究中药药动学；⑤政府重视。1985 年原卫计委颁布实施《新药审批办法》，1986 年成立了中国药理学会药物代谢专业委员会。这些都极大推动了中药药动学的发展。

第三阶段(1990 年以后）中药药动学取得了长足的进步，逐步形成了具有自己特色的理论和实践。表现在：①论文数目大幅增加；②研究形式的转化。从单一药味和有效成分的研究逐渐向中药复方研究转化。一些经典方剂如六味地黄丸、四物汤、麻黄汤等的药动学得到了阐明；③提出了新理论，如“证治药动学”理论、“散弹”理论、“血清药理学”、“方剂血清成分谱和靶成分”的概念等。这些新理论的诞生极大丰富和活跃了中药药动学的研究领域；④研究方法多样，有体内药物浓度法、生物效应法及新近发展的药动学与药效动力学(PK-PD)结合研究模式、方剂配伍和证状态对方剂中化学组分药动学影响研究、中药活性或毒性成分代谢分析研究、药物代谢与药效结构优化研究、生理药动学模型研究、中药胃肠动力学等。

成绩主要体现在：①血清药理学的研究；②单味和复方中药的化学成分的药动学研究；③中药药动学与药效动力学的结合研究；④中药理论在药动学中的扩展和应用研究；⑤药物相互作用和药物代谢酶的诱导和抑制研究等方面。

综上，中药药动学的研究是中医药科学发展的必然趋势，对促进中医药现代化、中医药走向世界具有极为重要的意义。通过众多学者多年来的不懈努力，中药药动学已取得了可人的成绩，但作为一门新兴的学科，仍需要不断地探索研究和创新发展，才能进一步完善。随着基础药动学的迅速发展，先进技术方法的大量涌现，相关学科研究的不断深入，中药药动学研究水平必然有更大的提高。

二、中药药动学的研究目的与意义

通过对中药及复方在体内的动态代谢过程研究，可以揭示中药的作用机制、中药复方的组方原理、促进新剂型的改革、为最佳给药方案提供依据，同时也为中药走向世界开辟了一条新道路。

(一)阐明和揭示中药作用机制

中药能够产生药理作用、产生疗效,其作用无论来自本身存在的化学物质,还是组方配伍后产生出新的物质,还是通过机体作用产生出代谢产物,还是调动体内的化学物质或机体的反应系统产生药理作用,都必定存在一定的物质基础及作用机制。通过对中药体内过程动态变化规律的研究可以为最终阐明中药发挥药效的物质基础及作用机制以及对中药传统理论的科学阐释提供一定的依据。

例如芳香开窍药中的麝香,其有效成分麝香酮药动学研究表明,麝香通过血脑屏障进入中枢神经系统,并能续集较长的时间,从而解释了其"通关利窍""开窍醒神",可以治疗"中风、神志昏迷"等功效。

(二)为中药复方组方原理提供科学依据

中医药学有着独特的理论体系,整体观念、辨证论治、脏腑学说、理法方药等均是中医药学的精髓。中药和中药复方是一个天然化学库,其疗效来源于所含有的各类有效成分的药理作用的综合,即各有效成分通过相同或不同的作用机制,作用于不同的靶点,或协同或拮抗而对机体产生疗效,因此,从整体观出发研究中药的药动学特征,探索其体内的作用规律将可以为组方配伍原理提供科学依据。

(三)为设计及优选中药给药方案提供基础和依据

长期以来,中药多属于个人经验用药,缺乏药动学研究资料。通过中药药动学研究可得知中药在体内吸收、分布、代谢、排泄等过程的动态变化规律,可求出动力学参数,从而可以科学地拟定给药方式、给药剂量、给药间隔及确定疗程,从而可提高其临床整体治疗水平。

(四)促进新药开发中的剂型改进和质量控制

药物制剂开发过程中,在选择给药途径及剂型时,一般都经历一个复杂的考察过程,除了考察工艺可行、理化性质稳定、刺激性小等一般因素外,关键是要保证所选择给药途径或剂型下有较稳定的药效,而要保证药效的稳定与可靠,并不仅仅靠体外成分的含测质控来保障,还必须通过药动学研究,保证吸收、分布、代谢、排泄等体内过程的稳定可控。只有通过体内药动学研究,才能提供科学的给药途径或为剂型选择提供依据,才能真正达到可控、高效、速效、低毒的目的。目前已有不少应用药动学研究中药制剂的报道,如对双黄连气雾剂、栓剂及微型灌肠剂的研究。

(五)推动中医中药走向世界

中医药是我国人民几千年来经验积蓄与系统总结而形成的一门独特学科。迄今为止,其理论体系已得到了相当完善的地步,但由于其理论的独特性,不易为国外理解与接受。因此,可以通过现代科学的方法来阐述它的作用和理论,这将有利于中医中药的国际化发展。

三、中药药动学的研究对象、研究内容及研究方法

(一)研究对象

1.中药有效成分

从中药材中提取的单一成分,如天麻素、丹皮酚等。

2.中药有效部位

组成较简单，成分基本明确，由结构、性质和药理作用相似的一系列化合物组成，如葛根总黄酮、银杏总黄酮、人参皂苷、白芍总苷等。

3.单味中药提取物

单味药的水煎剂，属于多成分体系，组成复杂，组成成分一般不清楚或不完全清除，各类成分性质、结构和药理差别很大。

4.中药复方提取物

对一些经典方剂水煎剂的研究，如麻黄汤、桂枝汤、四物汤等。属于多成分体系，组成复杂，组成成分一般不清楚，各类成分性质、结构和药理差别很大，并且各单味药之间存在配伍问题。

5.中成药

与中药复方提取物相似，属于多成分体系，并且增加了药用辅料。如双黄连注射剂、小活络丸等。

6.中西药复方制剂

指含西药成分的中药复方制剂，属于多组分体系，西药成分明确，中药部分不明确或不完全明确。

(二)研究内容

(1)在中医药理论指导下，结合中药自身特点，借鉴西药药动学的原理和方法，吸收现代科学技术，不断完善、不断创新，构建中药药动学的研究理论和技术体系。

(2)运用现有的药动学原理和方法，研究中药有效成分、有效部位，中药单方和复方，中成药在动物或人体内的吸收、分布、代谢、排泄过程，发现动态变化规律，计算动力学参数等。

(3)最终运用所得的数据，设计理想剂型，开发新药，设计给药方案，为临床科学合理使用中药提供基础资料。

(4)基于中药药代学理论和技术，研究中医药基本理论和中药作用机制。

(三)研究方法

1.血药浓度法

血药浓度法是用现代分析仪器如气相色谱法、气-质联用法、高效液相色谱法或液-质联用等，分析生物样品中有效成分原形或代谢物，进行中药复方的体内成分分析、体内过程和动力学研究。本法适用于有效成分比较明确的中药及其复方制剂。血药浓度法是中药及中药复方药动学常用的研究方法，文献研究报道很多。然而，由于中医药本身的特点，如复方化学成分的复杂性、中药药效的多效性、中医临床应用的辨证施治及复方配伍等，使得中药复方药动学研究有别于化学药品的药动学研究，而有其特殊性和复杂性。多种成分的药动学研究难以合理阐明中药复方的药动学特征。

2.生物效应法

20 世纪 80 年代初期产生了以药效为指标进行药动学研究的理论和方法，主要包括毒理效应法、药理效应法和微生物指标法。本法适用于有效成分尚不明确的中药及其复方制剂。这些方法体现了整体观，从而使中药药动学研究迈向了一个新阶段。但是采用单一组分为指标，用体液药物分析方法求得的药动学参数代表中药整体的药动学有很大的局限性。

(1)毒理效应法：又称药物累积法，是一种利用动物急性病死率来求算药动学参数的方法。其原理是将血药浓度多点动态测定与急性病死率测定药物蓄积性的方法结合，求出不同时间体存率的动态变化，以此计算药动学参数。该法分为急性累计致死率法及 LD_{50} 补量法。

急性累计致死率法基本原理是将药动学中的血药浓度多点测定原理与用动物急性致死率测定药物蓄积性的方法结合起来，即给多组动物不同时间间隔给药，求出不同时间生存百分率的动态变化，由此推算药动学参数；LD_{50} 补量法在急性累计致死率法基础上进行了改进，将第 2 次腹腔注射同量药物改为求测 $LD_{59}(t)$。其优点是结果更精确，误差小；但动物用量成倍增加，操作更加复杂。

此法观察指标明确，实验操作简便，但只适用于药理效应和毒理效应是同一组分的中药。同时它以药物毒性为主要指标来反映药动学规律，不能代表有效量的药动学规律。

(2)药理效应法：是一种以药理效应为指标测定药动学参数的方法，即在一定条件下，体内药量与药理效应存在对应关系，药理指标常能定量地反应药物在体内的动态变化过程。

基本原理和方法是假定药物在体内呈线性配置，药物在作用部位的药量 Q(t)与药物效应强度(E)存在函数关系 Q(t)=f[E(t)]，而 Q(t)又与给药剂量(D)成正比。所以给药后某时刻药量 Q(t)与该时刻的效应强度 E 之间的函数关系便可以用给药剂量 D 与效应强度 E 的函数关系 D=f[E(t)]来表示，建立“时间-效应曲线”，然后再变换为“血药浓度-时间曲线”，求出动力学参数。该法已越来越广泛地用于中药及其复方制剂的药动学研究中。如以解热、发汗、抗炎、抑制肠蠕动等药理效应为指标，研究麻黄汤、桂枝汤等，以血小板聚集抑制率为药效指标，研究四物汤的药动学等。

药理效应法研究中药复方药动学，能体现中医药的整体思想，符合中医药的基本理论，发展前景极好。但由于生物个体差异大，并受测定方法的准确度、精密度等限制，难以找到灵敏又准确的定量疗效指标，而且由于所选药效指标的不同，测得的药动学参数差异较大。

(3)微生物指标法：又称为琼脂扩散法，是对具有抗菌活性的药物，选择适宜试验菌株，利用微生物法测定生物样品的浓度，然后计算药动学参数。选择适宜的标准试验细菌菌株，可以测定体液生物样品浓度，计算药动学参数。方法是含试验菌株的琼脂平板中抗菌药扩散产生的抑菌圈直径与其浓度的对数呈线性关系。此法适用于具有或以抗菌活性为主要药效的中药制剂，有简便易行，体液用量少等优点，但特异性不高，测定结果包括具有抗菌活性的代谢物。另外，机体内外抗菌效应作用机制差异与细菌选择是否得当在一定程度上影响药动学参数的准确性。

3.PK-PD模型、PB-PK模型的建立及应用

(1)PK-PD模型:药动学(PK)反映的是“机体对药物的处置”问题;药效动力学(PD)反映的是“药物对机体的作用”问题,将两者分开研究所得到的信息并不全面和充分。孤立地进行PK或PD研究不能阐明药物的体内过程,建立PK-PD结合模型,对药物的浓度-时间-效应关系进行估算。PK-PD模型反映了药物浓度-时间-效应的三维关系,体现了特定时间内药物浓度与药效之间的关系,能描述和预测一定剂量下药物的时间-效应过程。

(2)PB-PK模型:PB-PK模型结构与生物体解剖结构大致对应,参数来自生理解剖资料和药物理化性质,PB-PK模型以生理解剖资料和药物理化性质为基础来分析药时数据,且有强大的种属间外推能力,所得参数更具有实际生理意义,与房室模型相比更具优越性和实用价值,可提供其他模型不能提供的参数(如药物在人体器官内的代谢速率常数、进入器官的弥散系数等)。

四、中药药动学研究中的新理论和新方法介绍

(一)中药胃肠药动学

“中药胃肠药动学”由杨奎等首次提出,是依据中药及其复方多为口服给药,且成分复杂,理化性质各不相同,受胃肠道环境和成分之间相互作用影响大的特点提出的,此研究方法能较明确反映中药及其制剂作为受试物,定位在胃肠道,以有效成分在胃肠道溶出、代谢和吸收的动态变化为研究内容,揭示各有效成分之间的协同或拮抗规律,阐明有效成分在胃肠内的药动学变化。

(二)证治药动学

证治药动学(syndrome and treatment pharmacokinetics)于1994年由黄熙等人提出。此假说包括“复方效应成分药动学”和“辨证药动学”两部分。

复方效应成分药动学,是指方剂的药物配伍(君臣佐使)能显著地影响彼此在体内化学成分的药动学参数,并与疗效和毒副作用密切相关。“复方效应成分动力学”假说认为,中药复方进入体内的化学成分数目有限,能定性定量,与母方效应相关,存在动力学-药效学的相互关系,并有可能产生新的生理活性物质。

辨证药动学,是指药物在不同证型者体内的药动学参数有数量差异,并与疗效和毒副作用显著相关。经辨证施治后此差异可减轻或消失。辨证药动学探索了“证”与药动学的关系及变化规律等,中医特色明显,是目前中药药动学研究中比较活跃的一个领域。

(三)中药血清药理学

中药血清药理学是近几年发展起来的一种研究中药的新方法,最早由日本学者田代真一提出,是一种用含药血清代替中药及中药复方粗提物进行药理研究的体外实验方法。具体方法是:将中药的粗提物经口服给药后一定时间采血,分离血清,用含药物成分的血清代替中药粗提物进行体外实验。这一方法综合了体内、体外实验的优点,为中药药理学发展,中药走向世界提供了有力的工具。

用含药血清进行体外实验有以下优点:①药物进入血清的途径与临床给药的途径一致,血

清中所含药物是经过体内一系列生物转化后真正发挥作用的有效成分，也包括那些在药物作用下机体产生的内生性有效成分；②血清的理化性质与细胞所处的内环境基本相同，排除了大部分因中药粗提物直接加入实验体系而引出的难确定因素；③保留了体外实验的优点，使实验结果更具科学性、真实性。若将动力学原理引入中药血清药理学，也应当能得到相应的药动学参数。

(四)中药时辰药动学

时辰药动学(chrono pharmacokinetics)旨在研究药物体内过程中的节律性变化，从而更好地指导临床合理用药。时辰药动学的研究有助于调整给药时间和给药剂量，使之与人体的生理和病理节律相适应。研究发现，抗癌药物的疗效或耐受性随机体的生理节律昼夜变化而波动，其波动范围可达±50%或更多。若按照肿瘤患者的生理昼夜节律性和抗肿瘤药的时辰药动学特点给药，就有可能使化疗药毒性降到最低，而疗效达到最高，以提高临床抗肿瘤治疗水平。同理，中药药动学亦有明显的昼夜节律性，研究中药时辰药动学对指导临床合理使用中药意义重大。

(五)中药指纹图谱药动学

近年来有学者提出利用中药指纹图谱(fingerprint spectrum)进行药动学研究的方法。即先在体外利用液相色谱等方法测定并建立血浆中药物的指纹图谱，根据指纹图谱的主要峰面积与药效高度相关，从而通过药物被实验动物或人体吸收入血后的相应指纹图谱的变化得到其药动学参数。

如杨其绛等用家兔研究银杏制剂的体内药动学。先将银杏提取物加入兔空白血浆中，用RP-HPLC法测定其图谱，并以该图谱作为标准指纹图谱，通过与兔体内的银杏提取物血药浓度图谱进行对比分析，研究银杏提取物在家兔体内的药动学。该法步骤简单，能体现机体实际用药过程，对于需水解后再进行血药浓度测定的中药，如苷类等可能是一种较为合理的药动学研究方法。

(六)群体药动学

群体药动学是将药动学模型与群体的统计模型结合起来，从宏观角度与统计学的方法，将某些患者看成特殊群体，总结由个体构成的群体的药动学，并且建立患者的个体特征和群体药动学之间相互关系的一门学科。其基本目的即用临床零散的数据就能精确、快速、简便地求算药动学参数，用以指导临床用药及新药研究等。

陈文前等研究发现群体药动学方法可以用于分析中药复方冠心Ⅱ中组方变化对其中指标成分的体内吸收和分布产生的影响，较以往的方法有一定的优越性。

(七)微渗析在体取样技术

微渗析在体取样技术最早由美国和瑞典的研究人员提出，在动物组织内植入一个“人工毛细血管”，用生理溶液(灌注液)对其进行灌注，组织细胞间液中的分子则可以通过管壁进入渗析液，然后通过对渗析液中的物质进行分析，反映组织液中物质组成。

这一技术于20世纪80年代初逐步发展成熟，首先应用于实验精神药理学和神经生理学领域。进入20世纪90年代后期，微渗析技术在药动学、药物代谢研究中引起人们广泛关注。微渗析可以应用于皮肤、血液、胆汁和其他组织器官，可以实现在同一动物体内同时监测不同靶组织和血液药物浓度，而且取样连续、不间断，渗析液可以直接用高效液相色谱法等多种技术进行分析测定，从而使生物样品中药动学的在线测定成为可能。微渗析技术作为一种新兴且有很大发展前景的在体取样技术，在药动学、药物代谢研究中具有广阔的应用前景。

五、中药药动学在中药新药研究中的应用

中药药动学主要是近20年发展起来的，是一门年轻的边缘学科。由于中药复方化学成分复杂、中药药效多样、临床需要辨证施治及复方配伍等特点，使得中药复方药动学研究与化学药品的药动学研究存在差异，具有一定的特殊性和复杂性。目前，中药药动学研究方法尚难以完整地分析中药作用的物质基础，难以全面阐述中药作用的科学内涵，对中药新药研发的促进作用还很有限。

药动学在新药研发过程中，通过吸收特性、转运蛋白、血脑屏障通透性、代谢稳定性、代谢酶、代谢途径、代谢物、酶抑制或诱导等研究，使研发的新药具有理想的药动学特性，以确保新药安全有效的使用；在新药临床评价过程中，药动学研究可为给药方案制订、剂型评价和合理用药提供基础。我国2002年10月起发布的《药品注册管理办法》(附件中药、天然药物注册分类及申报资料要求)将中药、天然药物注册分为11类。管理办法要求：I类新药注册申请时，必须提供药动学资料；三类中药新药，如果代用品为单一成分，应当提供药动学资料。其他类中药新药，在技术可行时，提倡进行药动学探索性研究。《中药、天然药物注射剂基本技术要求》中要求药动学研究结果的支持，由有效成分制成的注射剂，应全面研究其药动学参数，多成分制成的注射剂需要进行药动学探索性研究，必要时应研究主要成分之间的相互影响。

因此，在新药研究中，药动学研究正发挥着重要作用，是新药申报注册材料中必不可少的项目。

(一)中药药动学研究在中药新药注册中的作用

一般的中药新药(如有效部位、提取物、单味药材及复方研制成的新药)因组成成分复杂，进行药动学研究比较困难，但I类新药有效成分的含量已达到90%以上，对药物作用的物质基础研究成为可能，要求进行药动学研究。通过药动学研究，了解药物在体内的吸收、分布、代谢和排泄过程，从而说明药物的作用特点，为新药的进一步研发提供依据，为临床用药方案制订提供指导。

如中药Ⅰ类新药注射用藤黄酸临床前药动学研究。藤黄酸是从藤黄中分离提取出来的一种抗癌有效成分，有望发展为抗癌新药。为阐明其药动学行为，在临床前阶段进行了静脉注射给药后藤黄酸在大鼠和犬体内的药动学研究和在大鼠体内分布、排泄、代谢研究；中药Ⅰ类新药人参皂苷-Rd注射液的Ⅰ期临床试验药动学研究。人参皂苷-Rd是从人参、三七等药材中提取的单体成分，对全脑缺血有明显保护和治疗作用，可用于急性缺血性脑卒中的治疗，将其研制成中药Ⅰ类新药，经国家食品药品监督管理总局批准，进行了人参皂苷-Rd注射液在中国健康志愿者单剂量静滴的药动学试验。

中药药动学研究除了按照指导原则外，还应根据中药的特点，注意以下两个问题：①I类新药中除有效成分外，还存在相当一部分其他物质，不能排除这些成分对有效成分药动学的影响。因此，为使试验真实地反映受试物在体内的药动学情况，研究用样品必须为原料药或临床用制剂，不能使用标准品。②体内药物浓度检测方法，应符合生物样品测定的要求，应选择适宜的检测方法以排除相关物质的干扰。当测定原形药物的药动学过程不能解释药效时，应测定其活性代谢物，对可能的原因做出分析，并作适当的说明。

(二)中药药动学在中药剂型改革中的作用

在中药新药研制过程中，需采用现代科学技术与工艺，改变过去“粗大黑”的形象，改变口感较差的缺点，提高有效物质含量，减少用药量，提升药物的利用率，以符合现代用药需求。中药改革剂型作为现代中药研究成果的最主要表达形式和最终的商品形式，一直在中药现代化研究工作的推进过程中起到重要作用。

中药剂型改革要求新剂型与原剂型相比，必须体现出明显优势。中药制剂开发过程中，在选择给药途径及剂型时，一般都经历一个复杂的考察过程，除了考察工艺可行、理化性质稳定、刺激性小等一般因素外，关键是要保证药效的稳定与可靠。仅通过体外的成分含量测定进行质控并不能保证药物的体内过程稳定可靠。因此，通过体内药动学研究可以为新制剂研究提供最直接的依据。

药物的体内过程与药物的理化性质密切相关，同时受剂型特征、制剂所使用的辅料、制备工艺等因素影响。因此在进行制剂研究时，可结合药动学研究结果，利用或避开药物的某些性质。根据指导原则，新的给药系统研制，可根据不同的用药需要，结合药物及其制剂的特点，制订合理可行的药动学研究方案。为了确定新药处方、工艺合理性，通常需要比较改变上述因素后的制剂是否能达到预期的生物利用度。改变剂型的中药新药申请（如果药效成分明确）需按照《化学药物制剂人体生物利用度和生物等效性研究技术指导原则》，进行人体相对生物利用度研究，以已上市的其他非静脉途径给药的制剂为参比制剂，研究药物活性成分吸收进入体循环的相对量，并根据预先确定的等效标准和限度，与参比制剂相比较，进行活性成分吸收程度和速度的等效性检验，评价生物等效性。

如丹参多酚酸盐药动学研究。丹参多酚酸盐是从丹参中提取的水溶性成分，其中丹酚酸B镁含量达到80%以上，是丹参中治疗心血管疾病最重要、最有效的活性成分，但丹酚酸B口服生物利用度极低，因此，将丹参多酚酸盐研制成注射剂；又如三七总皂甘油包水微乳的处方筛选的药动学研究。三七总皂苷（panax notoginsenoside，PNS）是三七中的主要活性提取部位，其所含主要有效成分人参皂苷Rb1，具有抗衰老、抑制缺血再灌注所致的心肌损伤、参与脂质代谢等作用。PNS水溶性好，口服后在胃肠道内不稳定，肠壁黏膜透过能力差，吸收较差，制成油包水（W/O）微乳后可以提高黏膜透过能力，改善药物的肠吸收。因此，通过筛选PNS的W/O微乳处方以提高人参皂苷Rb1的吸收。

六、对中药药动学研究方法的评价

(一)基于有效成分的经典药动学研究方法

基于有效成分的经典药动学研究方法即借鉴经典药动学的研究方法，针对中医复方药物中的单个或少数几个有效成分进行的药动学研究。其原理是利用药物在血、尿或其他体液、组织中的浓度与其药理效应大体呈平行关系，测定给药后体内的血(尿)药浓度，建立药动学模型，计算药动学参数，研究的目的是了解药物在体内的变化规律。

应用经典药动学研究方法，可以比较明确直观地分析出有效成分的吸收、分布、代谢和排泄规律，但也存在很大的局限性：由于中药复方具有多成分、多靶点的特点，单个或少数几个有效成分能否代表该复方整体？这是很值得思考和推敲的，换而言之倘若单个或少数几个有效成分能够代表该复方的整体功能，那该复方也就没有存在的价值了。

由于单个或少数几个有效成分往往不能代表该复方的整体功能，因此，基于单个或少数几个有效成分的药动学参数将难以完成药动学的主要任务：①由于无法获得该复方的整体吸收、分布、代谢及排泄特点，而无法进行创新药物的成药性判断；②基于单个或少数几个有效成分药动学参数确定的用量用法，可能无法体现该复方的整体疗效，也可能会增加未知成分的毒性；③由于单个或少数几个有效成分只代表复方的部分特性，理论上，基于单个或少数几个有效成分进行生物等效性分析可能会产生较大的偏倚；④由于单个或少数几个有效成分往往不能代表该复方的整体功能，则更谈不上临床合理用药了。

(二)毒理效应法

首先进行剂量递增实验，观察不同组别动物的死亡率，最好获得死亡率为0～100%的药物剂量递增数据。其次进行药物累积实验，即按药动学拟考察的时间点安排若干组实验动物，初始均应用某单一剂量，各不同时间点的实验动物组按时间安排重复应用该剂量，考察动物的死亡率。最后参考剂量递增实验的死亡率，获得某时间点的理论药物剂量，减去重复应用的剂量，即为该时刻药物的理论残余量，然后依据残余量获得残余药物-时间曲线。

该法的优点是具有非特异性，只要能使动物急性致死的药物，不论药物的性质如何，都可求算其药动学参数，主要适用于具有一定毒性的中药及中药复方的毒性药动学研究。然而该法也存在很大的缺点：①死亡率与剂量之间必须有很好的线性关系。②从统计学的角度看，要想获得较为稳定的研究结果，需很大的样本量。如10只动物死了7只，其死亡率的可信区间在35%～93%，结果极不稳定，基于这种结果所建立的死亡率与剂量之间线性方程也必然不稳定。利用该线性方程来推算药物累积过程，其结果必然存在很大的偏倚。③该方法忽略了造成动物死亡的毒性成分的代谢特点。如果该成分本身为代谢产物，且其体内代谢速度远慢于该复方的代谢速度，重复用药则容易造成累积，动物死亡率必然升高。那么基于该死亡率获得的药物残余量则变得极不可靠。④实验用动物数量远大于其他实验方法。

目前毒理效应法主要以死亡率为终点指标进行分析，不适用于临床，但即使应用其他的指标，如疫苗研制过程中以抗体的发生率作为终点指标，由于方法学存在上述缺点，也无法获得其确切的药动学参数，不可能完成药动学研究的四个主要任务。

(三)药理效应法

药理效应法的基本过程是:①给予若干个剂量,分别在给药后不同时间测定药效强度,绘制时间-效应曲线;②建立药物剂量与各峰时间药物强度的相关性方程(一般为对数剂量);③再设计一剂量组试验,绘制时间-效应曲线,依据上述过程建立的相关性方程,求得相应剂量;④将相应剂量除以初始剂量,得到相对浓度,然后绘制相对浓度-时间曲线;⑤基于该曲线拟合房室模型,估算药动学参数。

该方法必须具备的基本条件是:①被观测的药效学指标与治疗作用有直接关系或有一定的相关性;②不同剂量的高峰时间应该相同;③理论上,除峰时间外,其他所有的点均应符合上面的相关性方程。时效关系曲线的位置应随剂量增大而逐次上升,除起始点外,不得叠合或出现交叉跨越;④被观测的药效学指标应是量反应而不是质反应。

该方法的实质是基于药效动力学研究,根据既往的药动学/药效学分析经验,即体内20%~80%药物的浓度对数与效应之间存在一定的线性关系,反推药动学参数。该方法作为一种探索复方药物药动学分析的方法学模式,值得进一步研究和推广,但在药物临床试验实际操作中,这种基于经验的推导方法能否代表体内药动学的真实过程,以及药效动力学过程能否同时符合上述条件,还需要进一步研究确证。

(四)血清药理法

本方法的方法学理念与药理效应法基本相同,其不同之处在于,血清药理法属于体外试验,消除了滞后效应的影响,较药理效应法的体内药效动力学分析更加准确。基本过程如下:①给予若干个剂量,分别在给药后不同时间抽取受试者血液样本,应用体外实验法测定药效强度(如抑制率),绘制时间-效应曲线;②建立药物剂量与最大效应强度的相关性方程(一般为对数剂量);③再设计一剂量组试验,分别在给药后不同时间抽取受试者血液样本,应用体外实验法测定药效强度,绘制时间-效应曲线,依据上述过程建立的相关性方程,求得相应剂量;④将相应剂量除以初始剂量,得到相对浓度,然后绘制相对浓度一时间曲线;⑤基于该曲线拟合房室模型,估算药动学参数。

由于复方中药包含成千上万种成分,不同成分吸收代谢速度不同,整个药动学过程既可能包含零级动力学过程,也会包括一级动力学过程,十分复杂。另外,多种成分也可能针对相同的靶点起作用,必然会导致药效动力学过程十分复杂。因此,在药物临床试验实际操作中,药效动力学过程能否均符合上述条件,还需要进一步研究确证。

本方法属于基于药效动力学特点推导药动学过程的模式,药物的成药性分析、用量用法分析、等效性分析及治疗药物监测分析的目的是保证药物的安全性和有效性。在已经获得准确药效学指标的情况下,在极端条件下推导其药动学过程的意义则有待进一步考证。另外,体外试验能否替代药效动力学的体内过程也值得商榷。

(五)基于权重的多效应成分分类整合药动学研究

多效应成分分类整合药动学研究,即针对效应成分相对明确的复方中药,按化合物类型将由中药复方所含多种有效成分分类成可数的类群,对分类整合后总类群的经时变化血药浓度,用经典的药动学理论与模型进行描述的方法。

该方法的基本过程:①首先明确复方中药中主要的有效成分;②开展该复方中药的药动学研究,记录上述有效成分的曲线下面积;③计算上述有效成分的总曲线下面积;④计算每个有效成分曲线下面积与总曲线下面积的比值,其结果即为该有效成分在整个复方中的权重;⑤将每个时间点下各种单体成分的血药浓度赋以各自的权重系数,求算该复方所有有效成分的综合浓度,进一步整合药动学参数。

该方法为复方中药的药动学研究开辟了一条新的研究思路,但也存在诸多难以克服的问题:①该复方中的有效成分是否针对同一药效指标起效,如果不是针对同一药效指标起作用,那么这种基于权重的计算则不符合最基本的逻辑思维;②即使所有有效成分均针对同一药效指标起效,只有其效应与各成分的曲线下面积成正比的前提下,方能应用权重方法进行药动学参数的估算,但由于不同有效成分结构、功能、起效强度均存在较大差异,其效应不可能与其曲线下面积成正比;③如果该复方中药有效成分中只有一种或两种成分起主要作用,那么基于权重的多效应成分分类整合药动学研究模式可能使其真实的药动学参数被错误增大或减小,获得的最终结果将存在很大偏倚。

此外,由于该方法可能使主要有效成分的药动学参数被错误增加或减小,将无法科学判断其吸收、分布、消除情况,因此该方法无法用于复方中药的成药性分析,也无法科学确定药物的用量用法。由于复方中药成分复杂,部分明确的有效成分能否代表该复方中药并不确定。基于权重的药动学分析更增加了药动学参数的不确定性,即使同一种复方中药,由于不同厂家所用原料药产地不同,有效成分含量不同,必然会造成复方有效成分的结构或含量差异。因此,用该方法进行仿制药物的疗效评价将受到限制,也无法进行治疗药物监测。

七、中药药动学研究中存在的问题

中药药动学研究现在尚处于初级阶段,研究分析方法尚不完备,大多停留于非临床药代阶段。虽然Ⅰ类药的研究相对系统,但针对有效部位制剂鲜有系统的研究,复方制剂则更少。而且在Ⅰ类药的药代评价中,代谢研究相对薄弱,需今后加强相关研究。由于中药药动学研究偏向微观,很难体现中药的整体性和中药药动学的科学内涵和作用机制。

从目前的研究来看,未将中药药动学参数与临床用药方案真正地结合起来,服务于广大患者和医务工作者。因此,中药药动学研究任重而道远,需要不断完善和提高,最终为提高中药临床疗效,推动中药发展奠定基础。

(一)分析方法学确证不完善

分析方法的建立与确证是目前中药药动学研究常存在问题之处,有些中药药动学研究资料中的分析方法存在明显问题。如:分析方法不合适、测定灵敏度不够、特异性不足、稳定性考察不全面、不随行标准曲线使得质控不合格等。

(二)研究内容不全面或不深入

目前,中药的药动学研究绝大多数停留于非临床药动(主要是动物药动)阶段,人体药动较少开展。为达到新药审评的要求,研究者重视Ⅰ类药物评价,因此Ⅰ类药药动学研究相对来说，研究较为完全和深入，但针对有效部位制剂鲜有系统的研究，复方制剂更为少见。即使是Ⅰ类药的药动学评价，吸收、分布、排泄的研究基本与化学药相当，而代谢研究则相对薄弱，难以说明物料平衡问题。

（三）毒代动力学研究薄弱

因目前中药开展毒代动力学研究较少，故目前尚未将毒代动力学研究纳入中药、天然药物新药申报时必须提供的项目，但是鼓励研究者开展毒代动力学研究，如在长期毒性试验中伴行毒代动力学研究。

（四）结果分析评价与药物开发及临床应用之间未能真正联合起来

药物开发是一个系统的、循序渐进的过程，但是目前中药的药动学研究尚难以真正地做到指导临床剂型选择、解释毒理学机制、指导药物的开发研究和临床用药监测等，与研发过程存在明显脱节，药动学研究的真正目的未能得到体现。研究者在做完药动学试验后，常常对其结果缺少综合分析评价，未能结合药物开发进程及临床应用之间进行全面分析。药动学研究的目的之一是为用药方案设计提供参考，但很多中药未将药代参数与临床用药方案真正地结合起来。

（五）难以体现中药的整体观

整体观念、辨证论治是中医药理论的精髓。中药是一个复杂的系统，无论是复方还是单方，其药效都是多种化学成分相互作用所产生的综合效果。这些化学成分相互协同或相互拮抗，从而产生中药的药理作用。而药动学则是用现代方法来说明药物在体内的处置过程，属于微观研究。通过微观的药动学研究，如何体现中药的整体性是中药药动研究中不可回避的问题。

中药不同于一般的植物药，它必须具备中药应有的真正内涵，离开了中医药整体观，单纯追求西药化，将使中药药动学研究的路子越走越窄。对于如何用药动学方法认识中药的整体作用，国内产生的一些研究理论和研究方法，如血清药理学、证治药动学和脾主药动学理论假说等，我国的中药药动学研究也有所应用。但是，要体现中药作用的整体观念还有许多问题和矛盾需要解决，如是否可以应用 PK-PD 结合分析的研究方法，综合评价药物活性物质群的药动学和药效学，以反映药物作用的整体观等。

（六）难以完整地分析中药作用的物质基础

不论是单味中药还是中药复方，均为含有大量化学物质的巨大复方，而且每一成分含量极微。从已有的研究资料分析表明，许多中药中已知的化学成分在体内运转过程中发生较大变化，并不是该成分产生药效作用，也不能在生物体内测定到该成分的存在。被认为是指纹成分的化合物的作用和运转过程中也如此。

这种客观存在的问题构成其药效学和药动学研究的难点，即说不清何为起药效作用的物质，也说不清这样的物质在体内发生何种变化，其变化与药效的关系又如何。虽然现代分析技术和仪器的发展，如 HPLC、LC-MS、MS-MS、NMR 和 LC-NMR 等高端仪器和方法的出现，为认识中药体内过程中所产生的药物信息提供了有力武器，但是由于中药化学成分的复杂性和多样性，中药处方的变异性和机体状态的不可预测性，给治疗药物的物质基础研究带来了许多问题。

（七）难以全面阐明中药作用的科学内涵

阐明中药作用的科学内涵和作用的物质基础十分重要，也备受关注。众多的中药复方虽然临床疗效确切，但往往局限于经验用药，而其作用机制、物质基础及两者的相关性，尤其是药动学特征尚不明确，要得到国际医药界的理解和认同还有相当距离。

第八章　药物相互作用

随着医药事业的不断发展，新药品、新剂型层出不穷，医学的研究成果和临床经验的不断积累，药物联合应用也越来越频繁、越来越复杂，各种药物单独作用于人体时，可产生各自的药理效应。当多种药物联合使用时，由于它们的相互作用，可使药效加强或不良反应减轻，也可使药效减弱或出现不应有的不良反应，给使用者带来严重危害。因此，正确掌握各种中西药物性能以及药物之间的相互作用规律，合理地联合应用药品，既充分发挥药物的有效性和安全性，又达到医药资源的合理支配，是医药工作者当前的重要任务，也是中药临床药学研究的内容之一。

第一节　概述

药物相互作用(drug-drug interaction，DDI)主要是探讨药物治疗过程中，两种或多种药物无论通过什么途径给予(相同或不同途径，同时或先后)在体内所起的联合效应。通常，狭义的药物相互作用主要指药物和药物之间的相互作用。广义的药物相互作用还包括药物与内源性物质、添加剂、烟酒、食物等之间的相互作用。药物相互作用主要发生在体内，少数情况发生在体外。中药成分复杂，除中药之间存在药物相互作用外，与西药也存在相互作用。

药物相互作用从不同的角度有不同的分类方法：

(1)根据其发生的机制不同可分为药物在体外相互作用和药物在体内相互作用。药物在体内相互作用又可分为药动学相互作用和药效学相互作用。另外，还有掩盖不良反应的相互作用。

(2)根据其作用结果可分为有益的相互作用和不良的相互作用。其中有益的相互作用是临床期望得到的，不良或有害的相互作用是值得关注和力求避免的。

(3)根据药物的特点及临床用药情况可分为中药学配伍变化、药剂学配伍变化、药理学配伍变化。

第二节　中药的配伍变化

中药的配伍应用是指根据病情的不同和药物的不同特点，有选择地将两种或多种药物联合在一起应用，配伍应用是中医用药的主要形式。

从中药的发展历史来看，早期人们治疗疾病，一般都是采取单味药的形式。随着临床用药经验不断丰富，对疾病认识的逐步深化，加之疾病发展的复杂多变，或表里同病，或寒热错杂，或虚实互见，或数病相兼，因而临床用药也由简到繁，出现了多种药物配伍应用的方法，逐步积累了配伍用药的经验，不断总结出配伍用药的规律，从而增进疗效，降低或消除毒副作用，达到临床用药安全、有效的目的。

药物配伍必然产生一定的相互作用，有的可以增进原有的疗效，有的配伍应用还可以产生新的功效，有的可以相互抵消或削弱原有的功效，有的可以降低或消除毒副作用，也有的配伍应用可以产生毒副作用，或为临床所宜，或为临床所忌。故掌握中药配伍用药规律，对临床用药有重要的意义。

中药的配伍变化关系可以分为以下几种情况：

(1)配伍后产生有益的作用而增进疗效，是临床用药时要充分利用的。

1)利用相须、相使发挥协同作用，相须、相使是中药常用的配伍方法。如党参配黄芪增强补气功效；知母配黄檗增强滋阴降火作用。

2)利用药性不同配伍，提高临床疗效，充分利用药物的性能特点，结合具体病证，协调阴阳平衡，调理脏腑功能，或纠偏制弊、相反相成，从而增强作用，减少毒副反应。如二妙丸中苍术与黄檗相配：苍术温燥，外开肌腠散风寒湿，内健脾胃燥湿除秽；黄檗苦寒，善走下焦而清热燥湿；两者相合，寒温共济，清热而不伤阳，温燥而不助火，相反相成，增强清热燥湿，除湿止带之功。

3)利用不同配伍，发挥多效的作用，中药的作用大多不是单一的，不同的药物配伍可发挥药物不同的功能，治疗多种病症。如桂枝配麻黄用于表证，发挥其辛温发汗作用；配乌头用于风寒湿痹，起温经逐寒、止痛作用；配桃仁、红花、当归、赤芍等用于瘀血症，起到温经、活血、化瘀的作用。

(2)配伍后能减轻或消除原有的毒性或副作用，临床在应用毒性药或烈性药时可考虑选用，如七情中的相畏、相杀。

(3)配伍后可能互相拮抗而抵消、削弱原有功效，用药时应加以注意。如七情中的相恶。

(4)配伍后产生或增强毒副作用，属于配伍禁忌，原则上应避免配用。如十八反、十九畏。

一、中药的配伍方法

中药在用药时要注意药物之间的相互关系即配伍方法。中药的配伍关系可概括为七情，即单行、相须、相使、相畏、相杀、相恶、相反。七情的提法首见于《神农本草经》，并指出“当用相须，相使者良，勿用相恶相反者。若有毒宜制，可用相畏、相杀”。这是七情理论的最早记载。七情指配伍关系，表达了药物之间的相互作用。

凡不须其他药物辅助，单独应用即能发挥治疗效果的称为“单行”。但若病情较重，或病情比较复杂，单味药力量有限，且难全面兼顾治疗要求；有的药物偏性较强，具有毒副作用，单味应用难以避免不良反应，当用相应药物佐治，以减轻其不良反应，因此往往需要同时使用两种以上的药物。

对于中药配伍中的七情及十八反、十九畏是中药配伍中必须遵从的原则，其具体内容在第二章已有详细论述，故在此不再重复。

二、中药处方的配伍法则

药物按一定法度加以组合，并确定一定的分量比例，制成适当的剂型，即是方剂。方剂是药物配伍的发展，也是药物配伍应用更为高级的形式。《内经》最早提出中药处方的组方原则，即完整的中药处方包括君、臣、佐、使四个方面，在治疗中发挥不同的作用。

君药：针对病因或主证起主要治疗作用的药物，是处方中的主药。

臣药：①辅助君药加强治疗主病或主证的药物；②针对兼病或兼证起主要治疗作用的药物。

佐药：①佐助药，即配合君、臣药加强治疗作用，或直接治疗兼病或兼证的主要药物；②佐治药，用以消除或减弱君药、臣药的毒性或能制约君、臣药峻烈之性的药物；③反佐药，当病重邪盛可能拒药时，配用与君药性味相反又能在治疗中起相成作用的药物。

使药：①引经药，能引方中诸药至病所的药物；②调和药，能调和方中诸药作用的药物。

第三节　药物在体外的相互作用

药物在体外的相互作用是指在患者用药之前（即药物尚未进入机体以前），配伍应用的药物之间发生直接的可见或不可见的理化反应，导致药物性质和作用发生改变，属于药剂学相互作用。包括理化性质的改变和药物生物利用度的改变。

一、药物理化性质的改变

（一）物理性配伍变化

物理性配伍变化，指药物在配伍时发生溶解度、外观性状等物理性质的改变，如出现混浊、沉淀、分层、结晶、潮解、液化、气泡、变色等现象。如地西泮注射液与5%葡萄糖注射液配伍时，由于地西泮只在乙醇中溶解，在水中几乎不溶，所以加入以水为溶剂的注射液中因不能混溶而出现絮状物或混浊。物理性配伍变化一般不改变药物成分，但会造成制剂的外观或均匀性发生变化，也可能影响疗效。

中药成分复杂，在配伍时可能发生盐析、沉淀、吸附等物理现象，导致溶解度改变，引起制剂质量甚至疗效的变化。如黄芩注射液（pH 7.5～8.0）与葡萄糖或葡萄糖氯化钠等酸性注射液混合时，可因黄芩苷、蒽醌苷溶解度降低而析出沉淀；为此中药注射剂对溶媒的选择性是很强的，在临床应用时应特别注意。

吸湿性很强的药物，如中药的颗粒、无机盐类等与含结晶水的药物相互配伍时，药物易发生吸湿潮解。

粒径或分散状态的改变可直接影响药物的内在质量。例如乳剂、混悬剂中分散相的粒径可因与其他药物配伍而变粗，分散性聚结、絮凝或分层，导致使用不便或分剂量不准，甚至影响药物在体内的吸收。

(二)化学性配伍变化

化学性配伍变化是指药物配伍时发生水解、氧化还原等化学反应而引起药物化学成分改变,导致疗效降低、毒副作用增大等不良后果。如生物碱类药物的水溶液与鞣酸类、重金属、溴化物、碱性药物等发生化学反应产生沉淀;如注射用头孢曲松钠配伍复方氯化钠注射液中,可与复方氯化钠注射液中钙离子形成头孢曲松钙的白色微混浊或沉淀;维生素 C 注射液与注射用氨苄西林钠配伍,因维生素 C 的强还原性使氨苄西林钠分解破坏而降效。

化学的配伍变化常见的外观现象有变色、混浊、沉淀、产气、燃烧或爆炸等,但也有很多药物的化学反应无明显的外观变化,难以识别,应提高警惕。

临床上常将一些药物合并给予,如在输液中添加多种注射药物,此时可能发生物理、化学配伍变化,即配伍禁忌。配伍禁忌(incompatibility)一般是指药品在体外直接发生物理性或化学性的相互作用而影响药品疗效或发生不良反应的不合理配伍变化。在注射药物静脉滴注时尤应注意配伍禁忌。

二、药物生物利用度的改变

药物在其固体制剂中可与辅料发生相互作用,使药物的生物利用度因其制剂的不同配方而发生改变。

不同药品生产企业生产的同一品种和同一规格的固体制剂可能有不同的生物利用度。如规格为 100mg 的氢氯噻嗪三种胶囊剂(①药物与聚维酮 10000 共沉淀物;②药物只与聚维酮 10000 机械地混合;③药物不加入辅料)口服后的排泄量不同,氢氯噻嗪的聚维酮 10000 共沉淀物可提高其生物利用度。

同一种药物制剂由于变更辅料也可改变生物利用度。如 20 世纪 60 年代后期发生的苯妥英钠胶囊中毒事件,是由于药品生产企业将苯妥英钠胶囊的辅料硫酸钙改为乳精,结果提高了制剂中苯妥英钠的生物利用度,使一批服用该制剂的癫痫患儿出现苯妥英钠的毒性反应。

第四节　药物在体内的相互作用

药物在体内的相互作用是指患者同时或在一定时间内由于先后使用两种或两种以上药物后在体内所产生的复合效应,可使药效加强或副作用减轻,也可使药效减弱或出现不应有的毒副作用,甚至出现一些奇特的不良反应,危害用药者。发生相互作用的药物可以通过相同或不同的给药途径给药。一种药物口服后,可以对静滴或皮下注射的另一种药物产生相互作用;如果一种药物对代谢酶不可逆的抑制(如红霉素抑制 CYP3A4 酶),即使停用此种药物也需经过一定的时间才能使酶活性恢复正常,如果在恢复期内给予另一种酶底物的药物,尽管两种药物没有同时共存于体内,同样可以产生相互作用。

药物在体内的相互作用包括药动学的改变和药效学的改变以及掩盖不良反应的作用。

一、药动学相互作用

药动学相互作用主要是指一种药物能使另一种药物的体内吸收、分布、代谢和排泄过程发生变化，从而影响另一种药物的血药浓度，进一步改变其作用强度或毒性。

药动学相互作用通常改变的仅是效应的大小及持续时间，而药理效应的类型不改变。

（一）影响药物吸收的相互作用

口服药物的胃肠道吸收是一个非常复杂的过程，与药物的理化性质和机体的生理状态均有关。影响药物的吸收因素众多，包括药物本身的理化性质，如药物的脂溶性、解离度、吸附与络合等，和机体的生理、生化因素，如消化液 pH、胃肠蠕动、血液循环、空腹与饱食等。

1.胃肠道 pH

胃肠道 pH 影响药物的溶出与解离，从而影响药物的吸收。多药合用时，如某药物能改变消化液的 pH，将影响其他药物的吸收。

介导药物肠道吸收的转运方式主要有简单扩散和主动转运。以简单扩散方式吸收的药物，吸收速度受胃肠 pH 影响。一般情况下，弱酸性药物在酸性环境下，解离度低，易吸收；弱碱性药物在碱性环境解离度低，易吸收。因此，弱酸性药物与抑酸药或碱性药联用，吸收速度与程度明显下降；若与酸性药物联用，吸收速度与程度明显增加。弱碱性药物则相反。例如弱酸性药物（如阿司匹林、呋喃妥因、巴比妥类等）在胃内酸性环境中吸收较好，则不宜与弱碱性药物（如抗酸药碳酸氢钠、碳酸钙、氢氧化铝等）同服。因为抗酸药提高了胃肠道的 pH，使弱酸性药物解离增多，导致吸收减少，生物利用度降低。H2 受体拮抗剂、质子泵抑制剂、抗胆碱药等均能减少胃酸分泌，也起到阻滞吸收作用，从而影响氟喹诺酮类药物的疗效。弱碱性药物（如氨茶碱）在碱性环境中易吸收，与弱碱性药物（如碳酸氢钠）合用可增加吸收。

2.络合与吸附

药物之间生成螯合物、络合物或发生吸附作用，导致药物相互妨碍吸收，降低疗效或增加不良反应。

含二价或三价金属离子的药物可与其他药物发生相互作用，在胃肠道内形成难溶的或难以吸收的络合物。如四环素、喹诺酮类药物与碳酸钙、氢氧化铝、硫酸亚铁、枸橼酸铋钾等含金属离子药物合用，可形成络合物，导致前者吸收减少，药效降低。

活性炭、氢氧化铝凝胶都具有吸附作用，与其他药物合用时，能产生吸附作用影响其他药物。如氢氧化铝凝胶吸附氯丙嗪，导致氯丙嗪吸收减少。活性炭明显减少对乙酰氨基酚的肠道吸收。

3.胃肠道功能改变

胃肠道功能的改变，直接影响药物的转运速率和吸收时间。胃肠蠕动增强，使药物进入小肠的速率加快，对于在小肠吸收的药物则起效快，但排出也快，吸收不完全；反之，胃肠蠕动减弱则起效慢，但吸收完全。因此，影响胃排空或肠蠕动的药物会影响其他口服药物的吸收。

如甲氧氯普胺、多潘立酮加速胃排空，使某些药物（如地高辛）吸收加快，但也缩短了药物在小肠的停留时间，导致吸收减少，药效降低。止泻药（如洛哌丁胺）、抗胆碱药（如颠茄、阿托品、溴丙胺太林)延缓胃排空,可以延缓某些药物的吸收。泻药(如乳果糖、比沙可啶、大黄、番泻叶等)明显加快肠蠕动,减少药物吸收。

一些药物如新霉素、环磷酰胺等可损害肠黏膜的吸收功能,引起地高辛、利福平等药物吸收减少。

除胃肠道给药外,其他给药途径也存在吸收方面的药物相互作用。皮下或肌内注射药物,吸收速率取决于局部循环。药物中加入少量缩血管药,则可延长药品的局部作用。如普鲁卡因与少量肾上腺素合用,利用肾上腺素收缩血管,减少血流量,延长普鲁卡因的局部麻醉作用。

(二)影响药物分布的相互作用

药物的分布有两个方面,即与血浆蛋白结合和在组织分布。药物通过相互竞争蛋白结合、改变组织分布而产生相互作用。

1.血浆蛋白结合

多数药物能不同程度地与血浆蛋白结合。药物与血浆蛋白结合是决定药物作用强度及维持时间的重要因素。两种以上的药物联用时,可相互竞争血浆蛋白的结合部位,结合力强的药物能取代结合力弱的药物,使后者被置换出来,成为游离型药物。游离型药物数量增加,使药效和毒性反应增强。

与血浆蛋白结合率高、亲和力弱、分布容积小、安全范围窄、消除半衰期较长的药物(磺酰脲类降糖药、香豆素类抗凝剂、地高辛、洋地黄毒苷、地西泮、氯丙嗪、氨甲蝶呤等)易被蛋白亲和力强的药物置换而导致作用加强,临床联合应用时应注意调整给药剂量,加强监测。如口服抗凝血药华法林,与阿司匹林、吲哚美辛、磺胺类药物、甲苯磺丁脲等血浆蛋白结合力强的药物合用时,可被置换出来而呈游离状态,抗凝作用增强,可造成出血而危及生命。洋地黄类药物与维拉帕米、胺碘酮、奎尼丁等合用可极大提高洋地黄类的血药浓度,容易导致洋地黄中毒现象。

2.组织分布

组织的血流量和对药物的亲和力会影响药物在组织的分布。一般来说,与相同组织结合的药物会因为相互竞争而使血药浓度增高。如去甲肾上腺素能减少肝血流量,使利多卡因在主要代谢部位肝的分布量降低,从而代谢减少,血药浓度增高。

(三)影响药物代谢的相互作用

药物在体内的代谢一般是经酶的催化,使药物由有活性者转化为无活性的代谢物(或低活性物)。肝药酶是药物代谢转化的主要酶系。某些药物可使肝药酶的活性增强或抑制,从而影响该药本身或其他药物的体内过程。

1.酶诱导

有些药物具有诱导药物代谢酶、促使酶活性加强的作用,可使其他药物的代谢加速,失效加快,称为肝药酶诱导剂(enzyme inducer),如西药巴比妥类(苯巴比妥为最)、水合氯醛、卡马西平、乙醇(嗜酒慢性中毒者)等。例如巴比妥类药物是一类很强的酶诱导剂,与华法林合用可加速华法林的代谢和排泄,使其抗凝血作用减弱。而一旦当停用巴比妥类药物,药酶活性又迅速下降，易引起出血，严重时可危及生命。

2.酶抑制

和酶促作用相反，有些药物具有抑制药物代谢酶活性的作用，可使其他药物的代谢受阻，消除减慢，血药浓度高于正常，药效增强，同时也有引起中毒的危险，称为肝药酶抑制剂（enzyme inhibitor）。如克拉霉素、红霉素、氯霉素、环丙沙星、甲硝唑、酮康唑、氟康唑、磺胺药、异烟肼、西咪替丁、奥美拉唑、乙醇（急性中毒时）、别嘌醇、胺碘酮、美托洛尔、普萘洛尔、维拉帕米、口服避孕药、氯丙嗪、奋乃静、丙戊酸钠等。

例如奥美拉唑抑制 CYP2C19 酶，合用其他通过该酶代谢药物（如地西泮、苯妥英钠、华法林），会增加后者的血药浓度，从而增强其药效。

在影响肝药酶而产生药物相互作用中，还应注意除肝脏外，其他部位如胃肠道、各组织等也有药物代谢酶。这些酶有的没有底物特异性，如单胺氧化酶；而有些有底物特异性，如胆碱酯酶。由于这些酶影响而产生的作用与上述情况相似。如帕吉林（优降宁）有抑制单胺氧化酶的作用，使去甲肾上腺素、多巴胺、5-羟色胺等单胺类神经递质不被破坏，作用加强。

（四）影响药物排泄的相互作用

药物在体内最后的过程是排泄，而肾脏是机体最重要的排泄器官。药物及其代谢物在肾的排泄包括肾小球滤过、肾小管主动分泌和肾小管重吸收。药物相互作用主要表现在肾小管主动分泌和重吸收方面。当药物联用时，一种药物可能会增加或减少另一药物的肾排泄量或速度。排泄过程中的药物相互作用对于那些体内排泄很少，以原形排出的药物影响较大。尿液的酸碱度、经相同分泌载体分泌排泄的药物之间的竞争作用等因素，都会影响药物排泄，进而影响药效。

1.肾小管竞争分泌

药物及其代谢产物通过肾脏随尿排泄，其中有些通过肾小球滤过而进入原尿，也有的则通过肾小管分泌而排入原尿（排泌）。进入原尿的药物大多随尿液排出体外，也有部分由肾小管重新吸收进入血液。两种或两种以上通过相同机制排泌的药物联合应用，就会在排泌部位上发生竞争。易于排泌的药物占据孔道，使相对较不易排泌的药物的排出量减少而潴留，从而效应加强。例如丙磺舒可减少青霉素、头孢菌素类的排泄而使之增强抗菌作用；阿司匹林可影响氨甲蝶呤排泄而增加其毒性等。

2.改变尿液 pH

肾小管的重吸收分被动重吸收和主动重吸收，其中被动重吸收起主导作用。药物的解离度对其有重要影响。改变尿液 pH 可以明显改变弱酸性或弱碱性药物的解离度，从而改变药物重吸收程度。

酸性药物使 pH 降低，有利于碱性药物的排泄，而使酸性药物潴留；相反，碱性药物使 pH 升高，使酸性药物加快排泄，碱性药物则重吸收增多而潴留。如弱酸性药物苯巴比妥中毒时，给予碳酸氢钠碱化尿液，使苯巴比妥解离度增大，重吸收减少，排泄加快；磺胺类药物与碱性药品同服，可防止在尿中形成结晶，减少结晶尿形成。而酸化尿液则可增加吗啡、抗组胺药、氨茶碱等药物的排泄。中药乌梅、山楂、五味子等可酸化尿液，增加酸性药物呋喃妥因、吲哚美辛、苯巴比妥等在肾小管的重吸收，可提高血药浓度，增强疗效。

3.消化道排泄

胆汁排泄是肾外排泄的重要途径。机体内源性物质(如性激素、甲状腺素等)、外源性物质(黄酮类药物、地高辛、氨甲蝶呤等)及其代谢产物经由胆汁排泄非常明显。有些药物如洋地黄，在肝细胞与葡萄糖醛酸等结合后排入胆汁中，随胆汁到达小肠后被水解，游离型药物被重吸收，即肝肠循环。肝肠循环使药物反复循环于肝、胆汁与肠道之间，延缓排泄而使血药浓度维持时间延长。终止肝肠循环可促使药物排泄速度增加，常用于地高辛等强心药中毒的抢救。如口服考来烯胺可与洋地黄形成络合物，中断洋地黄肝肠循环，加速其排泄。

二、药效学相互作用

药效学的相互作用是指药物合并使用后，使药理作用的性质和强度发生变化，出现相加、协同或拮抗的药理效应。其机制主要是影响药物与受体作用的各种因素，一般对血药浓度无明显影响。

(一)药效学相互作用的发生机制

药效学相互作用的发生机制主要包括以下几个方面：

1.受体的竞争性结合

药物效应的发挥一般可视为它与机体中存在的受体或效应器相互作用的结果。因此，作用于同一受体的药物配伍应用，在效应上可产生加强或减弱的不同结果。作用于相同受体且有相同效应的药物联用时，会使药效增强。如三环类抗抑郁药与阿托品联用，两者均阻断中枢M受体，因而可能产生精神错乱等不良反应。氨基糖苷类抗生素能阻断终板膜上N2受体，并阻断运动神经末梢释放乙酰胆碱，如与筒箭毒合用，肌肉松弛作用增强，在乙醚麻醉下更易发生呼吸肌麻痹。

而同一受体的激动药与拮抗药联用，则会导致激动药效应的减弱或消失，甚至引发严重不良反应。如普萘洛尔能竞争性的阻断β受体，与β受体激动剂(如肾上腺素、麻黄碱等)合用可拮抗其升压作用，导致其作用减弱或无效。

2.改变作用部位的递质及酶活力

三环类抗抑郁药如丙米嗪、阿米替林等抑制儿茶酚胺的再摄取，从而可增加肾上腺素及其拟似药如酪胺的升压作用。单胺氧化酶抑制剂如帕吉林等，与麻黄碱、间羟胺等药物合用，可使去甲肾上腺素从贮存部位大量释放而引起血压升高，甚至产生高血压危象。

有机磷农药中毒，主要是由于乙酰胆碱酯酶活性降低或失活，造成乙酰胆碱不能被水解而积聚，胆碱酯酶复活剂(解磷定、氯解磷定等)可使胆碱酯酶复活，水解乙酰胆碱，阿托品可阻断M胆碱受体，使未水解的乙酰胆碱不能与受体结合，两者合用提高解毒效果。

3.药理效应的改变

效应相同的药物联用，可出现效应叠加或增强。中枢抑制药联用，可增强抑制效应，如服用中枢抑制药时，少量饮酒即会引起昏睡等不良反应。如阿托品与氯丙嗪合用时，可引起胆碱能神经功能过度低下的中毒症状；氨基糖苷类抗生素联用，抗菌作用相加，但耳、肾毒性也增加。

效应相反的药物联用，可使彼此作用减弱或对抗对方效应。如饮茶或咖啡，可导致安定的镇静催眠作用减弱或消失；氯丙嗪治疗精神分裂症时，以拟多巴胺药左旋多巴改善其锥体外系症状，可引起氯丙嗪抗精神病作用减弱。

4.敏感化作用

指一种药物可以使另一种药物对其相应作用部位的亲和力增强和敏感性提高，从而引起药物的效应增强。如氟烷本身不引起心律失常，但可增加心肌对外源性儿茶酚胺的敏感性，当氟烷麻醉时同时应用肾上腺素或去甲肾上腺素等药物，有可能引起严重的心律失常。排钾利尿药可使血钾减少，从而使心脏对强心苷敏感化，容易发生心律失常。

(二)药效学相互作用的类型

根据相互作用结果，药效学相互作用可分为相加作用、协同作用和拮抗作用。

1.相加作用

指性质相同的药物联合应用所产生的效应相等或接近两药分别应用所产生的效应之和。一般来说.作用机制相同的同类药物联合应用时，相互作用的结果是相加。如快效抑菌剂与慢效抑菌剂合用可产生抗菌作用的相加；苯二氮䓬类药物同时应用可引起镇静催眠作用相加，出现过度镇静和疲劳；吸入麻醉类药物合用，其作用一般都是相加的。

2.协同作用

协同又称增效，即药物联合应用所显示的效应明显超过两者之和。药物的协同作用在临床上具有重要意义。发生协同作用的药物可为不同类别或作用机制不尽相同的药物。如阿司匹林和阿片类药物的镇痛机制完全不同，但阿司匹林可明显增强阿片类药物的作用。繁殖期杀菌剂(如青霉素类、头孢菌素类)与静止期杀菌剂(氨基糖苷类)合用，繁殖期杀菌剂造成细菌细胞壁的缺损，有利于静止期杀菌剂进入细菌细胞内作用于靶位，从而发挥协同作用，增强疗效。镇静催眠药与抗精神病药联合应用时，其中枢抑制作用可明显增强。可产生协同作用的药物还有磺胺甲𫫇唑与甲氧苄啶、克拉维酸与β-内酰胺类、亚胺培南与西司他丁等。

两种或两种以上具有相同药性的中药配伍应用，往往总的作用大于单味中药应用的效应之和。例如红花与当归、川芎均为理气、活血、祛瘀药，中医临床常相须配伍应用。现代药理研究表明，红花可降低心肌耗氧量、扩张冠脉及增加冠脉血流量。当归、川芎都含有阿魏酸，可抑制血小板聚集、降低5-羟色胺释放和减少前列腺素的合成，配伍应用后可增强抗凝作用，提高对血栓性疾病的治疗效果。复方红花、川芎注射液的扩冠和增加冠脉血流量作用均强于各药单用的效果。

3.拮抗作用

拮抗作用指药物效应相反，或发生竞争性或生理性拮抗作用的药物联合应用，所产生的效应小于单独应用一种药物的效应。如α受体激动剂与α受体拮抗剂在血管方面的作用；镇静药与中枢兴奋药咖啡因药理效应相反，合用则药理作用相互抵消。香豆素类口服抗凝药与维生素K相互作用,可使口服抗凝药的抗凝血作用减弱或消失,因为香豆素类口服抗凝药通过抑制维生素K在肝脏细胞内凝血因子Ⅱ、Ⅶ、Ⅸ、Ⅹ的合成而发挥抗凝作用。甲氧氯普胺与阿托品合用,甲氧氯普胺具有止吐作用,而阿托品为解痉药,二药作用相互拮抗。

三、掩盖不良反应的相互作用

掩盖不良反应并不是真正的药物相互作用,而是当使用某种药物出现不良反应时,同时使用的其他药物掩盖了不良反应的症状。

掩盖不良反应不是对不良反应的对症治疗措施,并不能减轻不良反应的严重性,反而可加重不良反应的危害性,造成更严重的后果。如β受体阻滞剂可掩盖降糖药引起的出汗、心悸等低血糖反应,可能导致患者虚脱。抗组胺药可掩盖氨基糖苷类药物的听神经毒性症状,因而降低对其耳毒性的警惕,不易及时发觉。

第五节 中西药的相互作用

中西药各有所长,相互配合使用,往往能收到较好疗效。但是,由于中西药物本身的特点,使得中西药间可能存在化学、物理的反应,降低疗效,或者出现药理毒理作用,对患者造成危害。可见,中西药合用是柄双刃剑,中药临床药师只有充分了解中药与西药各自的特点及其相互作用机制,才能因势利导,充分发挥中药与西药的优点,增强疗效,减少不良反应。

一、中西药物相互作用概论

中西药相互作用指中药与西药联合使用时,所引起的中药、西药体内药动学过程、作用效应的变化。

国内外对于中西药物的相互作用,进行了很多临床研究和探索。在临床上,中西药物并用最早出自清代名医张锡纯的“石膏阿司匹林汤”,他在《医学衷中参西录》中记载:“石膏之性,又最宜与西药阿司匹林并用,盖石膏清热之力虽大,而发表之力稍轻;阿司匹林味酸性寒,最善表达,使内蕴之热由表解散,与石膏配伍,实有相得益彰之妙也。”JP.格里芬等合著的《药物不良相互作用手册》(1988),介绍了60余种植物药(草药)制剂与西药联用产生的相互作用。Adriane Fugh-Berman对一些常用的植物药,如丹参、当归、刺五加、银杏、人参、甘草、车前草、小柴胡汤等,与西药联用产生相互作用的文献报道进行了分析研究。日本著名汉方医家寺泽捷对大量中西药联用的现状进行了综合报道。这些研究对于临床合理联用中西药,避免盲目并用所产生的不良后果,保障用药安全有很大的帮助。

中西药各有特点,中西药合理联用可取长补短,充分发挥各自优势,起到标本兼治、协同治疗的作用,在增强疗效的同时,消除或减轻不良反应和毒副作用,其综合疗效往往优于单独应用西药或中药。由于中药的化学成分和药理作用十分复杂,中西药联用不当,则产生配伍禁忌,亦会降低疗效,增加毒副作用或引起药源性疾病,严重的甚至危及生命。

中西药联用应注意以下几个方面,以确保用药安全:

(一)病证结合,合理运用

整体观念和辨证论治是中医学的特色和优势。在临床上,中医辨证结合西医辨病,常可以达到标本兼顾、相辅相成的作用。

(二)注意联用配伍禁忌

从各药的理化性质、药理作用、作用机制、不良反应和配伍禁忌等方面综合考虑。避免联用存在配伍禁忌的中西药物,对配伍禁忌尚不明确的药物,要谨慎联用。

(三)慎重拟订用药方案

对联用中药与西药的主辅、剂量、给药时间、给药途径等诸多方面,应针对于具体疾病予以充分考虑,确定最佳用药方案,以获得理想的疗效。①对症下药,确定药品的主辅:如病毒感染,可选用对抗病毒的中药为主要治疗药品,必要时辅以西药对“症”处理。又如急性高血压脑病、急性心律失常患者,抢救治疗应以发挥疗效较快的西药为主,中药为辅。②明确病情,确定用药剂量:功效相同的药品联用应注意药品的剂量问题,避免逾量。③明确病情,确定给药顺序:有的中药与西药从功效来说能联用,但所含的某些成分可能存在配伍禁忌。因此,中药与西药联用时最好间隔使用。④明确病情,确定给药途径:根据中、西药各自特点,采取不同的给药途径给药,可取得较为理想的疗效。如中药、西药联用治疗荨麻疹,外搽抗过敏西药,内服清热祛风中药治疗;风湿性关节炎,可外贴中药膏制剂,口服抗风湿的西药等。

根据产生机制不同,中西药物的相互作用可分为体外、药动学和药效学相互作用。

二、中西药物在体外的相互作用

中药化学成分复杂,当中西药(特别是注射剂)多种药物配伍应用时,可能发生成分间的理化反应,如酸碱中和、氧化还原、络合、水解反应以及 pH 改变,呈现混浊、沉淀、变色、产生气泡或不易察觉的外观改变等,引起疗效降低、毒性增加等不良反应,产生中西药配伍禁忌。

如丹参注射液含丹参素、原儿茶醛等成分,具有弱酸性,在碱中溶解,若与喹诺酮类等酸性药物注射剂配伍,易析出沉淀或溶液变混浊。灯盏花素注射液主要成分为黄酮类化合物,具有易溶于碱难溶于酸的特性,如与酸性的酚妥拉明注射液配伍,可析出沉淀。双黄连注射剂,主要成分为黄芩苷、绿原酸和连翘苷,如与西药注射剂(如硫酸阿米卡星注射液、注射用氨苄西林钠、青霉素、头孢拉定、地塞米松等)混合后产生混浊、沉淀、变色、不溶性微粒增加等配伍禁忌,可能导致严重不良反应。

中西药配伍时,尤其是中药注射剂与西药注射剂混合发生配伍禁忌的主要原因有:①酸碱度不同,混合后 pH 发生改变;②阳离子活性药物与阴离子活性药物的配伍所致;③过度稀释影响助溶剂或稳定剂而改变药物的溶解度导致分解或沉淀;④药物有效成分被氧化或还原;⑤药物的溶解状态或溶胶状态被破坏等。

为避免发生中西药配伍禁忌,临床用药应当注意:①混合的药物品种越多,配伍禁忌发生概率越大;②在相互作用不明确时,应尽量分开使用;③序贯使用时尽可能用生理盐水冲输液管,换瓶后注意观察。总之,中西药注射剂配伍使用须慎重,以保证用药安全。

三、中西药物的药动学相互作用

中西药体外配伍后发生的理化性质的改变往往比较直观，容易避免，而在体内发生的相互作用则往往不易察觉，容易被忽视。中西药联合应用时，药物的吸收、分布、代谢、排泄等相互影响而改变，可使体内药量或血药浓度增减而致药效增强或减弱。中西药相互作用的药动学方面包括以下几个环节：

（一）吸收环节的中西药物相互作用

药物吸收的主要部位是胃肠道。口服吸收过程中，中西药物相互作用可影响合用药物的理化性质或机体的生理状态，导致药物吸收和生物利用度发生改变。影响因素有胃肠道酸碱度的变化、胃肠蠕动、胃排空时间的变化及在胃肠内发生络合、吸附作用等。

1.胃肠道 pH 改变

胃肠道 pH 影响药物的溶出与解离，从而影响药物的吸收。抗酸中成药如陈香露白露片、胃宁散、复方陈香胃片、神曲胃痛胶囊、活胃胶囊或乌贝散等，可提高胃肠道 pH，与弱酸性药物（如阿司匹林、巴比妥、双香豆素和呋喃妥因等）同服，则弱酸性药物在碱性环境中解离增加，吸收减少；若与弱碱性药物（氨茶碱、奎宁、安替比林等）同服，则有利于其吸收。

此外，胃肠道酸碱度的改变，还可影响药物的溶解速度，干扰药物的吸收。如弱酸性药物阿司匹林与大黄苏打片合用，因碳酸氢钠可增加阿司匹林的溶解速率，促进胃排空和肠吸收，故吸收更快，起效速。弱碱性药四环素与抗酸中成药陈香露白露片合用时，因四环素在 pH 1～3 时溶解度最大，为在 pH5～6 时溶解度的 100 倍，陈香露白露片服后可使胃液 pH 上升至 4，影响四环素的完全溶解，不溶的四环素进入小肠（pH 5～6），仍不利于溶解，约 50％的药物因不溶解而不被吸收，故药效降低。

2.药物之间生成络合物或发生吸附作用

有些药物合用后在消化道中相互结合形成络合物或复合物，或由于吸附作用以及干扰酶的活性，使吸收情况发生变化。含金属离子的中药，如钙离子（石膏、石决明、瓦楞子、赤石脂、海螵蛸、龙骨、牡蛎、蛤壳、寒水石）、镁离子（礞石、滑石）、铝离子（明矾、滑石）及铁离子（代赭石、磁石）及其制剂（牛黄上清丸、牛黄解毒丸、排石颗粒，脑立清丸、跌打丸等）、汤剂（白虎汤、桂甘龙牡汤、旋覆代赭汤）等，与四环素、红霉素、利福平、泼尼松、异烟肼、左旋多巴等西药同服时，因这类西药含有酰胺键和酚羟基，可发生络合反应，生成难以被胃肠道吸收的络合物，疗效下降，并增加对胃肠道的刺激。

含鞣质的中药（大黄、虎杖、五倍子、诃子、金樱子、侧柏叶、石榴皮、地榆、四季青、老鹳草、篇蓄等）及其制剂（地榆槐角丸、牛黄解毒片、虎杖片、七厘散、麻仁丸、三黄片等）及汤剂（大承气汤、养脏汤、侧柏汤、八正散等），与西药金属离子药物如钙剂、铁剂、钴剂等、四环素类、红霉素、林可霉素、利福平、生物碱（小檗碱、麻黄碱、奎宁、士的宁、利血平等）、强心苷等同服，可形成鞣酸盐沉淀，不易被吸收。

含黄酮中药（黄芪、槐角、槐花、陈皮、枳实、化橘红、青皮、黄芩、旋覆花、葛根、金莲花等）及其制剂（三黄片、葛根芩连片、香连化滞丸等）与金属盐类西药（碳酸钙、硫酸亚铁、氢氧化铝、碳酸铋等）合用时，因黄酮结构中含酚羟基，可与金属离子形成络合物而影响吸收。

含生物碱的中药（如麻黄、黄连、黄檗、防己、元胡、苦参、乌头、贝母等）、含蒽醌类成分中药（大黄、虎杖、何首乌等），与酶制剂（胃蛋白酶、乳酶生等）、金属盐类（碳酸钙、硫酸亚铁等）合用可以产生沉淀，不宜同服。

煅炭中药（蒲黄炭、荷叶炭、侧柏炭、地榆炭、棕榈炭等）在炮制过程中可生成大量具有强大吸附作用的活性炭，如与酶制剂、生物碱、磺胺类、强心苷、维生素（B_1、B_6）、阿司匹林等西药同服，可减少后者在胃肠道的吸收，降低疗效。

3.胃肠蠕动与胃排空时间的变化

胃肠蠕动与胃排空时间的变化是影响药物吸收的重要因素。黄芩、木香、砂仁、陈皮等中药对肠蠕动有明显抑制作用，可延长地高辛、维生素 B_1、维生素 B_6、灰黄霉素等在小肠上部停留时间，使药物吸收增加。含颠茄类生物碱的中药可抑制胃排空和肠蠕动，增加药物在胃肠内停留时间，若与西药强心苷同服，使其吸收增加，引起中毒；与红霉素同服，可使其在胃内时间延长，被胃酸破坏而降低疗效。

相反，中药泻药（如大黄、番泻叶、大承气汤、麻仁丸等）可增加胃肠蠕动，如与地高辛等同服，可缩短其在肠道内的停留时间而减少吸收，降低血药浓度，影响疗效。

胃排空的速度能影响药物到达小肠部位的时间，因而能影响主要在小肠吸收的药物出现作用的快慢。缩短胃排空时间的药物可使胃中其他药物提早进入小肠，反之，则使同服药物在胃内滞留而延迟在肠中的吸收。如抗胆碱中成药洋金花片可延长胃排空，故能降低西药的吸收速度。

消化液是某些药物吸收的重要条件。如硝酸甘油片舌下含服需要充分的唾液帮助其崩解和吸收，若联用抗胆碱中成药华山参片、洋金花片等，由于唾液分泌减少而使之降效。

（二）分布环节的中西药物相互作用

药物进入血液循环后，可与血浆蛋白或组织蛋白结合贮存于血液或组织中。由于药物的血浆蛋白结合率不同，中西药配伍后可产生血浆蛋白竞争性结合，引起药物蛋白结合率降低，游离药物浓度升高，导致药效加强或产生毒性反应。

洋地黄类中药血浆蛋白结合率很高，安全范围又小，容易出现中毒。与维拉帕米、胺碘酮、奎尼丁等合用可极大提高洋地黄类中药的血药浓度，容易导致洋地黄中毒现象。黄连、黄檗的有效成分药根碱与血浆蛋白高度结合，置换出华法林、甲苯磺丁脲，导致其血药浓度明显增高，药效或毒性加强。含有鞣质类化合物的中药在与磺胺类药物合用时，可引起血液及肝脏内磺胺类药物浓度增加，严重者可发生中毒性肝炎。

药物在组织中也以结合型和游离型两种形式存在。中西药物合用，可影响彼此的体内分布，从而使疗效增加或减弱，甚至产生毒副反应。如理气中药枳实，与庆大霉素合用于胆道感染时，由于枳实能松弛胆总管括约肌，可使胆道内压下降，从而极大升高胆道内庆大霉素浓度，提高疗效。

(三)代谢环节的中西药物相互作用

多数药物在肝脏经过代谢,其药理活性可被减弱或完全丧失,并转化为极性高的水溶性代谢物而利于排出体外。药物代谢有赖于酶的催化,体内有两类催化酶,专一性的和非专一性的,前者如单胺氧化酶,后者如肝脏微粒体细胞色素 P450 酶系统是促进药物代谢的主要酶系统,简称肝药酶,其命名一般统称为细胞色素 P450,缩写成 CYP。

与西药一样,某些中药、天然药物及其所含成分是 CYP 等代谢酶的底物、抑制剂或诱导剂。中西药物并用时,其化学成分对 CYP 酶系的不同影响,可改变单用中、西药物的治疗作用。

1.酶诱导作用

肝药酶诱导剂可促使酶活性加强,可使其他药物的代谢加速,失效加快。含醇中药制剂如中药酊剂、醑剂、酒剂可使肝药酶活性升高,与中枢抑制药(苯妥英钠、戊巴比妥)、解热镇痛药(安乃近、安替比林)、抗凝药(双香豆素、华法林)、降糖药(胰岛素、苯乙双胍)合用,可使后者代谢加速,药效减弱。生甘草及其制剂与部分西药(巴比妥类、苯妥英钠、安替比林、甲苯磺丁脲、苯乙双胍、胰岛素、双香豆素、华法林等)合用,可使后者代谢加速,药效减弱。大剂量银杏叶制剂可诱导肝药酶的活性,降低辛伐他汀的血药浓度,使其降低疗效。葛根中有效成分葛根素可诱导 CYPIA 和 CYP2A,当与这两个酶的底物(如对乙酰氨基酚、阿米替林、氟哌啶醇、普罗帕酮等)合用时,可加速其代谢。

2.酶抑制作用

和肝药酶诱导剂相反,肝药酶抑制剂可抑制药物代谢酶活性,使其他药物的代谢受阻,消除减慢,血药浓度高于正常,药效增强,同时也有引起中毒的危险。

含小檗碱的中药(黄连、黄檗等)有抑制 CYP3A 的作用,与环孢素合用,可提高其疗效。中药银杏叶醇提取物能对抗异烟肼和利福平增加 CYP 酶含量的作用。当归总多糖可使泼尼松龙引起 CYP 的升高作用降低。白花前胡中总香豆素、黄酮类中药中的槲皮素均可抑制 CYPIA1 的活性,从而影响合用的 CYPIA1 底物药物的代谢。

单胺氧化酶(MAO)是大量存在于肝脏和其他组织中的一种酶。单胺氧化酶抑制剂(MAOI)是一类以阻断儿茶酚胺类药物降解而起治疗作用的化合物。MAOI 与中药合用亦可发生相互作用。例如呋喃唑酮、异烟肼、帕吉林、苯乙肼等与中药麻黄及含麻黄的中成药或汤剂(麻杏石甘汤、小青龙汤、麻黄汤等)合用,因 MAO 的活性被抑制,去甲肾上腺素、多巴胺、5-羟色胺等单胺类神经递质不被破坏,贮存于神经末梢中,而中药麻黄所含麻黄碱能发挥拟交感胺作用,促使这些递质大量释放,可使血压升高,严重者可出现高血压危象、脑出血。羊肝丸等含动物肝脏的中药、含酶中药(神曲、麦芽、胶囊剂、谷芽)及其制剂也不宜与 MAOI 同服,因为动物肝脏、麦芽中含有酪胺,如同服,由于 MAO 被抑制而失去解毒活性,酪胺不能被代谢酶灭活,可引起高血压反应。

有少数药物具有双向作用。例如,中药补肾复方汤剂大、中剂量对小鼠肝药酶有抑制作用,而小剂量则有诱导作用,说明补肾复方汤剂对小鼠肝药酶有双向作用,且与剂量有关。有些中药(如人参)所含某些成分对肝药酶有抑制作用,而另一些成分对酶则有诱导作用。

(四)排泄环节的中西药物相互作用

肾小管内尿液的酸碱度对药物的解离有明显影响。许多中药及其制剂能酸化或碱化肾小管内尿液,从而影响西药的解离,使其重吸收增加或减少,导致排泄较慢或较快。

酸性中药(如乌梅、山楂、女贞子、山茱萸、五味子、陈皮、木瓜、川芎、青皮等)、中成药(大山楂丸、保和丸、乌梅安胃丸、五味子丸等)及其汤剂(生脉散、养心汤、地黄饮子、安蛔汤、九味散)等可酸化尿液,增加酸性西药(如阿司匹林、对氨基水杨酸、吲哚美辛、青霉素、头孢菌素、磺胺类、呋喃妥因、利福平、苯巴比妥、苯妥英钠等)在肾小管的重吸收,使其排泄减少,血药浓度升高,增强疗效同时也增加肾脏毒性。尤其是与磺胺类药物合用时,易在肾小管析出结晶,引起结晶尿、血尿、尿闭等症状,重者导致急性肾功能衰竭。酸性中药与碱性西药(如氢氧化铝、碳酸钙、碳酸氢钠、氨茶碱、氨基糖苷类抗生素等)合用时,则加快排泄,减少重吸收,降低药效。

碱性中成药(如煅牡蛎、煅龙骨、硼砂、瓦楞子、海螵蛸、龙齿、陈香露白露片、乌贝散、胃宁散、复方田七胃痛胶囊、复方陈香胃片等)等可碱化尿液,可增加酸性西药的解离,减少重吸收,加快排泄,降低其疗效。

四、中西药物的药效学相互作用

(一)中西药物的药效学相互作用

中西药物相互作用的药效学表现在同一受体部位或相同的生理系统上中西药物作用的相加、协同或拮抗。

1.相同受体上的中西药物相互作用

相同受体上的相互作用是受体激动剂和受体阻断剂间的拮抗作用。例如:中药洋金花片、华山参片的主要成分为东莨菪碱、莨菪碱及阿托品等,可拮抗 M 胆碱受体激动剂。

2.在生理系统的中西药物相互作用

属于这类的药物在合用时可产生效应的减低或增强。例如:中药药酒含乙醇,可增强催眠药的作用。

3.在肾上腺素能神经末梢的中西药物相互作用

如果中西药利用同一转运机制,则可能会影响合用药物的摄取和转运,阻止其达到作用位置。如中药麻黄及其制剂等含麻黄碱,因麻黄碱能阻断交感神经末梢对胍乙啶的吸收,并从末梢吸收部位置换胍乙啶,致使降压作用下降。

4.在中枢神经系统的中西药物相互作用

巴比妥类药物与含细辛的中药合用时,因细辛挥发萹油具有中枢神经抑制作用,可加强巴比妥类药物的镇静作用,合用易引起毒性反应;而与麻黄合用时,因麻黄有中枢兴奋作用,则中枢作用相互拮抗。含醇中药制剂可加强呋喃类抗菌药物对神经中枢的毒性。

5.在肾脏的中西药物相互作用

保钾利尿剂螺内酯、氨苯蝶啶、阿米洛利与富含钾的中药(如萹蓄、泽泻、白芽根、益母草、金钱草、丝瓜络、牛膝等)或汤剂(如排石汤等)合用,易引发高钾血症。

6.在心脏的中西药物相互作用

甘草及其制剂与强心苷类药物合用，因甘草的皮质激素样作用能保钠排钾，引起心脏对强心苷敏感性增高，可能导致强心苷中毒。

(二)中西药物相互作用对临床治疗的影响

根据中西药物相互作用对临床治疗的影响，可分为有益的、不良的相互作用。

1.中西药物有益的相互作用

中西药物合理联用可产生有益的相互作用，能起到优于单独使用中药或西药的治疗效果。

(1)增强药效：中、西药合理联用，可起到协同增效的结果。如金银花能加强青霉素对耐药性金黄色葡萄球菌的抑制作用。黄连、黄檗、香连化滞丸等与四环素、呋喃唑酮联用治疗细菌性痢疾，可使疗效成倍提高。甘草中的甘草酸具有糖皮质激素样作用，与氢化可的松配伍在抗炎、抗变态反应方面有协同作用，并可抑制氢化可的松在体内的代谢灭活，使其血药浓度升高，增强疗效。

具有保肝利胆作用的茵陈蒿汤、茵陈五苓散、大柴胡汤等与西药利胆药联用，能相互增强作用。生脉散、四逆汤合用西药间羟胺、去氧肾上腺素用于休克性低血压，除加强升血压药的作用外，还可使血压稳定，比单用西药效果好。桂枝汤、人参汤与肾上腺素药物联用，可增强机体的免疫调节功能，对自身免疫性疾病有显著的治疗效果。具有抗应激作用的中药如柴胡桂枝汤、四逆散、半夏泻心汤等与治疗消化性溃疡的西药(H2受体拮抗剂、制酸剂)联用，可增强治疗效果。

(2)降低毒副作用和不良反应：有的西药治疗作用明确，但毒副作用较大，与中药联用可减轻毒副作用。

氯氮平抗精神病作用明确，但其不良反应流涎明显，联用麦芽煎剂或温胃舒冲剂，有助于消除流涎。芍药甘草汤等与解痉药联用，在提高疗效的同时，还能消除腹胀、便秘等副作用。小青龙汤、柴胡桂枝汤、干姜汤与抗组胺药联用可减少其用量和嗜睡、口渴等副作用。十全大补汤、复方阿胶浆等可治疗结核患者因服用利福平后引起的血小板减少症。小柴胡汤、人参汤可减轻丝裂霉素的骨髓抑制作用。黄芪、人参、女贞子、刺五加、当归、山茱萸等，与西药化疗药联用可降低患者因化疗药而导致的白细胞降低等不良反应。逍遥散有保肝作用，与西药抗结核药联用，能减轻西药抗结核药对肝脏的损害。

抗肿瘤药氟尿嘧啶与环磷酰胺，临床常见呕吐、恶心等严重胃肠道反应，联用海螵蛸、白及制成的复方片剂，既能止血消肿，又能保护胃黏膜，可防止出现严重的胃肠道反应，临床上治疗消化道肿瘤有较好疗效；加服女贞子、石韦、补骨脂、山茱萸等，能明显减轻环磷酰胺引起的白细胞下降。

(3)减少药量，缩短疗程：中西药配伍，可发挥协同作用，提高疗效，因此有的药物剂量可相应减少，降低不良反应；有的则可缩短疗程，利于患者早日康复。

桂枝汤类、人参类方剂与肾上腺皮质激素类药联用，可减少激素的用量和副作用。地西泮有嗜睡等副作用，合用苓桂术甘汤，可减少地西泮用量，从而减少其嗜睡等副作用。

泼尼松、环磷酰胺等药治疗免疫性疾病，长期应用毒性较大，加用雷公藤等，可减少西药的用量，缩短疗程。抗癫痫药与柴胡桂枝汤联用，可减少西药用量及嗜睡、肝损害等副作用。

双黄连粉针与β-内酰胺类抗生素、青霉素伍用时，能增强抗菌效果，并且临床研究证实，合用者疗程短于单用者。胆道感染，中医辨证属肝气郁结、湿热内蕴者，用抗菌药物的同时，加中药疏肝解郁，清化湿热之品，如柴胡、枳实、龙胆、茵陈等，可明显改善症状，缩短疗程。

(4)取长补短、延长药效：中西药复方舒心散冲剂由效速力强、作用时间短暂的钙拮抗药普尼拉明(心可定)，与效缓力弱、作用时间较长且一药多效的三七、赤芍、郁金(活血化癖，行气止痛)组成。利用中西药物作用的时效差异，互相取长补短，发挥各自的优势，延长药物作用时间。

(5)促进药物吸收，提高疗效：如中药土槿皮可抑制真菌，用于治疗角质层较厚的足癣时，因其脱皮作用不显著，药物不易渗透，疗效较差。而与角质溶解剂如水杨酸、苯甲酸配伍制成复方土槿皮酊，角质软化提高了土槿皮的渗透作用，疗效明显增强。

(6)减少禁忌证，扩大适应证：氯丙嗪治疗精神病时因对肝脏有损害，故肝功能不全者忌用。珍氯片(氯丙嗪、珍珠层粉、三硅酸镁)用于肝功能轻度不全、精神异常的患者，不仅对肝功能无损害，且有一定的协同作用。

2.中西药物不良的相互作用

中西药配伍不当会发生不良的相互作用，致使药效降低或失效，甚至产生严重的毒副作用。

(1)发生化学反应，导致疗效降低或失效：中西药联用发生化学反应，出现沉淀、形成络合物、螯合物、缔合物等而降低药物的吸收。如含有槲皮素成分的中药与含有铝、镁、钙、铋、亚铁盐类的西药配伍时，槲皮素为五羟基黄酮类，可与上述金属形成螯合物，降低疗效。含生物碱的中药如黄连、黄檗、麻黄等与金属盐类、酶制剂、碘化物联用会产生沉淀。含鞣质较多的中药，如大黄、地榆及汤剂大承气汤等，与异烟肼联用时，因异烟肼可与鞣质结合，形成鞣酸盐沉淀，使吸收减少而影响疗效。含金属离子的中药，如含钙中药牛黄解毒丸、龙牡冲剂，含镁中药排石冲剂，含铝中药舒胃片，含铁中药脑立清片等，若与四环素药物联用，因为四环素类药物分子中含酰胺基和多个酚羟基，能与 Mg^{2+}、Fe^{2+}、Al^{3+} 等金属离子形成溶解度小、不易被吸收的螯合物，使彼此吸收减少，疗效降低。

中西药联用可因发生中和反应、吸附作用而使药物失效。含有机酸的中药与碱性西药以及含生物碱的中药与酸性西药合用时会出现中和反应。如山楂、五味子、乌梅、山楂丸、保和丸等治疗消化道溃疡时，如与制酸西药复方氢氧化铝、盖胃平、复方铝酸铋、乐得胃等同服，会发生酸碱中和反应而影响其疗效。煅炭的中药因其强吸附作用可使酶类制剂和生物碱类西药失效。

(2)药理作用相加产生毒副作用：有些中西成药均具有较强的药理作用，合用后药理作用相互加强产生毒性作用。强心苷有较强的生理效应，如过量会引起中毒。故六神丸、救心丹等含有蟾酥、罗布麻、夹竹桃等强心苷成分的中成药，不宜与洋地黄、地高辛、毒毛花苷 K 等强心苷类同用。如地高辛和六神丸并用可出现频发性室性期前收缩,能增强强心作用的麻黄、鹿茸等也不宜与强心苷同用。发汗解表药荆芥、麻黄、生姜等及其制剂(如防风通圣丸),与解热镇痛药阿司匹林、安乃近等合用,可致发汗太过,产生虚脱。再如地榆、虎杖、五倍子等含鞣质的中药与四环素、利福平等西药,两者均有肝毒性,联合使用使肝毒性增强,可诱发药物中毒性肝炎。

(3)药理作用的协同加重或诱发毒副作用:某些中西药联合使用时,可因两类药物的药理作用在机制有协同作用而出现加重或诱发并发症,诱发药源性疾病及过敏反应,使毒副作用增加。如杏仁、桃仁、白果等含氰苷的中药可加重麻醉、镇静止咳药如硫喷妥钠、可待因等呼吸中枢抑制作用,使副作用增加,严重的可使患者死于呼吸衰竭;如麻黄,含钙离子的矿物药如石膏、海螵蛸等能兴奋心肌而加快心率,增强心脏对强心苷类药物的敏感性而增加对心脏的毒性。鹿茸、甘草具有糖皮质激素样成分,与刺激胃黏膜的阿司匹林等水杨酸衍生物合用,可诱发消化道溃疡;板蓝根、穿心莲及鱼腥草注射液、鹿茸精注射液等与青霉素G伍用会增加过敏的危险。

(4)药效学上的拮抗作用:若中西成药配伍不当,会使两者在疗效上发生拮抗作用,甚至产生严重的毒副作用。甘草、鹿茸具有糖皮质激素样作用,有水钠潴留和排钾效应,还能促进糖原异生,加速蛋白质和脂肪的分解,使甘油、乳酸等各种糖、氨基酸转化成葡萄糖,使血糖升高,从而减弱胰岛素、甲苯磺丁脲、格列本脲等降糖药的药效。因此含有甘草、鹿茸的中成药,如人参鹿茸丸、全鹿丸等,不能与磺酰脲类降糖药联用。中药麻黄及含麻黄碱的中成药,如止咳喘膏、通宣理肺丸、防风通圣丸、大活络丸、人参再造丸等有拟肾上腺素作用,具有兴奋受体和收缩周围血管的作用,与复方降压片、帕吉林等降压药同时服用,会产生明显的拮抗作用,使其作用减弱,疗效降低,甚至使血压失去控制,严重者可加重高血压病患者的病情。如与镇静催眠药氯丙嗪、苯巴比妥等同用则会产生药效的拮抗。如藿香正气水与胃肠动力药甲氧氯普胺联用,可产生药理性拮抗作用,使甲氧氯普胺的疗效降低或两者的作用均减弱。麻黄及其制剂与镇静催眠药联用,其中枢兴奋作用能拮抗镇静催眠药的中枢抑制作用。

第六节　药物与食物的相互作用

药物与食物关系密切,两者之间的相互作用普遍存在,有些具有明显的临床意义,可能导致临床治疗失败或者增加了药物的不良反应,应该引起重视,在药物治疗的同时也应避免有害的食物药物相互作用。

药物与食物的相互作用表现为药动学和药效学两个方面。

一、食物对药物体内药动学过程的影响

(一)食物对药物吸收的影响

食物可延缓或减少药物的吸收。如高纤维素饮食中的纤维素与药物结合,可降低地高辛、

洛伐他汀等药物的生物利用度。含多价金属离子的食物易和四环素类、喹诺酮类、青霉胺、双膦酸盐类药物等发生螯合,影响药物吸收和疗效。茶叶中的鞣酸可与金属离子、苷类、生物碱、氯丙嗪、洋地黄、乳酶生、多酶片、氨基比林、四环素、红霉素等药物结合产生沉淀而影响它们的吸收。含草酸丰富的食物(菠菜、茶、杏仁)与钙剂同服时,草酸在小肠中与钙剂结合,形成无法吸收的难溶物质,阻碍钙剂的吸收,同时还可能形成结石。食物还可影响机体的生理过程,通过改变胃排空速率、消化液 pH 等影响药物的吸收。例如,空腹服用对乙酰氨基酚片 20 分钟内就可达最大血药浓度,而饭后服用则需要 2 小时。食物可使呋塞米的吸收降低 30%,且使利尿效果有轻微的降低。饭后服用四环素与空腹服用相比,虽可减轻胃肠道反应,但其血药浓度也降低,从而降低抗菌效应。

有的食物可使药物吸收加快或吸收增加。如高脂肪食物能提高脂溶性药物的生物利用度和溶解度(如阿苯达唑、异维 A 酸),促进胆汁分泌而增加药物吸收(如灰黄霉素)。

(二)食物对药物分布的影响

此环节食物对药物的影响比较少见,多见于饮食中蛋白摄入不足或者饮食不平衡而导致营养不良的情况。如食物中蛋白摄入不足可引起低蛋白血症,低白蛋白血症可以导致华法林血浆结合蛋白水平降低,血浆中游离型药物浓度增加,疗效增强,容易发生华法林中毒反应。

(三)食物对药物代谢的影响

食物可通过影响代谢酶而影响药物的代谢。如长期饮酒可使药物代谢酶的活性发生变化,进而影响某些药物的代谢。葡萄柚汁可抑制细胞色素 CYP3A4 酶,特非那定、阿司咪唑和西沙必利都是 CYP3A4 酶的底物,葡萄柚汁可以抑制其代谢,导致不良反应加重,出现尖端扭转型室性心律失常。中药扁豆、薏苡仁、枳实和食物蚕豆、动物肝脏、奶酪、腌鱼腌肉、啤酒、香蕉、酸奶、蘑菇、葡萄干等含有大量的酪胺类物质,若同时食入单胺氧化酶抑制剂(MAOI),单胺氧化酶(MAO)活性被抑制,大量酪胺类物质兴奋交感神经末梢,释放大量去甲肾上腺素,可致血压升高,甚至发生高血压危象。因此,在用 MAOI 治疗期间及其后至少 4 周,应避免食用高胺食品。

戒酒药双硫仑能够抑制乙醛氧化成乙酸的过程,与乙醇饮料同时服用时使血液中的乙醛浓度升高会产生醉酒症状,称为双硫仑样反应,表现为面部潮红、心动过速、恶心、呕吐、腹痛、头痛等。某些头孢类抗生素、氯霉素、甲硝唑、磺胺类、呋喃唑酮及磺酰脲类口服降血糖药等与乙醇合用时也可出现"双硫仑样反应",因此,服用这些药物应当避免饮酒或食用含有乙醇的食物。

食物可影响药物的代谢速度。如多数药物在进食高蛋白、低糖膳食时服用,比进食低蛋白、高糖膳食时代谢更快。

(四)食物对药物排泄的影响

食物能影响尿液的 pH,从而影响某些药物的排泄速率。有些食物能碱化尿液,可使碱性药物排泄延缓,酸性药物排泄加快。而有些食物能酸化尿液,可使酸性药物排泄延缓,碱性药物排泄加快。

二、食物对药物效应的影响

(一)协同或相加作用

茶叶、咖啡中含有茶碱、咖啡因等黄嘌呤类化合物,具有明显的中枢兴奋作用,可升高血压。黄嘌呤竞争性抑制磷酸二酯酶,减少儿茶酚胺的破坏,而 MAOI 也可相对增加体内儿茶酚胺类化合物的含量,合用可产生协同作用,引起过度兴奋、血压升高等。服用呋塞米等能引起高尿酸血症的高效利尿药时,应避免食用大量肉制品和海鲜制品,因为肉类和海鲜能使血浆尿酸水平升高。

(二)拮抗作用

如茶叶中的咖啡因和茶碱,与中枢神经抑制药(如巴比妥、地西泮等)合用时,产生拮抗,使其作用减弱。

对于安全范围窄的药物(地高辛、环孢素、卡马西平等),即使剂量.效应反应的轻微变化,也将产生严重的后果。如常用的口服抗凝血药华法林,其抗凝作用极易受食物影响。富含维生素 K 的食物(如花菜、卷心菜、豆角、菠菜、豌豆、胡萝卜、番茄、动物内脏等)可抵消华法林对由维生素 K 决定的凝血因子合成的影响,从而降低其抗凝效果。此外,高蛋白、低糖水化合物饮食、豆浆等均可降低华法林抗凝效果。因此,服药期间相对固定食物摄入的种类和数量是很有必要的。

总之,中药临床药师应重视食物与药物之间的相互作用,加强对患者的用药指导,最大限度地减少食物因素对药物疗效和身体健康的不利影响。

参考文献

[1]衷敬华,王勇,刘瑞林.循证药学在临床用药中的作用.中国药业,2008,17(18):19-22

[2]李幼平.循证医学.第 2 版.北京:高等教育出版社,2009

[3]刘建平.循证医学.北京:人民卫生出版社,2012

[4]刘蜀宝,李晓阳,朱照静.临床药学.北京:北京大学医学出版社,2008

[5]蒋学华.临床药学导论.北京:人民卫生出版社,2007

[6]武晓红,樊凯芳.基于临床应用对中药配伍作用的研究.世界中西医结合杂志,2011,6(4):342-343

[7]梅全喜,马劲.现代医院中药管理学.北京:化学工业出版社,2010

[8]梅全喜.新编中成药合理应用手册.北京:人民卫生出版社,2012

[9]梅全喜.中药学综合知识与技能(国家执业药师资格考试应试指南).北京:人民卫生出版社,2013

[10]梅全喜,吴惠妃.中西药的不合理联用.中国执业药师,2007,(3):19-25

[11]梅全喜.普及中药安全性知识.提高医患对中药安全性的认识.中国中医药现代远程教育,2009,7(1):81-85

[12]梅全喜,曾聪彦.对中药安全性问题的探讨.中国药房,2007,18(12):881-884

[13]梅全喜,曾聪彦.如何对待中药安全性问题.中国执业药师,2008,(1):17-22

[14]梅全喜,曾聪彦.试论中药现代化与中药安全性.临床药物治疗杂志,2009,7(2):23-28

[15]梅全喜,曾聪彦.中药注射剂安全合理使用之道.药品评价,2010,7(14):10-14

[16]梅全喜,曾聪彦.沈健.中药临床药学研究新进展.中国药房,2013,24(27):2584-2587

[17]鞠萍,魏莉,周广明.浅谈服用中药要忌口.中国现代药物应用,2011,5(16):121-122